Auf zu deinem Lernerfolg!

AF812275

Das ganze Wissen aus 3 Jahren Theorie und Praxis strukturieren und im passenden Moment abrufen? Wenn dir das schwerfällt, helfen dir diese Karten, mit denen du dich von einfachen zu komplexen Inhalten vorarbeitest.

In meinen Jahren als Pflegepädagogin bin ich so einigen gestressten und verzweifelten Auszubildenden begegnet, die nicht wussten, wo und wie sie mit der Prüfungsvorbereitung beginnen sollen und was es eigentlich bedeutet, mit komplexen Fällen strukturiert zu lernen. So ist dieses Lernkartenprojekt entstanden – als Herzensprojekt und Hilfe für all diejenigen, die noch auf der Suche sind nach einer guten Art des Lernens.

Zum Aufbau des Lernkartensets:

Zu Beginn findest du eine curriculare **Einführung** mit den Kompetenzschwerpunkten des jeweiligen Prüfungstags zur Orientierung. Danach folgen die Teilabschnitte I bis V.

Jeder Teilabschnitt startet mit einer **Fallsituation,** die jeweils eine Altersgruppe und einen Versorgungskontext der Pflege abdeckt. Die verschiedenen Fallsituationen sollen zur Eigenrecherche motivieren und Denkanstöße geben. Mindmaps vermitteln Einblicke, welches Hintergrundwissen gefragt ist.

Im anschließenden Kapitel **Wissensgrundlagen** enthält die Kartenvorderseite einen kurzen Einführungstext zum Thema und weiterführende Aufgaben. Auf der Rückseite stehen die jeweiligen Lösungen und Erläuterungen. So kannst du vorhandenes Wissen wiederholen und festigen oder Vergessenes auffrischen.

Danach geht es erst richtig los! Im Kapitel **Wissensanwendung** findest du Fragen und Antworten zur vorher dargestellten Fallsituation, die du mit dem Wissen aus den bisherigen Karten gut bearbeiten kannst.

Jeder Teilabschnitt schließt mit einer **Kompetenzkarte** ab, auf der du deinen Lernfortschritt festhalten und dir neue Lernziele setzen kannst.

Abschließend noch ein kleiner Appell am Rande: Fang früh genug mit dem Lernen an! Lernen soll Spaß machen, und mit ausreichend Zeit hast du weniger Stress und mehr Freude. Diese Vorgehensweise hilft dir schon während der Ausbildung, dich gut auf die Prüfungsphase vorzubereiten.

Viel Spaß beim Lernen und viel Erfolg für die Prüfungen!

München, im November 2024
Andreja Podoreski

Benutzerhinweise

Kapitelüberschrift nur auf der FRAGE-Seite der Karte

Kartennummer

1 Wissensgrundlagen | **28**

Teil I

Teilabschnitt

Kartenthema

1.22 Herzrhythmusstörungen

Vorhofflimmern (VHF) gehört zu den häufigsten Herzrhythmusstörungen im Erwachsenenalter. Dabei kommt es durch Störungen der Erregungsweiterleitung am Herzen zu sich wiederholenden Erregungen des Vorhofs. Der Puls ist arrhythmisch und meist tachykard. Durch die Übererregung vor allem im linken Vorhof ist die Fließeigenschaft des Bluts gestört, und es kann zur gefährlichen **Thrombenbildung** kommen. Wenn diese sich dann lösen, wandern sie als Embolus mit dem Blutstrom in das arterielle Gefäßsystem. Der Embolus bleibt aufgrund seines Durchmessers häufig in den feinen Gehirnarterien hängen. Neben der medikamentösen Therapie mit Antiarrhythmika spielen Gerinnungshemmer zur Prophylaxe von Embolien bei bestehendem VHF eine wesentliche Rolle.

1. Beschriften Sie die Abbildung. Nennen Sie dazu die korrekten Bezeichnungen des Erregungsleitungssystems.

Aufgaben-
stellungen

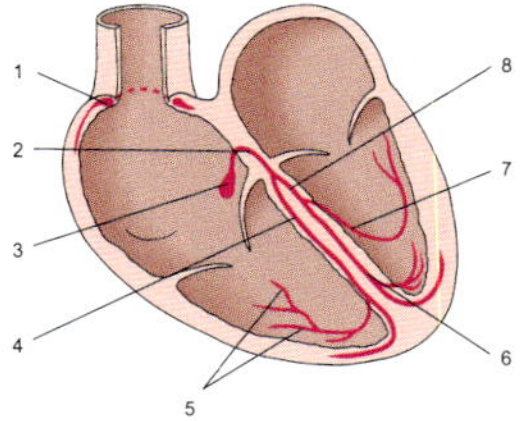

Abb. 1.5 Erregungsleitungssystem des Herzens [L190]

2. Nennen Sie drei weitere Herzrhythmusstörungen und bestimmen Sie deren Bedeutsamkeit.

24/35

Kartenzahl/-Gesamtkartenanzahl innerhalb eines Kapitels

Hinweis zu den Fallsituationen

Die Namen aller Personen, die Beschreibungen ihrer Erkrankungen, die Orte und Situationen sind alle realitätsnah, aber frei erfunden. Jegliche Ähnlichkeiten mit echten Personen und Geschehnissen sowie Orten und Institutionen sind daher rein zufällig und nicht beabsichtigt.

Abkürzungen

ABEDL Aktivitäten, Beziehungen und existenzielle Erfahrungen des Lebens
AKIK Aktionskomitee Kind im Krankenhaus
ALS amyotrophe Lateral-sklerose
APA American Psychological Association (Amerikanische Gesellschaft für Psychiatrie)
ASE atemstimulierende Einreibung
AWMF Arbeitsgemeinschaft der Wissenschaftlichen Medizinischen Fachgesellschaften
BAR Bundesarbeitsgemeinschaft Rehabilitation
BE-FAST Balance, Eye, Face, Arms, Speech, Time (Gleichgewicht, Auge, Gesicht, Arme, Sprache, Zeit)
BFI Brief Fatigue Inventory
BH Büstenhalter
BIKA® Bobath-Initiative für Kranken- & Altenpflege
BMI Body-Mass-Index
BO Berufsordnung
BZ Blutzucker
CE curriculare Einheit
Ch Charrière
CHX Chlorhexidin
CVI chronisch-venöse Insuffizienz
DAHTA Deutsche Agentur für Health Technology Assessment
DGE Deutsche Gesellschaft für Ernährung
DIMDI Deutsches Institut für Medizinische Dokumentation und Information
DNQP Deutsches Netzwerk für Qualitätsentwicklung in der Pflege
DPR Deutscher Pflegerat
DRG Diagnosis Related Groups (diagnosebezogene Fallgruppen)
DSM Diagnostic and Statistical Manual of Mental Disorders (Diagnostisches und Statistisches Manual Psychischer Störungen)
EACH European Association for Children in Hospital
EN Europäische Norm
ENP European Nursing Care Pathways

Abkürzungen

epa	effiziente Pflegeanalyse
EPUAP	European Pressure Ulcer Adversory Panel
FAST	Face, Arms, Speech, Time (Gesicht, Arme, Sprache, Zeit)
FIM	Functional Independence Measure (Funktionaler Selbstständigkeitsindex)
F.O.T.T.	Facio-Orale-Trakt-Therapie
G-BA	gemeinsamer Bundesausschuss
GbR	Gesellschaft bürgerlichen Rechts
GdB	Grad der Behinderung
GG	Grundgesetz
GKV	gesetzliche Krankenversicherung
GmbH	Gesellschaft mit begrenzter Haftung
gtt.	Guttae (Tropfen)
h	Hora (Stunde)
HTA	Health Technology Assessments
IAD	inkontinenzassoziierte Dermatitis
ICD	International Statistical Classification of Diseases and Related Health Problems (Internationale statistische Klassifikation der Krankheiten und verwandter Gesundheitsprobleme)
ICF	International Classification of Functioning, Disability and Health (Internationale Klassifikation der Funktionsfähigkeit, Behinderung und Gesundheit)
ICNP	International Classification for Nursing Practice (Internationale Klassifikation für die Pflegepraxis)
IfSG	Infektionsschutzgesetz
i.m.	intramuskulär
ISK	intermittierender Selbstkatheterismus
i.v.	intravenös
kcal	Kilokalorie
KE	Kohlenhydrateinheit
KG	Körpergewicht
KHK	koronare Herzkrankheit
KHVVG	Krankenhausversorgungsverbesserungsgesetz
kJ	Kilojoule
KRINKO	Kommission für Krankenhaushygiene und Infektionsprävention
KUSS	Kindliche Unbehagens- und Schmerzskala
LEP	Leistungserfassung in der Pflege
LiN	Lagerung in Neutralstellung

Abkürzungen

Lj. Lebensjahr
LK Lernkarte(n)
LGBTIQ Lesbians, Gays, Bisexuals, Transgender, Intersex, Queers (Lesben, Schwule, Bisexuelle, Trans*, Inter*, Queers)
MBSR Mindfulness Based Stress Reduction (achtsamkeitsbasierte Stressreduktion)
MCT Medium-Chain Triglycerides (mittelkettige Triglyzeride)
MD Medizinischer Dienst
Min. Minute
mmHG Millimeter Quecksilbersäule
MODY Maturity-Onset Diabetes of the Young (Erwachsenendiabetes bei jungen Menschen)
MPBetreibV Medizinprodukte-Betreiberverordnung
MPDG Medizinprodukterecht-Durchführungsgesetz
MRT Magnetresonanztomografie
MS Multiple Sklerose
NaCl Natriumchlorid (Kochsalz)
NANDA North American Nursing Diagnostic Association
NFK nadelfreies Konnektionssystem
NIC Nursing Interventions Classification (Pflegemaßnahmenklassifikation)
NICE National Institute for Health and Care Excellence
NOC Nursing Outcomes Classification (Pflegeergebnisklassifikation)
OP Operation/Operationssaal
pAVK periphere arterielle Verschlusskrankheit
PEMU Instrument zur pflegerischen Erfassung von Mangelernährung und deren Ursachen
PEPP pauschalierendes Entgeltsystem Psychiatrie und Psychosomatik
PflAPrV Pflegeberufe-Ausbildungs- und -Prüfungsverordnung
PflBG Pflegeberufegesetz
PfWG Pflege-Weiterentwicklungsgesetz
PfleWoqG Pflege- und Wohnqualitätsgesetz
pH Potentia hydrogenii (Potenzial des Wasserstoffs; Maß für sauren oder basischen Charakter einer Lösung)
PsychPV Psychiatrie-Personalverordnung

Abkürzungen

PsychVVG Gesetz zur Weiterentwicklung der Versorgung und der Vergütung für psychiatrische und psychosomatische Leistungen
PU Polyurethan
PVC Polyvinylchlorid
PVK periphere Venenverweilkanüle
s.c. subkutan
Sek. Sekunde
SGB Sozialgesetzbuch
SIS® Strukturierte Informationssammlung
SSRI Selective Serotonin Reuptake Inhibitor (selektiver Serotonin-Wiederaufnahmehemmer)
TEMPiS Telemedizinisches Projekt zur integrierten Schlaganfallversorgung in der Region Süd-Ost-Bayern
UN United Nations (Vereinte Nationen)
VAS visuelle Analogskala
VHF Vorhofflimmern
WG Wohngemeinschaft
WHO World Health Organisation (Weltgesundheitsorganisation)
WTG Wohn- und Teilhabegesetz
ZNS zentrales Nervensystem
ZQP Zentrum für Qualität in der Pflege

Fehler gefunden?

An unsere Inhalte haben wir sehr hohe Ansprüche. Trotz aller Sorgfalt kann es jedoch passieren, dass sich ein Fehler einschleicht oder fachlich-inhaltliche Aktualisierungen notwendig geworden sind.
Sobald ein relevanter Fehler entdeckt wird, stellen wir eine Korrektur zur Verfügung. Mit diesem QR-Code gelingt der schnelle Zugriff.
https://else4.de/9783437251443
Wir sind dankbar für jeden Hinweis, der uns hilft, dieses Werk zu verbessern. Bitte richten Sie Ihre Anregungen, Lob und Kritik an folgende E-Mail-Adresse: kundendienst@elsevier.com

Literatur

Amrhein C. Stigmatisierung psychisch kranker Menschen. Ausgrenzung und Diskriminierung nehmen immer noch zu. therapie.de. 2018. Aus: www.therapie.de/psyche/info/ratgeber/lebenshilfe-artikel/stigmatisierung/definition (letzter Zugriff: 24.3.2024).

Bayerisches Staatsministerium für Unterricht und Kultus. Lehrpläne und Ausbildungspläne für die Berufsfachschule für Pflege. Ausbildung zur Pflegefachfrau bzw. zum Pflegefachmann. Besondere Abschlüsse der Ausbildung zur Gesundheits- und Kinderkrankenpflegerin bzw. zum Gesundheits- und Kinderkrankenpfleger, zur Altenpflegerin bzw. zum Altenpfleger. München: 2020. Aus: www.isb.bayern.de/fileadmin/user_upload/Berufliche_Schulen/Berufsfachschule/Lehrplan/bfs_lp_pflegefachmann.pdf (letzter Zugriff: 22.6.2024).

Bundesgemeinschaft für Rehabilitation (BAR). Aus: www.bar-frankfurt.de (letzter Zugriff: 29.3.2024).

Bundesministerium für Familie, Senioren, Frauen und Jugend. Kinderrechte ins Grundgesetz. 2024. Aus: www.bmfsfj.de/bmfsfj/themen/kinder-und-jugend/kinderrechte (letzter Zugriff: 29.3.2024).

Bundesministerium für Gesundheit. Prävention. 2019. Aus: www.bundesgesundheitsministerium.de/service/begriffe-von-a-z/p/praevention.html (letzter Zugriff: 19.3.2024).

Bundesministerium für Gesundheit. Pflegeleistungen zum Nachschlagen. 14. A. Berlin: 2024. Aus: www.bundesgesundheitsministerium.de/fileadmin/Dateien/5_Publikationen/Pflege/Broschueren/BMG_Pflegeleistungen_zum_Nachschlagen_bf.pdf (letzter Zugriff: 18.3.2024).

Bundesministerium für Gesundheit. Alternative Wohnformen. Pflege-Wohngemeinschaften; Wohngruppenzuschlag; Anschubfinanzierung für neu gegründete ambulant betreute Wohngruppen. 2024. Aus: www.bundesgesundheitsministerium.de/themen/pflege/online-ratgeber-pflege/leistungen-der-pflegeversicherung/alternative-wohnformen (letzter Zugriff: 20.3.2024).

Bundesministerium für Gesundheit. Wohnumfeldverbessernde Maßnahmen. 2024. Aus: www.bundesgesundheitsministerium.de/leistungen-der-pflege/wohnumfeldverbessernde-massnahmen.html (letzter Zugriff: 20.3.2024).

Literatur

Chmitorz A, Heidenreich T. Entspannungsmethoden in der psychotherapeutischen Praxis. Hogrefe. 2022. Aus: www.hogrefe.com/de/thema/entspannungsmethoden-in-der-psychotherapeutischen-praxis (letzter Zugriff: 24.3.2024).

Coryell W. Bipolare Störung (Manisch-depressive Erkrankung). MSD Manual. 2021. Aus: www.msdmanuals.com/de/heim/psychische-gesundheitsstörungen/affektive-störungen/bipolare-störung (letzter Zugriff: 24.3.2024).

Deutsche Gesellschaft für Ernährung (DGE). Energie. Aus: www.dge.de/wissenschaft/referenzwerte/energie (letzter Zugriff: 23.3.2024).

Deutsche Gesellschaft für Ernährung (DGE). Gut essen und trinken – die DGE-Empfehlungen. Aus: www.dge.de/gesunde-ernaehrung/gut-essen-und-trinken/dge-empfehlungen/#c6461 (letzter Zugriff: 23.3.2024).

Deutsche Gesellschaft für Sozialpädiatrie und Jugendmedizin e. V. 2024. Aus: www.dgspj.de (letzter Zugriff: 29.3.2024).

Deutsche Gesellschaft für Suizidprävention (DGS). Gesprächsempfehlungen. Unterstützen Sie mit einem offenen Austausch. 2024. Aus: www.suizidprophylaxe.de/hilfsangebote2/gespraechsempfehlungen (letzter Zugriff: 24.3.2024).

Deutscher Pflegerat e. V. (DPR). Rahmenberufsordnung für Professionell Pflegende. Berlin: 2004. Aus: www.yumpu.com/de/document/read/7290371/rahmenberufsordnung-deutscher-pflegerat letzter Zugriff: 24.3.2024).

Deutsches Netzwerk für Qualitätsentwicklung in der Pflege (DNQP). Auszug aus dem Expertenstandard Ernährungsmanagement zur Sicherung und Förderung der oralen Ernährung in der Pflege. 1. Aktualisierung. Osnabrück: 2017. Aus: www.dnqp.de/fileadmin/HSOS/Homepages/DNQP/Dateien/Expertenstandards/Ernaehrungsmanagement_in_der_Pflege/Ernaehrung_Akt_Auszug.pdf (letzter Zugriff: 23.3.2024).

Deutsches Netzwerk für Qualitätsentwicklung in der Pflege (DNQP). Expertenstandard „Entlassungsmanagement in der Pflege". 2. Aktualisierung. Osnabrück: 2019.

Deutsche Schlaganfall-Hilfe. Die Phasen der neurologischen Rehabilitation. Aus: www.schlaganfall-hilfe.de/de/fuer-betroffene/rehabilitation/phasenmodell (letzter Zugriff: 29.3.2024).

Doenges M, Moorhouse MF, Geissler-Murr A. Pflegediagnosen und Pflegemaßnahmen. 5. A. Bern: Hans Huber, 2013.

EinSTEP. Aus: www.ein-step.de (letzter Zugriff: 29.3.2024).

Gabl K, Küpper A, Pöhner J. Nähe auf Distanz. Pflege als Caring-Disziplin in Zeiten der Covid-19-Pandemie. Der Urologe. 2021; 60(2): 241–243.

Literatur

Geißendörfer J, Höhn A. BASICS. Medizinische Psychologie und Soziologie. München: Elsevier, 2007.

Hass W, Petzold HG. Die Bedeutung der Forschung über soziale Netzwerke, Netzwerktherapie und soziale Unterstützung für die Psychotherapie – diagnostische und therapeutische Perspektiven. Polyloge. 2011; 22: 193–272.

Heim TM. Spastisches Syndrom. 2023. Aus: https://deximed.de/home/klinische-themen/neurologie/krankheiten/verschiedene-krankheiten/spastisches-syndrom (letzter Zugriff: 21.6.2024).

Institut für Qualität und Wirtschaftlichkeit im Gesundheitswesen (IQWiG). Ab wann ist Alkohol schädlich? 2023. Aus: www.gesundheitsinformation.de/ab-wann-ist-alkohol-schaedlich.html (letzter Zugriff: 22.6.2023).

Jedamzik S. Telemedizinische Schlaganfallversorgung. 2023. Aus: https://schlaganfallbegleitung.de/blog/telemedizinische-schlaganfall-versorgung (letzter Zugriff: 29.3.2024).

Käppeli S (Hrsg.). Pflegekonzepte. Phänomene im Erleben von Krankheit und Umfeld. Band 1–3. Bern: Hans Huber, 1997–2000.

KRINKO. Prävention von Infektionen, die von Gefäßkathetern ausgehen. Teil 2 – Periphervenöse Verweilkanülen und arterielle Katheter. Empfehlung der Kommission für Krankenhaushygiene und Infektionsprävention (KRINKO) beim Robert Koch-Institut. Bundesgesundheitsblatt. 2017; 60: 207–215. Aus: www.rki.de/DE/Content/Infekt/Krankenhaushygiene/Kommission/Downloads/Gefaesskath_Inf_Teil2.pdf?__blob=publicationFile (letzter Zugriff: 16.3.2024).

Krohwinkel M. Rehabilitierende Prozesspflege am Beispiel von Apoplexiekranken. 3. A. Bern: Huber, 2018.

Larkamp M. Kommunikation. In: Keller C. (Hrsg.). PFLEGEN. Grundlagen und Interventionen. 3. A. München: Elsevier, 2021. S. 537–556.

Levin MC. Multiple Sklerose (MS). 2023. Aus: www.msdmanuals.com/de-de/profi/neurologische-krankheiten/demyelinisierende-erkrankungen/multiple-sklerose-ms (letzter Zugriff: 21.3.2024).

Lottmann R et al. Praxishandbuch zur Öffnung der Altenhilfe-Einrichtungen für LSBTIQ*. Berlin: AWO Bundesverband e. V., 2021: Aus: https://awo.org/sites/default/files/2021-01/Praxishandbuch zur Öffnung der Altenhilfeeinrichtungen für LSBTIQ_0.pdf (letzter Zugriff: 24.3.2024).

Marks D. Spastizität messen. Physiopraxis. 2019; 5(9): 38–39. Aus: https://igptr.ch/wp-content/uploads/2019/03/pp509_assessment_neuro.pdf (letzter Zugriff: 22.3.2024).

Literatur

Mauritz S. Die 15 Coping-Strategien – Wie wir mit Stress umgehen. Resilienz Akademie. 2022. Aus: www.resilienz-akademie.com/die-15-coping-strategien (letzter Zugriff: 19.6.2024).

O'Malley GF, O'Malley R. Alkoholkonsum. MSD Manual. 2022. Aus: www.msdmanuals.com/de/heim/spezialthemen/illegale-medikamente-und-rauschmittel/alkoholkonsum (letzter Zugriff: 24.3.2024).

Schambortski H. Kommunikation und Konfliktmanagement. In: Menche N, Keller C, Teigeler B (Hrsg.). Pflege Heute. 8. A. München: Elsevier, 2023. S. 1198–1219.

Schraut V, Albrecht L. Aufbauwissen Pflege. Kommunikation und Beratung. München: Elsevier, 2023.

Schulze C. Lebenswelt. Normalitätsprinzip umsetzen. Essen: Karla Kämmer Beratungsgesellschaft. Aus: https://kaemmer-beratung.de/wp-content/uploads/2018/04/18-04-24Lebenswelt.pdf (letzter Zugriff: 29.3.2024).

Sozialverband VdK Deutschland. Alles zum Schwerbehindertenausweis. 2023. Aus: www.vdk.de/aktuelles/aktuelle-meldungen/artikel/schwerbehindertenausweis-merkzeichen-behinderung-antrag (letzter Zugriff: 21.3.2024).

Steudter E. Neurologische Fachpflege von Menschen mit Multipler Sklerose. Pflegezeitschrift. 2018; 71(8): 36–39.

UN-Behindertenrechtskonvention. Menschen mit Behinderungen. Aus: www.behindertenrechtskonvention.info/menschen-mit-behinderungen-3755 (letzter Zugriff: 21.3.2024).

Universitätsspital Zürich. Amyotrophe Lateralsklerose (ALS). Aus: www.usz.ch/krankheit/amyotrophe-lateralsklerose/#:~:text=Die Amyotrophe Lateralsklerose (ALS) ist eine unheilbare schwere Erkrankung, Muskeln und Bewegungen zuständig sind (letzter Zugriff: 22.3.2024).

Weltgesundheitsorganisation (WHO). Aktiv Altern: Rahmenbedingungen und Vorschläge für politisches Handeln. Genf: 2002.

World Health Organization (WHO). WHOQOL. User Manual. Programme on Mental Health. 1998. Aus: https://iris.who.int/bitstream/handle/10665/77932/WHO_HIS_HSI_Rev.2012.03_eng.pdf?sequence=1 (letzter Zugriff: 24.6.2024).

Willimsky U. Spastik als Folge einer Querschnittlähmung. Der-Querschnitt.de. 2023. Aus: www.der-querschnitt.de/archive/3552 (letzter Zugriff: 22.3.2024).

Zeller-Forster F. Hilflosigkeit. In: Käppeli S (Hrsg.). Pflegekonzepte. Phänomene im Erleben von Krankheit und Umfeld. Band 1. 5. A. Bern: Hans Huber, 1997. S. 65–80.

Inhaltsverzeichnis

Abbildungsnachweis

Der Verweis auf die jeweilige Abbildungsquelle befindet sich bei allen Abbildungen im Werk neben/unter der Abbildung oder am Ende der Abbildungslegende in eckigen Klammern.

F210-010	Teasdale G, Jennett B. Assessment of coma and impaired consciousness. A practical scale. Lancet. 1974; 2(7872): 81-84. doi:10.1016/s0140-6736(74)91639-0.
K115	Andreas Walle, Hamburg
L138	Martha Kosthorst, Borken
L143	Heike Hübner, Berlin
L157	Susanne Adler, Lübeck
L190	Gerda Raichle, Ulm
L231	Stefan Dangl, München
L234	Helmut Holtermann, Dannenberg
L264	Claudia Flüss, München
M291	Kerstin Protz, Hamburg
P1471	Andreja Podoreski, München
V220	PAUL HARTMANN AG, Heidenheim
V738	Konzept: Beikirch/Roes, Nutzungsrechte: BMG, SIS® Version 2.0/2017
W245	Deutsche Gesellschaft für Ernährung e. V., Bonn
W906-002	Internationale Klassifikation der Funktionsfähigkeit, Behinderung und Gesundheit ICF, Herausgegeben vom Deutschen Institut für Medizinische Dokumentation und Information (DIMDI), 2005.
X410	Karla Kämmer Beratungsgesellschaft, Essen

Die nachfolgenden Lernkarten bieten **exemplarische Inhalte** und eine **mögliche Vorgehensweise zur Wiederholung und Überprüfung** der im Rahmen der schriftlichen Abschlussprüfungen erforderlichen Wissens- und Kompetenzbereiche.
Zu Beginn dieses Sets werden jeweils die Anforderungen und eine exemplarische Übersicht der Inhalte auf Makroebene aufgeführt. Nach einer einführenden Handlungssituation strukturiert eine Mindmap die notwendigen Wissensinhalte zur Bewältigung der Situation auf Mikroebene. Diese werden nachfolgend in einem theoretischen Teil erarbeitet. Im Anschluss kommen die Wissensinhalte und erworbenen Kompetenzen in einem zweiten Teil zur Anwendung. Dabei lenken spezifische Fragestellungen zu einer individuell angepassten Lösung.

Anforderung der schriftlichen Abschlussprüfung an Tag 1

Gefordertes Wissen und Kompetenzen:

Pflegeprozessgestaltung einschließlich Interaktion und Beziehungsgestaltung in akuten und dauerhaften Pflegesituationen (Kompetenzschwerpunkte I.1, II.1) unter Einbeziehung von lebensweltlichen Aspekten und pflegerischen Aufgaben im Zusammenhang mit der Lebensgestaltung sowie unter Berücksichtigung von Autonomieerhalt und Entwicklungsförderung der zu pflegenden Menschen (Kompetenzschwerpunkte I.5, I.6), wobei darüber hinaus ausgewählte Kontextbedingungen des Kompetenzbereiches IV in die Fallbearbeitung einbezogen werden sollen […]

§ 14 Abs. 1 PflAPrV

Die erforderlichen Kompetenzen werden in Anlage 2 PflAPrV aufgelistet:
I.1 Die Pflege von Menschen aller Altersstufen verantwortlich planen, organisieren, gestalten, durchführen, steuern und evaluieren.
II.1 Kommunikation und Beratung personen- und situationsorientiert gestalten. Kommunikation und Interaktion mit Menschen aller Altersstufen und ihren Bezugspersonen personen- und situationsbezogen gestalten und eine angemessene Information sicherstellen.
I.5 Menschen aller Altersstufen bei der Lebensgestaltung unterstützen, begleiten und beraten.
I.6 Entwicklung und Autonomie in der Lebensspanne fördern.
IV Das eigene Handeln auf der Grundlage von Gesetzen, Verordnungen und ethischen Leitlinien reflektieren und begründen.

Vorbereitung Tag 1

Nehmen Sie sich einen Moment Zeit und überlegen Sie, in welchen curricularen Einheiten (CE) Sie Themen zu dem beschriebenen Kompetenzanforderungsprofil bearbeitet haben. Rufen Sie sich außerdem die Inhalte Ihrer praktischen Ausbildung in Erinnerung.

Aufgabe Erstellen Sie zu jeder CE, in der die am ersten Prüfungstag geforderten Kompetenzen thematisiert wurden, eine Mindmap (Makroebene) und verbinden Sie nach Möglichkeit die Inhalte miteinander. Beispiele dafür sind die folgenden Abbildungen. Die Inhalte können entsprechend der curricularen Umsetzung in Titel und Ausführung variieren. Die Auswahl der unten aufgeführten CE und die Inhalte orientieren sich am Lehrplan des Bayerischen Staatsministeriums für Unterricht und Kultus 2020. Die abgebildete Mindmap dient als exemplarischer Überblick u. a. darüber, welche fachlichen Inhalte zu den geforderten Kompetenzbereichen erarbeitet werden sollen und wo Sie diese in Ihren Unterlagen finden könnten. Diese Übersicht erhebt nicht den Anspruch auf Vollständigkeit.

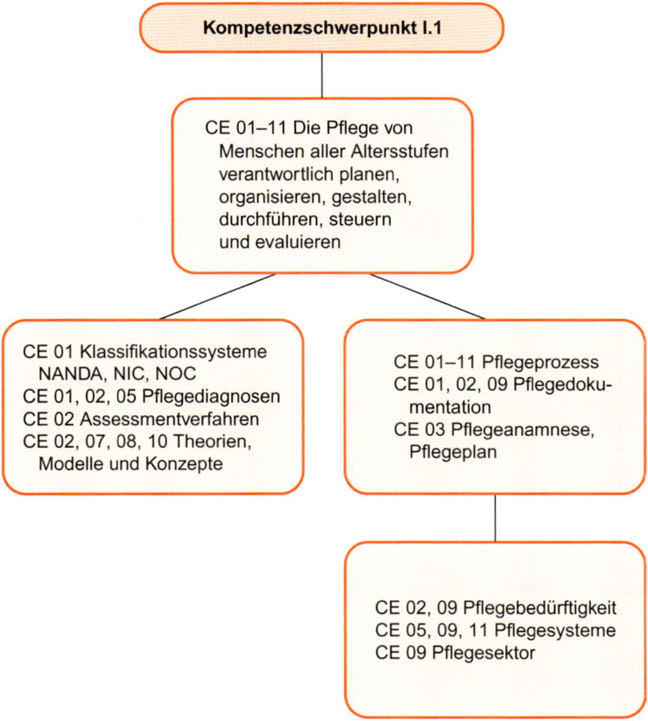
Kompetenzschwerpunkt I.1
CE 01–11 Die Pflege von Menschen aller Altersstufen verantwortlich planen, organisieren, gestalten, durchführen, steuern und evaluieren
CE 01 Klassifikationssysteme NANDA, NIC, NOC
CE 01, 02, 05 Pflegediagnosen
CE 02 Assessmentverfahren
CE 02, 07, 08, 10 Theorien, Modelle und Konzepte
CE 01–11 Pflegeprozess
CE 01, 02, 09 Pflegedokumentation
CE 03 Pflegeanamnese, Pflegeplan
CE 02, 09 Pflegebedürftigkeit
CE 05, 09, 11 Pflegesysteme
CE 09 Pflegesektor

[L143]

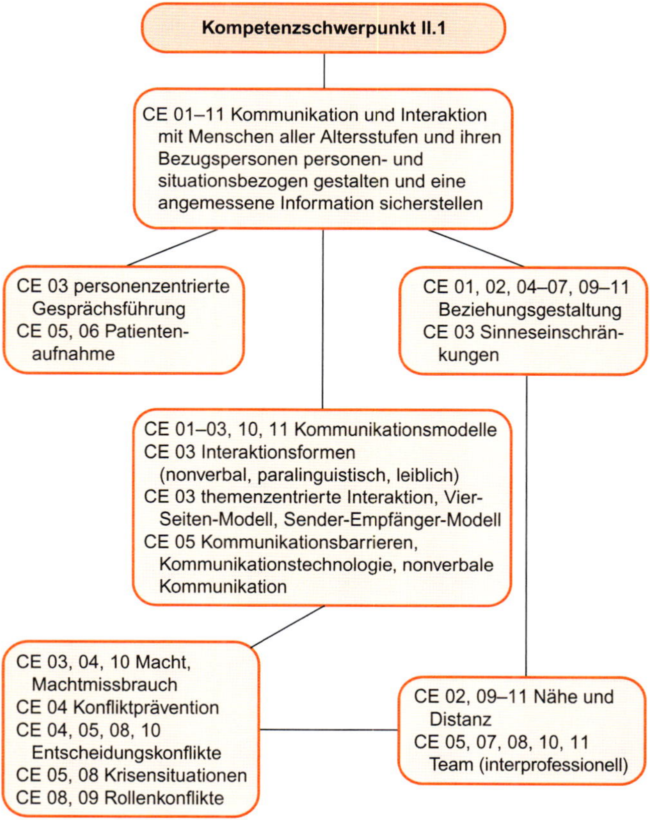
Kompetenzschwerpunkt II.1
CE 01–11 Kommunikation und Interaktion mit Menschen aller Altersstufen und ihren Bezugspersonen personen- und situationsbezogen gestalten und eine angemessene Information sicherstellen
CE 03 personenzentrierte Gesprächsführung
CE 05, 06 Patienten-aufnahme
CE 01, 02, 04–07, 09–11 Beziehungsgestaltung
CE 03 Sinneseinschrän-kungen
CE 01–03, 10, 11 Kommunikationsmodelle
CE 03 Interaktionsformen (nonverbal, paralinguistisch, leiblich)
CE 03 themenzentrierte Interaktion, Vier-Seiten-Modell, Sender-Empfänger-Modell
CE 05 Kommunikationsbarrieren, Kommunikationstechnologie, nonverbale Kommunikation
CE 03, 04, 10 Macht, Machtmissbrauch
CE 04 Konfliktprävention
CE 04, 05, 08, 10 Entscheidungskonflikte
CE 05, 08 Krisensituationen
CE 08, 09 Rollenkonflikte
CE 02, 09–11 Nähe und Distanz
CE 05, 07, 08, 10, 11 Team (interprofessionell)

[L143]

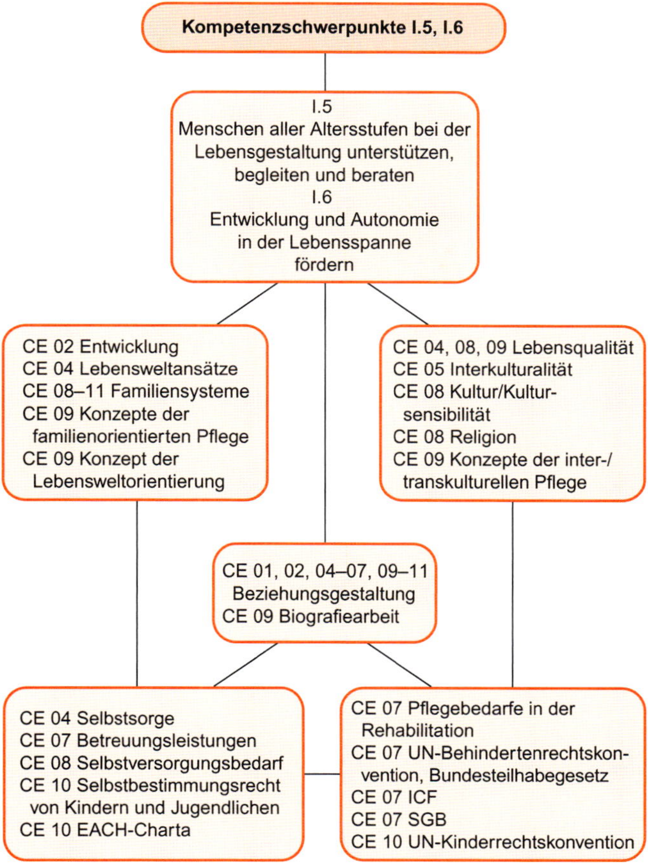
Kompetenzschwerpunkte I.5, I.6
I.5
Menschen aller Altersstufen bei der Lebensgestaltung unterstützen, begleiten und beraten
I.6
Entwicklung und Autonomie in der Lebensspanne fördern
CE 02 Entwicklung
CE 04 Lebensweltansätze
CE 08–11 Familiensysteme
CE 09 Konzepte der familienorientierten Pflege
CE 09 Konzept der Lebensweltorientierung
CE 04, 08, 09 Lebensqualität
CE 05 Interkulturalität
CE 08 Kultur/Kultursensibilität
CE 08 Religion
CE 09 Konzepte der inter-/transkulturellen Pflege
CE 01, 02, 04–07, 09–11 Beziehungsgestaltung
CE 09 Biografiearbeit
CE 04 Selbstsorge
CE 07 Betreuungsleistungen
CE 08 Selbstversorgungsbedarf
CE 10 Selbstbestimmungsrecht von Kindern und Jugendlichen
CE 10 EACH-Charta
CE 07 Pflegebedarfe in der Rehabilitation
CE 07 UN-Behindertenrechtskonvention, Bundesteilhabegesetz
CE 07 ICF
CE 07 SGB
CE 10 UN-Kinderrechtskonvention

[L143]

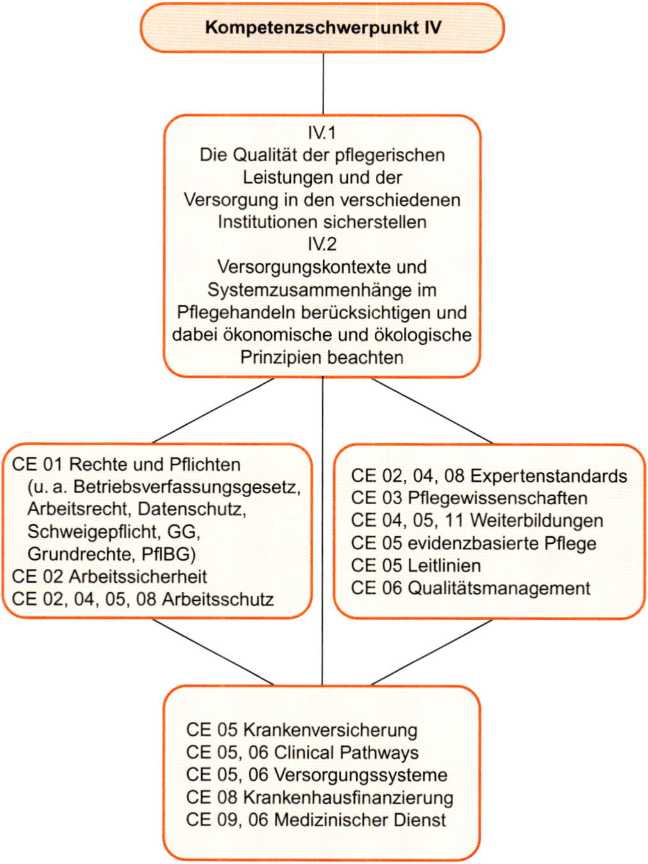
Kompetenzschwerpunkt IV
IV.1
Die Qualität der pflegerischen Leistungen und der Versorgung in den verschiedenen Institutionen sicherstellen
IV.2
Versorgungskontexte und Systemzusammenhänge im Pflegehandeln berücksichtigen und dabei ökonomische und ökologische Prinzipien beachten
CE 01 Rechte und Pflichten (u. a. Betriebsverfassungsgesetz, Arbeitsrecht, Datenschutz, Schweigepflicht, GG, Grundrechte, PflBG)
CE 02 Arbeitssicherheit
CE 02, 04, 05, 08 Arbeitsschutz
CE 02, 04, 08 Expertenstandards
CE 03 Pflegewissenschaften
CE 04, 05, 11 Weiterbildungen
CE 05 evidenzbasierte Pflege
CE 05 Leitlinien
CE 06 Qualitätsmanagement
CE 05 Krankenversicherung
CE 05, 06 Clinical Pathways
CE 05, 06 Versorgungssysteme
CE 08 Krankenhausfinanzierung
CE 09, 06 Medizinischer Dienst

[L143]

Versorgungskontext stationäre Akutpflege, Erwachsener

Aufgabe Lesen Sie die handlungsleitende Fallsituation und analysieren Sie diese auf mögliche Wissensbereiche und Schwerpunkte, die Sie zur Bewältigung der Situation benötigen.

Fallsituation 1

Pflegeprozesssteuerung im Rahmen der rehabilitativen Pflege im interprofessionellen Team

Sie arbeiten als Pflegefachperson im akutstationären Versorgungsbereich des Klinikums „Seeblick“. Ihre Abteilung ist spezialisiert auf die neurologische Frührehabilitation der Phase B und behandelt vorwiegend Pflegeempfänger nach einem Apoplex. Die Erstversorgung in der Akutphase übernehmen die Mitarbeitenden der Stroke-Unit im Haus.

Am späten Vormittag nehmen Sie Johannes Hofer auf Ihrer Station auf. Sie erfahren bei der Übergabe durch die Stroke-Unit, dass Herr Hofer 58 Jahre alt, Projektmanager bei einem Autobauer und seit 30 Jahren glücklich verheiratet ist. Er lebt mit seiner Ehefrau in einer Eigentumswohnung im 2. Stock ohne Fahrstuhl. Zu seinen Kindern hat er laut Ehefrau ebenfalls eine enge Bindung. Seine Frau beschreibt ihn zudem als sehr lebensbejahenden und aktiven Menschen, der sich in letzter Zeit jedoch häufig bei ihr über den zunehmenden beruflichen Stress beklagte. Als langjähriger Raucher hat er bereits Erkrankungen wie eine KHK, eine arterielle Hypertonie und chronisches Vorhofflimmern.

Herr Hofer bemerkte bereits auf dem Heimweg von seiner Arbeitsstätte einsetzende Kopfschmerzen und Schwindel, die sich zu Hause noch verstärkten. Er legte sich aufs Sofa, um sich auszuruhen. Als ihn seine Frau dort aufsuchte, war seine Sprache verwaschen, sein linkes Augenlid und sein linker Mundwinkel hingen herab. Im Rettungswagen öffnete er nur noch nach verbaler Aufforderung die Augen, antwortete unzusammenhängend auf Fragen und bewegte die Gliedmaßen nur nach Berührung.

Nach der Einlieferung und Diagnostik auf der Stroke-Unit war klar, dass Herr Hofer einen rechtshemisphärischen ischämischen Apoplex erlitten hatte. Dieser wurde mittels einer Lysetherapie behandelt. Er hat aktuell eine links-

Die Mindmap kann wie folgt aussehen:

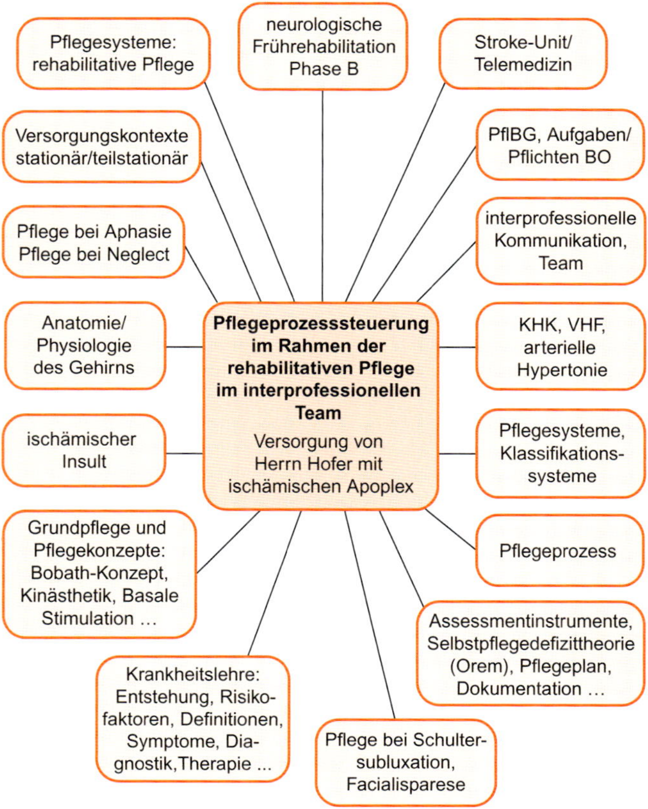

[P1471, L143]

Notwendiges Wissen zur Bewältigung der Situation

Aufgabe Entwerfen Sie eine Mindmap auf Mikroebene.

Pflegeprozesssteuerung im Rahmen der rehabilitativen Pflege im interprofessionellen Team

Versorgung von Herrn Hofer mit ischämischen Apoplex

seitige Hemiplegie, eine subluxierte Schulter, einen visuellen und somatosensiblen Neglect und eine leichte Broca-Aphasie.
Sie sind als Bezugspflegeperson für Herrn Hofers Versorgung verantwortlich. Das interprofessionelle Rehabilitationsteam wird sich in 2 Tagen zusammensetzen und über die Zielsetzungen beraten. Bis dahin haben Sie Zeit, um die Ersteinschätzung der Selbstpflegedefizite vorzunehmen, weitere notwendige Informationen zu erheben und einen geeigneten individualisierten Pflegeplan zu erstellen, um diesen im interprofessionellen Team vorzustellen und abzustimmen.

1.1 Rehabilitatives Pflegesystem

Durch kurative, palliative und rehabilitative Ansätze können Menschen medizinisch und pflegerisch angemessen versorgt werden. Die Rehabilitation zielt dabei auf die **Wiederherstellung der beeinträchtigten Funktionen und Fähigkeiten** eines Menschen ab. Eine drohende Pflegebedürftigkeit (→ LK 99) soll vermieden, eine bestehende Pflegebedürftigkeit überwunden oder gemindert oder eine Verschlimmerung abgewendet werden.
Die Rehabilitation folgt den Prinzipien der Restitution, Adaptation und Kompensation. Die Teilhabe des Menschen am Leben der Gesellschaft durch die Wiederherstellung **größtmöglicher Selbstständigkeit** in alltäglichen Aktivitäten ist dabei von zentraler Bedeutung.

1. Nennen Sie die Quelle, aus der das Recht auf Rehabilitation in Deutschland hervorgeht.

2. Erklären Sie die Begriffe Restitution, Adaptation und Kompensation.

1.1 Rehabilitatives Pflegesystem

Zu 1.

Im SGB IX (Sozialgesetzbuch IX) ist das Recht eines jeden Menschen, dem eine Behinderung droht oder bei dem bereits eine Behinderung festgestellt wurde, auf rehabilitative Leistungen fest verankert. Außerdem ist der Begriff Behinderung näher definiert, und Leistungsträger sowie Leistungsgruppen werden beschrieben.

Zu 2.

- **Restitution** meint das Wiederherstellen der ausgefallenen Körperfunktionen so weit wie möglich. Dazu sind medizinische, pflegerische und therapeutische Eingriffe und Behandlungen nötig.
- **Adaptation** meint die Anpassung der Umgebung an bestehende Einschränkungen, z. B. durch Umbaumaßnahmen oder spezielle Hilfsmittel.
- **Kompensation** meint den Ausgleich bestehender Einschränkungen, wenn diese nicht mehr restituiert werden können, z. B. mittels erlernter Techniken wie die Kehlkopfhebeübung zum Ausgleich einer Schluckstörung oder die Anwendung von individuellen Hilfsmitteln.

1.2 Leistungen der Rehabilitation

Für unterschiedliche rehabilitative Leistungen sind **unterschiedliche Kostenträger** zuständig. Unter anderem sind die gesetzliche Krankenversicherung, die gesetzliche Rentenversicherung, aber auch die gesetzliche Unfallversicherung, die Agentur für Arbeit und das Jugendamt Erbringer rehabilitativer Leistungen. Mit einem Antrag bei einem Kostenträger kann die betroffene Person Leistungen in Anspruch nehmen. Der Kostenträger ist verpflichtet, diesen Antrag zu bearbeiten oder an die zuständige Stelle weiterzuleiten. Für Kinder und Jugendliche, Erwachsene und Menschen im höheren Lebensalter (> 70 Jahre) sind **vorsorglich** oder zur **Behandlung bestehender Erkrankungen** rehabilitative Leistungen vorgesehen.

1. Nennen Sie jeweils fünf Beispiele für die folgenden Leistungen:

- **Leistungen zur medizinischen Rehabilitation**
- **Leistungen zur Teilhabe am Arbeitsleben**
- **Leistungen zur Teilhabe am Leben in der Gemeinschaft**

2. Ordnen Sie den im Text genannten Altersgruppen die passenden Rehabilitationsbereiche zu.

Mutter-Kuren, pädiatrische Rehabilitation, Vater-Kuren, neurologische Frührehabilitation, geriatrische Rehabilitation

Kinder und Jugendliche	
Erwachsene	
Menschen im höheren Lebensalter	

Tab. 1.1a Altersgruppen und entsprechende Rehabilitationsbereiche

1.2 Leistungen der Rehabilitation

Zu 1.

- **Leistungen zur medizinischen Rehabilitation:** z. B. Seh- und Hörhilfen, zahnärztliche Behandlung, Anschlussheilbehandlung nach Krankenhausaufenthalt, Entwöhnungsbehandlung für Suchtkranke, Kinderheilbehandlung
- **Leistungen zur Teilhabe am Arbeitsleben:** z. B. Anpassung des Arbeitsplatzes, Hilfen zum Erhalt des Arbeitsplatzes, Arbeitsassistenz, Ausbildung, Zuschüsse für die betriebliche Aus- und Weiterbildung
- **Leistungen zur Teilhabe am Leben in der Gemeinschaft:** z. B. Unterstützung beim selbstbestimmten Leben, Hilfen zur Verständigung mit der Umwelt, Hilfe bei Beschaffung, Umbau, Ausstattung und Erhaltung einer behindertengerechten Wohnung, sozialpädagogische Hilfen für noch nicht eingeschulte Kinder

Zu 2.

Kinder und Jugendliche	pädiatrische Rehabilitation
Erwachsene	neurologische Frührehabilitation, Mutter-Kuren, Vater-Kuren
Menschen im höheren Lebensalter	neurologische Frührehabilitation, geriatrische Rehabilitation

Tab. 1.1b Altersgruppen und entsprechende Rehabilitationsbereiche

1.3 Neurologische Frührehabilitation Phase B

Die Rehabilitation kann vollstationär, teilstationär oder ambulant erfolgen. Die neurologische Frührehabilitation Phase B beschreibt die Behandlungsphase, die direkt **im Anschluss an die Akutphase** stationär erfolgt. Meist sind in dieser noch intensivmedizinische Maßnahmen wie Überwachung per Monitoring, i. v. Verabreichung von Medikamenten, Sondenernährung und Trachealkanülenmanagement erforderlich. Alle Maßnahmen dienen der weiteren **Stabilisierung** des Pflegeempfängers. Die Wahrnehmungsförderung und die Frühmobilisation sind weitere wichtige Ziele dieser Rehabilitationsphase.

Erklären Sie die einzelnen Phasen der neurologischen Rehabilitation. Nutzen Sie dazu die Informationen der BAR (Bundesarbeitsgemeinschaft Rehabilitation) oder der Deutschen Schlaganfall-Hilfe.

1.3 Neurologische Frührehabilitation Phase B

- **Phase A – Akutversorgung:** Versorgung in der Akutsituation, meist auf einer Stroke-Unit oder Intensivstation. Wenn es der Zustand erlaubt, auch auf einer Normalstation.
- **Phase B – Frührehabilitation:** Intensive ärztliche, therapeutische und pflegerische Behandlung im Anschluss an die Akutversorgung. Die Pflege ist wahrnehmungsfördernd und aktivierend.
- **Phase C – weiterführende Rehabilitation:** Der stabile Zustand des Betroffenen erlaubt die (Teil-)Mobilisierung. Alle Interventionen dienen der Wiederherstellung der Selbstständigkeit des Pflegeempfängers.
- **Phase D – Anschlussrehabilitation:** Die medizinische Rehabilitation ist meist abgeschlossen. Rehabilitationsziele richten sich nach den Maßgaben der Deutschen Rentenversicherung. So sollen bestehende Behinderungen und Einschränkungen weiter gemindert werden.
- **Phase E – Nachsorge und berufliche Rehabilitation:** In dieser Phase werden insbesondere Leistungen und begleitende Hilfen zur nachhaltigen Sicherung des Erfolgs der medizinischen Rehabilitation erbracht. Ziel ist die Wiedererlangung der Erwerbsfähigkeit und die Sicherung der Teilhabe am Arbeitsleben.
- **Phase F – aktivierende zustandserhaltende Langzeitpflege:** Leistungen der aktivierenden Langzeitpflege werden in speziellen Langzeitpflegeeinrichtungen oder Wohngruppen erbracht. Schwerbetroffene, die trotz intensiver Behandlung und Rehabilitation einen andauernden hohen Pflegebedarf haben, werden hier versorgt.

1.4 Stationärer Versorgungskontext

Die möglichen Behandlungsformen innerhalb eines Krankenhauses sind vom Gesetzgeber im SGB V verankert. Eine **(voll)stationäre Behandlung** liegt vor, wenn der Pflegeempfänger mindestens einen Tag und eine Nacht ununterbrochen im Krankenhaus zur medizinischen Behandlung verweilt. Die **teilstationäre Behandlung** erfolgt mit Anwesenheitsunter-brechungen und beschränkt sich auf die Behandlung in einer Tag- oder Nachtklinik. Die Abrechnung in diesen Kontexten erfolgt meist über die DRG-Fallpauschalen. Unter der **ambulanten Behandlung** wird meist die kurzfristige Behandlung tagsüber und ohne Übernachtung zur Vor- oder Nachbereitung verstanden.

Erklären Sie die Bedeutung der DRG-Fallpauschalen im stationären Versorgungskontext.

1.4 Stationärer Versorgungskontext

Mit einer DRG-Fallpauschale werden die medizinische und pflegerische sowie die therapeutische Behandlung einer genau definierten Erkrankung einschließlich notwendiger Operationen und die mittlere Verweildauer inklusive Unterbringung und Verpflegung vergütet. Für eine kürzere oder längere Verweildauer können entsprechende Ab- oder Zuschläge erhoben werden. Für z. B. aufwendige Arzneimittel oder erforderliche Leistungskomplexe können nochmals Zusatzentgelte berechnet werden. Zudem muss eine Zuzahlung von 10 Euro je Kalendertag des Krankenhausaufenthalts für längstens 28 Tage/Jahr durch volljährig gesetzlich Versicherte erfolgen. Eine zusätzliche Wahlleistung, z. B. die chefärztliche Behandlung, soweit nicht im Rahmen der ursprünglichen Behandlung erforderlich, muss gesondert durch den Pflegeempfänger gezahlt werden.
Bestimmte Einrichtungen u. a. zur Frührehabilitation in Akutkrankenhäusern vereinbaren weiterhin krankenhausindividuelle Entgelte mit den entsprechenden Kostenträgern.

TIPP

Die Abkürzung DRG steht für Diagnosis Related Groups. Dieses Fallpauschalensystem wurde ab 2003 schrittweise in Deutschland eingeführt und gibt Anreize, medizinisch nicht erforderliche Liegezeiten zu verkürzen. Insgesamt wurden so die Verweildauern in Akutkrankenhäusern verkürzt. In der aktuellen Krankenhausreform (Krankenhausversorgungsverbesserungsgesetz, KHVVG), die 2024 beschlossen wurde, wird vorgeschlagen, zukünftig 40 % der Betriebskosten als Vorhaltepauschalen und 60 % der Kosten weiterhin über die DRG abzurechnen.

1.5 Internationale Klassifikation – ICF (International Classification of Functioning, Disability and Health)

Das länderübergreifende Klassifikationssystem der Funktionsfähigkeit, Behinderung und Gesundheit (ICF) beruht auf dem bio-psychosozialen Modell der WHO und dient als **Bezugsrahmen für die Einschätzung, Beurteilung und Verordnung notwendiger medizinischer Rehabilitation.** Die Auswirkungen von Krankheit, insbesondere auf den Ebenen Aktivität und Teilhabe, werden beschrieben und beeinflussende förderliche und hinderliche Kontextfaktoren erfasst. Somit kann durch die Anwendung der ICF im pflegerisch rehabilitativen Kontext ein detaillierter Überblick über Probleme auf allen relevanten Ebenen erfolgen.

1. Erklären Sie das bio-psychosoziale Modell.

2. Erstellen Sie eine Übersicht über die Komponenten der ICF.

1.5 Internationale Klassifikation ICF (International Classification of Functioning, Disability and Health)

Zu 1.

Das bio-psychosoziale Modell ist ein ganzheitliches Modell zur Betrachtung der Gesundheit und Krankheit eines Menschen sowie der Wechselwirkung zwischen mehreren beeinflussenden Komponenten. Damit löst es das medizinische Modell, das vorwiegend von einem linearen Wirkungszusammenhang als Ursache von Krankheiten ausgeht, ab. Das bio-psychosoziale Modell zieht personenbezogene und umweltbezogene Faktoren und Einflüsse mit ein und beleuchtet die Auswirkungen auf das Verhalten und den Aktivitätsgrad der betroffenen Person. Ursprünglich kam das Modell in der Psychosomatik zur Anwendung, genießt aber heute eine breite Akzeptanz in allen medizinischen Bereichen.

Zu 2.

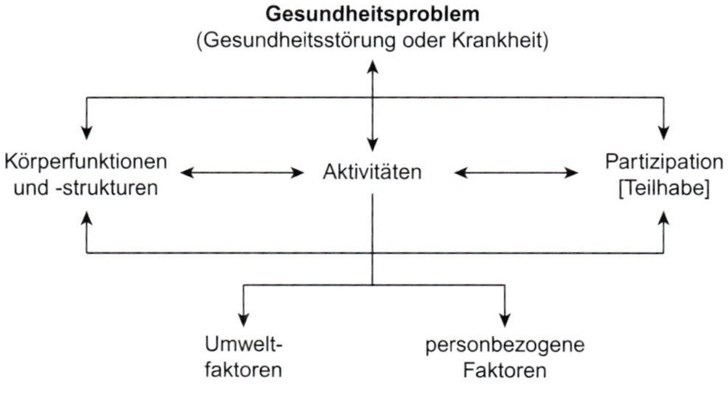

Abb. 1.1 Übersicht über die Komponenten der ICF © World Health Organization (WHO) 2001 [W906-002, L143]

1.6 Team

Ein Team besteht aus einer Gruppe von Menschen, die miteinander in Beziehung treten, z. B. gemeinsame Normen und Werte vertreten und dabei **auf ein gemeinsames Ziel hinarbeiten.** Die Teammitglieder erfüllen dazu ihre jeweiligen Aufgaben. Welche Leistung sie erbringen, ist aber auch von inneren und äußeren Faktoren abhängig. So können z. B. die eigene **innere Haltung** zu einem Thema oder die **Rahmenbedingungen** im Arbeitsumfeld die Leistungen beeinflussen. Das Team wird dabei aktiv durch jedes einzelne Teammitglied geformt, was wiederum den Teamerfolg beeinflusst.

1. Geben Sie sechs Regeln an, die ein erfolgreiches Team ausmachen.

2. Definieren Sie das interdisziplinäre Behandlungsteam und geben Sie ein Beispiel für die Aufgabe des Pflegeteams in diesem Zusammenhang.

1.6 Team

Zu 1.

- Reden und Zuhören halten sich die Waage.
- Informationen werden prägnant zusammengefasst.
- Zwischen den Gesprächspartnern herrscht eine einander zugewandte und lebhafte Atmosphäre.
- Der direkte Kontakt wird aktiv durch jedes Teammitglied gesucht und gestaltet.
- Der informelle Austausch ist ausgeprägt, und Informationen werden auch außerhalb des Teams gesucht.
- Erkenntnisse werden ins Team eingebracht.

Zu 2.

Als **interdisziplinäres Behandlungsteam** bezeichnet man ein Team, welches sich aus verschiedenen Berufsgruppen zusammensetzt. Die Mitglieder dieses Teams haben unterschiedliche Ausbildungen und nehmen unterschiedliche Aufgaben und Verantwortlichkeiten wahr. Jede Berufsgruppe arbeitet aus ihrer Expertise heraus an dem gemeinsamen Behandlungsziel, z. B. der Rehabilitation des Pflegeempfängers.
Das **Pflegeteam** übernimmt pflegerische Maßnahmen, die zur gemeinsamen Zielerreichung beitragen. Es dient als professionelle Schnittstelle zu den anderen Berufsgruppen und koordiniert u. a. die Zusammenarbeit. Das Pflegeteam kommuniziert zeitnah wichtige Beobachtungen, Veränderungen und leitet ggf. notwendige Anpassungen der Pflegeplanung und weitere Informationen, z. B. zu Vollmachten oder zu Angehörigen, im Team weiter.

1.7 Interprofessionelles Handeln im Team

Die interprofessionelle Kommunikation und das interprofessionell abgestimmte Handeln im pflegerischen Alltagsgeschehen spielen eine wesentliche Rolle, um ein **optimales Ergebnis im Genesungsprozess** zu erreichen. Unterschiedliche Professionen und Berufsgruppen sind an der Behandlung, Begleitung und Versorgung der Pflegeempfänger beteiligt. Insbesondere im Rehabilitationskontext trägt eine **koordinierte und zielgerichtete Abstimmung** im Team zum gewünschten Erfolg der Maßnahmen und einer optimalen Versorgung bei. Dabei gilt es, adäquate Kommunikationswege zwischen den Teammitgliedern zu ermöglichen.

1. Nennen Sie mindestens fünf Professionen oder Berufsgruppen, die an der Behandlung und Versorgung der Pflegeempfänger beteiligt sein können.

2. Zählen Sie drei Möglichkeiten des interprofessionellen Austauschs im stationären Kontext auf.

1.7 Interprofessionelles Handeln im Team

Zu 1.

- Pflegefachpersonen
- Ärztinnen
- Ergotherapeuten
- Physiotherapeutinnen
- Logotherapeuten
- Musiktherapeutinnen
- Kunsttherapeuten
- Sozialpädagoginnen
- …

Zu 2.

- Fallbesprechungen
- Visiten
- Interprofessionelle Übergaben
- Kurzübergaben beim Wechsel zwischen Pflegehandlungen und Therapieeinheiten

1.8 Kommunikationsmodelle

Pflegefachfrauen und -männer müssen professionell kommunizieren können. Die Kenntnis und das Verstehen verschiedener Kommunikationsmodelle und deren Anwendung fördert den Aufbau **kommunikativer Kompetenzen.** Nicht nur beim alltäglichen Austausch im Team sowie mit den Pflegeempfängern und Angehörigen spielen Kommunikationsfähigkeiten eine Rolle. Auch in schwierigen Konflikt- oder Krisensituationen gibt die Kenntnis von Kommunikationsmöglichkeiten, deeskalierendem Verhalten und Lösungsmöglichkeiten den Beteiligten Sicherheit.

1. Erklären Sie das Kommunikationsquadrat nach Schulz von Thun und geben Sie ein Beispiel aus der Pflege.

2. Beschreiben Sie den vierschrittigen Prozess der gewaltfreien Kommunikation nach Marshall B. Rosenberg.

1.8 Kommunikationsmodelle

Zu 1.

Das Kommunikationsquadrat von Schulz von Thun beschreibt, dass eine Botschaft immer vier – teilweise verschlüsselte – Seiten besitzt. Diese Botschaft kann auf vier Ebenen sowohl gesendet als auch empfangen werden. Das Modell zeigt auf, wie wichtig es ist, möglichst eindeutige Informationen zu senden bzw. als Empfänger die Eindeutigkeit zu klären und die Informationen nicht misszuinterpretieren. Gerade in der Pflege kann eine Information zu einem Pflegeempfänger auf sachlicher Ebene vom „Appellohr" als Aufforderung aufgefasst werden.
Beispiel: „Heute habe ich den Verband noch nicht gewechselt."
Sachinformation: Der Verband ist noch nicht gewechselt. Dies muss unter Umständen noch geschehen.
Als Appell verstanden: Jetzt muss ich den Verbandwechsel auch noch übernehmen.

Zu 2.

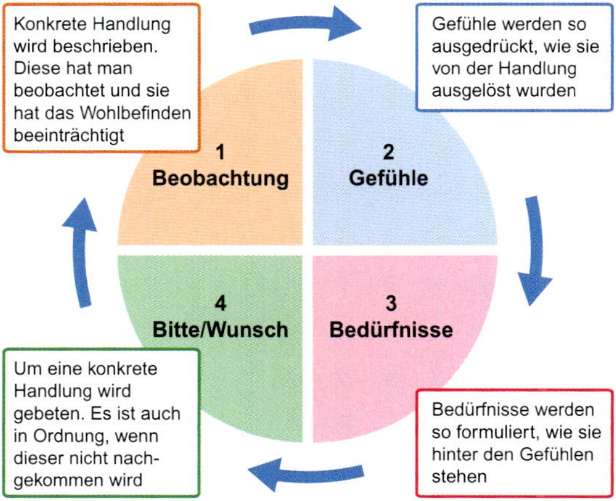

Abb. 1.2 Die vier Schritte der gewaltfreien Kommunikation nach Marshall B. Rosenberg [L143]

1.9 Störungen der Kommunikation

Kommunikationsstörungen können sowohl im Team als auch mit dem Pflegeempfänger und dessen Angehörigen auftreten. Wird z. B. eine Botschaft vom Empfänger **missverstanden** oder vom Sender **missverständlich gesendet,** kann es zu Störungen kommen. Insbesondere wenn sich Beziehungs- und Sachebene mischen oder gar widersprechen. Bei der **doppelt gebundenen Kommunikation** (engl. *double bind*) ist die Botschaft inkongruent, weil die sprachlichen Signale im Widerspruch zu nicht sprachlichen Signalen stehen. Gerade wenn ein Pflegeempfänger zudem noch in seiner Wahrnehmung eingeschränkt ist und z. B. eine Seh- oder Hörbeeinträchtigung hat oder eine Sprach- und Sprechstörung vorliegt, ist die zwischenmenschliche Kommunikation stark beeinträchtigt und muss professionell gestaltet werden.

Formulieren Sie pflegerische Verhaltensweisen zur Förderung der Kommunikation bei Menschen mit Kommunikationseinschränkungen.

1.9 Störungen der Kommunikation

- Pflegeempfänger ausreichend Zeit zum Sprechen geben
- Pflegeempfänger ausreden lassen
- Störquellen während des Gesprächs minimieren und bestenfalls vermeiden
- Menschen mit Aphasie nicht unterbrechen, eigene Wörter in den Mund legen oder korrigieren
- Blickkontakt halten
- Langsam, klar und deutlich sprechen, wichtige Inhalte betonen
- Einfache Sätze formulieren
- Ausreichend Pausen machen
- Gestik und Mimik bewusst und unterstützend einsetzen
- Nachfragen, ob Inhalte verstanden wurden, ggf. Inhalte wiederholen lassen
- Pflegeempfänger auf Zeichen des Verstehens oder Nichtverstehens, z. B. Kopfnicken, Kopfabwenden etc., beobachten
- Hilfsmittel wie Schreibtafeln oder Bildmaterial zur Unterstützung nutzen

1.10 Pflegeberufegesetz (PflBG)

Laut Pflegeberufegesetz wird eine Pflegefachfrau oder ein Pflegefachmann während der dreijährigen Ausbildung dazu befähigt, eigenständig „ärztlich angeordnete Maßnahmen durchzuführen, insbesondere Maßnahmen der medizinischen Diagnostik, Therapie oder Rehabilitation" (§ 5 Abs. 3, Satz 2 PflBG). Außerdem wird Wert gelegt auf die Ausbildung **kommunikativer Kompetenzen im interdisziplinären Team** und die Fähigkeit, eine **effektive Zusammenarbeit** zu gestalten, **berufsübergreifende Lösungen** zu entwickeln und umzusetzen (§ 5 Abs. 3 Satz 3 PflBG). Die Ausbildung zur/zum Pflegefachfrau/-mann kann als berufliche Ausbildung oder als Hochschulstudium absolviert werden.

1. Nennen Sie weitere Ziele der Ausbildung zur/zum Pflegefachfrau/-fachmann gemäß PflBG.

2. Geben Sie die Voraussetzungen an, die erfüllt sein müssen, um die Erlaubnis zur Führung der Berufsbezeichnung Pflegefachfrau/-mann zu erhalten.

1.10 Pflegeberufegesetz (PflBG)

Zu 1.

Selbstständige Durchführung folgender Aufgaben gemäß § 5 Abs. 3, Satz 1 PflBG:

- Erhebung und Feststellung des individuellen Pflegebedarfs und Planung der Pflege
- Organisation, Gestaltung und Steuerung des Pflegeprozesses
- Durchführung der Pflege und Dokumentation der angewendeten Maßnahmen
- Beratung, Anleitung und Unterstützung von zu pflegenden Menschen bei der individuellen Auseinandersetzung mit Gesundheit und Krankheit sowie bei der Erhaltung und Stärkung der eigenständigen Lebensführung und Alltagskompetenz unter Einbeziehung ihrer sozialen Bezugspersonen
- Erhaltung, Wiederherstellung, Förderung, Aktivierung und Stabilisierung individueller Fähigkeiten der zu pflegenden Menschen insbesondere im Rahmen von Rehabilitationskonzepten sowie die Pflege und Betreuung bei Einschränkungen der kognitiven Fähigkeiten
- Einleitung lebenserhaltender Sofortmaßnahmen bis zum Eintreffen der Ärztin oder des Arztes und Durchführung von Maßnahmen in Krisen- und Katastrophensituationen
- Anleitung, Beratung und Unterstützung von anderen Berufsgruppen und Ehrenamtlichen in den jeweiligen Pflegekontexten sowie Mitwirkung an der praktischen Ausbildung von Angehörigen von Gesundheitsberufen

Zu 2.

Laut § 2 PflBG wird die Erlaubnis zum Führen der Berufsbezeichnung auf Antrag erteilt, wenn folgende Voraussetzungen erfüllt sind:

- Die gesetzliche vorgeschriebene berufliche oder hochschulische Ausbildung wurde absolviert und die Abschlussprüfungen sind bestanden.
- Die Zuverlässigkeit zur Ausübung des Berufs ist gegeben.
- Die gesundheitliche Eignung ist gegeben.
- Die zur Ausübung erforderlichen Kenntnisse der deutschen Sprache sind vorhanden.

1.11 Aufgaben und Pflichten in der Rahmenberufsordnung

Die Rahmenberufsordnung des Deutschen Pflegerats (DPR) für professionell Pflegende **definiert den Begriff Pflege** und legt die **Aufgaben professionell Pflegender** fest. Diese gehen über die pflegerischen Arbeiten am und mit dem Pflegeempfänger hinaus und beinhalten einen gesamtgesellschaftlichen Auftrag. Unter anderem werden in § 3 der Rahmenberufsordnung die Berufspflichten professionell Pflegender definiert.

1. Führen Sie ein Beispiel für den gesamtgesellschaftlichen Auftrag professionell Pflegender auf.

2. Zählen Sie fünf Berufspflichten professionell Pflegender auf.

1.11 Aufgaben und Pflichten in der Rahmenberufsordnung

Zu 1.

Professionell Pflegende …

- leisten ihren berufsspezifischen Beitrag zum gesamtgesellschaftlichen Auftrag der Gesundheitsfürsorge und Krankheitsverhütung,
- fördern durch ihr Handeln das Ansehen des Berufsstands und durch Beteiligung an Forschungsprojekten die Pflegewissenschaft,
- arbeiten an Lösungen für gesellschaftliche Probleme, die sich auf die Pflege auswirken,
- informieren die Gesellschaft bei Gesundheitsfragen.

Zu 2.

- Schweigepflicht
- Auskunftspflicht
- Beratungspflicht
- Dokumentationspflicht
- Pflicht zur Versicherung gegen berufliche Risiken
- Pflicht zur Fortbildung
- Pflicht, keine geldwerten Leistungen oder sonstigen Vorteile anzunehmen

1.12 Vorbehaltsaufgaben

In § 4 PflBG sind bestimmte komplexe Aufgaben festgehalten, welche nur von ausgebildeten Pflegefachfrauen und -männer ausgeführt werden dürfen. Diese **qualifizierten Pflegefachpersonen vorbehaltenen Aufgaben** definieren, gesetzlich verankert, den Verantwortungsbereich der professionell Pflegenden, was gleichzeitig den Pflegeberuf aufwertet. In diesen Verantwortungsbereich fallen die **pflegerische Diagnostik,** die **Aufstellung eines pflegerischen Behandlungsplans** und die **Sicherung des Outcomes der Pflege.**

1. Benennen Sie die Vorbehaltsaufgaben nach § 4 PflBG.

2. Arbeiten Sie heraus, inwieweit die Durchführung von Pflegetätigkeiten zu den Vorbehaltsaufgaben gehört.

1.12 Vorbehaltsaufgaben

Zu 1.

- Erhebung und Feststellung des individuellen Pflegebedarfs
- Organisation, Gestaltung und Steuerung des Pflegeprozesses
- Analyse, Evaluation, Sicherung und Entwicklung der Qualität der Pflege

Zu 2.

Die Durchführung der Pflegetätigkeiten am Pflegeempfänger ist von den Vorbehaltsaufgaben ausgenommen. Das bedeutet, dass Pflegepersonal mit unterschiedlichen Qualifikationsniveaus die „Pflege am Bett" durchführen darf. Allerdings verantwortet die Pflegefachperson zusammen mit der Leitung den angemessenen Einsatz der entsprechenden Mitarbeitenden.

1.13 Pflegeprozess

Eine professionelle Pflege und die damit verbundene Ausführung der Vorbehaltsaufgaben sind hochkomplex. Der Pflegeprozess kann als ein professionsspezifisches Arbeitsinstrument verstanden werden, um den Aufgaben gerecht zu werden. Er bildet die methodische **Grundlage für die strukturierte und zielgerichtete Planung** des Pflegearrangements und umfasst das **geplante, strukturierte, argumentativ gestützte und reflektierte Handeln** einer Pflegefachperson. Gleichzeitig bleiben das Erfahrungswissen, die Leiblichkeit in der Interaktion und der Beziehungsgestaltung mit dem Pflegeempfänger sowie die Flexibilität, mit der professionell Pflegende auf Unvorhergesehenes reagieren, von großer Bedeutung. Das prozesshafte Denken und Handeln unterstützt die zielgerichtete, individuelle Pflege und trägt durch **Planbarkeit, Nachvollziehbarkeit und Kontrolle** zur Qualitätssicherung in der Pflege bei. Um jedoch prozessgeleitet Situationen und Pflegebedarfe erkennen und beurteilen zu können, sind ausgeprägte Kompetenzen, sowie die Erfahrungen der Pflegefachpersonen nötig.

1. Geben Sie drei unterschiedliche Pflegeprozessmodelle wieder.

2. Erläutern Sie die sechs Schritte des Pflegeprozesses nach Fiechter und Meier.

1.13 Pflegeprozess

Zu 1.

- Vierschrittiges Modell nach Yura und Walsh der WHO
- Fünfschrittiges Modell nach Gordon
- Sechsschrittiges Modell nach Fiechter und Meier

Zu 2.

1. Schritt: Informationssammlung. Diese umfasst die strukturierte Anamnese, ggf. die biografische Datenerhebungen, die Anwendung von Assessmentinstrumenten und die entsprechende Einschätzung der gesammelten Informationen.

2. Schritt: Pflegediagnostik. Dabei werden pflegerische Risiken und Probleme, deren Ursachen und Ressourcen erfasst und die Diagnosen entweder frei oder mithilfe von Pflegeklassifikationen wie z. B. NANDA formuliert.

3. Schritt: Festlegung und Formulierung der Pflegeziele gemeinsam mit dem Pflegeempfänger. Auch hier können Pflegeklassifikationen, z. B. NOC, verwendet werden.

4. Schritt: Erstellung eines Maßnahmenplans, welcher der Zielerreichung dient und sich an den Pflegeproblemen und -diagnosen orientiert. Die NIC-Klassifikation beschreibt mögliche Interventionen und kann zur Hilfe herangezogen werden.

5. Schritt: Durchführung der geplanten Maßnahmen, was in einem Durchführungsnachweis festgehalten wird.

6. Schritt: Evaluation der Maßnahmen. Diese werden hinsichtlich ihrer Wirksamkeit beurteilt. Dazu werden möglichst objektive Daten, z. B. messbare oder mithilfe von Assessmentinstrumenten ermittelte Ergebnisse, herangezogen.

Die Dokumentation ist integrierter Bestandteil jedes einzelnen Prozessschritts.

1.14 Pflegeklassifikationssysteme

Unter Pflegeklassifikationssystemen sind **Ordnungssysteme** z. B. für bestimmte Phänomene, Objekte oder Problemstellungen zu verstehen, die anhand von bestimmten Merkmalen in Klassen geordnet und genauer beschrieben werden. Klassifikationssysteme geben **wissenschaftlich fundiertes Wissen geordnet und strukturiert** wieder und nutzen dabei eine länderübergreifende und einheitliche sowie vergleichbare Terminologie. Mithilfe von Pflegeklassifikationssystemen und der Anwendung von anderen Klassifikationssystemen, z. B. der ICF (→ LK 9), ist es der professionellen Pflege möglich, den eigenen Aufgabenbereich zu definieren und von anderen Bereichen abzugrenzen. Pflegeklassifikationssysteme entspringen der Theorie und müssen durch erfahrenes und qualifiziertes Personal in der Praxis Anwendung finden. Dort sind sie meist in Form von **Pflegediagnosen** zu finden.

Analysieren Sie den Begriff Diagnose im pflegerischen Setting.

1.14 Pflegeklassifikationssysteme

Der Begriff Diagnose leitet sich von griech. *diagnosis* (Unterscheidung, Beurteilung, Erkenntnis) ab. Irrtümlicherweise werden die Diagnose und der Prozess des Diagnostizierens nur dem medizinisch-ärztlichen Bereich zugeschrieben. Doch der Begriff per se meint die Kunst, Symptome und Zeichen z. B. einer Situation oder eines Problems zu erfassen und zu deuten. Dies gehört im Rahmen des Pflegeprozesses zu den täglichen Aufgaben einer Pflegefachperson.

Der Unterschied zwischen einer medizinischen und einer pflegerischen Diagnose liegt vor allem im Gegenstand seiner Beurteilung. Während sich Mediziner mit der Krankheit selbst und den pathophysiologischen Veränderungen befassen sowie die dazugehörigen Bezeichnungen finden und in der ICD-10 (international einheitlich anerkanntes Klassifikationssystem) kodieren, legen Pflegefachpersonen ihren Fokus auf das daraus resultierende menschliche Verhalten, Empfindungen und Reaktionen. Pflegediagnosen machen also die **Reaktionen des Individuums und Auswirkungen der Erkrankung auf die Lebensprozesse** zum Gegenstand ihrer Betrachtung. Diese Diagnosen sind flexibel, da sie sich im Genesungsprozess stetig verändern und unter Verwendung unterschiedlicher Klassifikationssysteme beschrieben werden können (da es in Deutschland noch kein einheitliches Vorgehen dazu gibt). Wichtig ist, dass Pflegediagnosen und der Prozess der Findung als bedeutsame Bestandteile des Pflegeprozesses verstanden werden, die die Grundlage für den weiterführenden pflegerischen Behandlungsplan bilden.

1.14 Pflegeklassifikationssysteme

Geben Sie eine Übersicht über die Klassifikationssysteme, die in der Pflege genutzt werden können, und deren Inhalte.

1.14 Pflegeklassifikationssysteme

NANDA-Pflegediagnosen (North American Diagnosis Association)	Definiert Pflegediagnosen, gibt dabei u. a. Erklärungen und bestimmende Merkmale, Risikofaktoren und beeinflussende Faktoren an
NIC (Nursing Intervention Classification)	Definiert aufbauend auf den NANDA-Pflegediagnosen mögliche Interventionen
NOC (Nursing Outcome Classification)	Definiert aufbauend auf den NANDA-Pflegediagnosen gewünschte Pflegeergebnisse
ICNP (International Classification for Nursing Practice)	Definiert Pflegediagnosen und -phänomene sowie Interventionen und Resultate
ICF (→ LK 9)	Definiert die aus dem Gesundheitsproblem entstandenen Einschränkungen im Bereich der Körperstrukturen und -funktionen, der Aktivität und Teilhabe und analysiert förderliche sowie hinderliche Umwelt- und Personenfaktoren
ENP (European Nursing Care Pathways)	Formulierungshilfe, um die Ergebnisse des pflegediagnostischen Prozesses auszudrücken; umfasst Pflegediagnosen und meist eine dazugehörige Spezifikation sowie deren beider Kennzeichen

Tab. 1.2 Übersicht über die Klassifikationssysteme

1.15 Theorien, Modelle und Konzepte der Pflege

Zur Professionalität in der Pflege gehört es, sich mit unterschiedlichen **Theorien** und **Konzepten** auszukennen und diese **in die praktische Anwendung überführen** zu können. Häufig fällt es praktizierenden Pflegenden im schnelllebigen und komplexen Pflegealltag schwer, gezieltes Wissen dazu abzurufen. Schulungen und Fortbildungen zu den unterschiedlichen theoretischen und praktischen Grundlagen sind notwendig, um das Wissen dazu zu erweitern und den Benefit der Anwendung zu erkennen.

Ordnen Sie den Begriffen die passenden Definitionen zu und nennen Sie dazu jeweils Beispiele aus der Pflege.

Theorien	Modelle	Konzepte
Definition:	**Definition:**	**Definition:**
Beispiele:	**Beispiele:**	**Beispiele:**

Tab. 1.3a Begriffsbestimmung

1.15 Theorien, Modelle und Konzepte der Pflege

Theorien	Modelle	Konzepte
Definition: • Theoretische Betrachtung von Vermutungen und Zusammenhängen • Hypothesenbildung • Wissenschaftlich begründete Aussagen zur Erklärung von bestimmten Gegebenheiten	**Definition:** • Vereinfachte Konstrukte, die aus Theorien abgeleitet werden • Einfache, praxisnahe Darstellung von komplexen Sachverhalten und Beschränkung auf das Wesentliche • Theorien können als Modell in der Praxis Anwendung finden • Umfassen Aufgaben der Pflegenden	**Definition:** • Kleinste Elemente einer Theorie oder eines Modells • Können daraus resultierende Handlungsanweisungen sein • Geben realisierbare Ziele vor und beschreiben detailliert die Vorgehensweisen
Beispiele: • Selbstpflegetheorie nach D. Orem • Corbin & Strauss Trajectory Illness Model • Theorie der Neuroplastizität des Gehirns	**Beispiele:** • Schematische Darstellung von Begriffen und Theorien • Verlaufskurvenmodell • Hirnmapping	**Beispiele:** • Umsetzung der Pflegesysteme • Pflegeprozessgestaltung und Casemanagement • Bobath-Konzept

Tab. 1.3b Begriffsbestimmung

TIPP

- **Theorien:** Beschreiben systematisch die Pflege, begründen und erklären Zusammenhänge und geben Aussagen zum Menschenbild und zu Begriffen wie Gesundheit und Krankheit. Sie grenzen die Pflege von anderen Disziplinen ab.
- **Modelle:** Werden aus Theorien abgeleitet und geben die komplexe Pflegewirklichkeit vereinfacht wieder. Die Begriffe Theorie und Modell werden häufig synonym benutzt.
- **Konzepte:** Setzen die zugrunde liegenden Theorien und Modelle praxisnah um. Sie werden jedoch häufig als davon losgelöste Bereiche missverstanden, was zu einem verstärkten Theorie-Praxis-Konflikt führen kann.

1.16 Pflegetheorie nach Dorothea Orem

Eine Pflegetheorie (→ LK 20), die mit ihren Grundannahmen vor allem im rehabilitativen Pflegesetting Anklang findet, ist die Pflegetheorie von Dorothea Orem. Als praktizierende Krankenschwester und spätere Pädagogin und Wissenschaftlerin erkannte Orem während ihrer beruflichen Laufbahn, dass der **Handlungsbereich der Pflege** nicht beschrieben war und die **Begründungen für die pflegerischen Handlungen** fehlten. So befasste sie sich über Jahre mit den Fragen nach dem Wirkbereich professionell Pflegender, den Begründungszusammenhängen und dem Ergebnis des pflegerischen Tuns. Ihre **Pflegetheorie als übergeordneten Bezugsrahmen** entwickelte sie in Zusammenarbeit mit Forscherinnen, Pädagogen und Pflegefachpersonen und überarbeitete diese mehrfach. Den Schwerpunkt bildet die Selbstpflege eines Menschen. Die Theorie wirkt anfangs sehr komplex, da sie sich aus drei Theorien und vielen neuartigen Begriffen zusammensetzt, die bisher eher selten sprachlich in der Pflege Verwendung fanden.

1. Erklären Sie den Zusammenhang zwischen Selbstpflege und Selbstpflegekompetenz, Dependenzpflege und Selbstpflegebedarf.

2. Geben Sie Beispiele für die pflegerischen Methoden im Rahmen der drei Pflegesysteme nach Orem.

1.16 Pflegetheorie nach Dorothea Orem

Zu 1.

Orem geht davon aus, dass der Mensch fähig ist, **sich selbst zu pflegen,** und diese Handlungen permanent und automatisch durchführt, um sich selbst im Gleichgewicht und Wohlbefinden zu halten. Erst wenn er nicht mehr dazu in der Lage ist, greift die **Dependenzpflege.** Das bedeutet, dass Angehörige und Bezugspersonen diese Handlungen übernehmen. Die **professionelle Pflege** bzw. die professionellen Pflegesysteme mit ihren Methoden kommen zum Einsatz, wenn weder die betroffene Person selbst noch deren Angehörige oder Bezugspersonen die erforderlichen Handlungen durchführen können. Dann liegt ein **Selbstpflegedefizit** vor, da die Selbstpflege- und die Dependenzpflegekompetenzen nicht mehr ausreichen, den aktuellen Erfordernissen gerecht zu werden. Der Selbstpflegebedarf, der sich aus den Zielen und erforderlichen Maßnahmen ergibt, ist somit größer als die gegebenen Fähigkeiten.

Zu 2.

Vollständig kompensatorisches Pflegesystem	Teilweise kompensatorisches Pflegesystem	Unterstützend anleitend
• Mangelnde Selbstpflegekompetenz durch Übernahme aller Handlungen kompensieren • Stellvertretend reagieren und Entscheidungen treffen • Vorhandenes fördern • Führen und anleiten • Physische und psychische Unterstützung geben • Ein Umfeld errichten und erhalten, das die persönliche Entwicklung fördert • Unterrichten	• Einschränkungen durch teilweise Übernahme einiger Handlungen kompensieren • Führen und anleiten • Physische und psychische Unterstützung geben • Ein Umfeld errichten und erhalten, das die persönliche Entwicklung fördert	• Führen und anleiten • Physische und psychische Unterstützung geben • Ein Umfeld errichten und erhalten, das die persönliche Entwicklung fördert • Unterrichten

Tab. 1.4 Theorie der Pflegesysteme und deren pflegerische Methoden

1.17 Pflegesysteme

In der Pflege gibt es verschiedene Organisationskonzepte, die die Art der Versorgung und Verantwortungsbereiche regeln. Mittlerweile hat sich neben der lange bevorzugten **Funktionspflege** die **Bereichspflege** in zahlreichen verschiedenen Abteilungen durchgesetzt. In Anbetracht der neuen Gesetzeslage und den Vorbehaltsaufgaben gewinnt vor allem die **Bezugspflege** an Bedeutung. Hier übernimmt die Pflegefachperson die Verantwortung für die ihr zugeteilten Pflegeempfänger von der Aufnahme bis zur Entlassung und unter Umständen darüber hinaus. Das Organisationskonzept des **Primary Nursing** zählt zu den Bezugspflegesystemen und ist durch vier Kernelemente gekennzeichnet. Einer Pflegefachperson wird die Gesamtverantwortung für den Pflegeempfänger übertragen. Durch die tägliche Zuweisung des entsprechenden Pflegeempfängers wird Versorgungs- und Pflegekontinuität gewährleistet und über die gesamte Verweildauer aufrechterhalten. Ein und dieselbe Person organisiert, steuert und plant die Pflege im Pflegeprozess. Die **Associate Nurse** ergänzt die Primary Nurse, indem sie die Durchführung der Pflege in deren Abwesenheit nach dem festgelegten pflegerischen Behandlungsplan übernimmt.

Differenzieren Sie die drei genannten Pflegesysteme nach den tabellarisch aufgeführten Kriterien. Geben Sie Vor-und Nachteile der Systeme an.

Kriterien	Funktionspflege	Bereichspflege	Bezugspflege
Zu versorgende Zielgruppe			
Pflegerische Aufgaben			
Verantwortungsbereich			
Zeitlicher Rahmen			
Vorteile			
Nachteile			

Tab. 1.5a Differenzierung der Pflegesysteme

1.17 Pflegesysteme

Kriterien	Funktionspflege	Bereichspflege	Bezugspflege
Zu versorgende Zielgruppe	Alle Pflegeempfänger einer Station	Begrenzte Anzahl an Pflegeempfängern eines Teilbereichs der Station	Bestimmte Anzahl von Pflegeempfängern unabhängig vom Bereich
Pflegerische Aufgaben	Einzelne Tätigkeiten	Alle anfallenden Aufgaben und Tätigkeiten in einem Bereich	Alle anfallenden Aufgaben und Tätigkeiten im Versorgungszeitraum
Verantwortungsbereich	Verantwortung für die Tätigkeiten bei allen Pflegeempfängern	Verantwortung für alle Pflegeempfänger des Bereichs und der korrekten Ausführung der Aufgaben	Verantwortung für die zugeordneten Pflegeempfänger und der korrekten Ausführung der Aufgaben
Zeitlicher Rahmen	Unter Umständen täglich neu, pro Schicht für zugeteilte Aufgaben	Zeitlich auf die Schicht begrenzt, bei Verlegung des Pflegeempfängers wechselt auch die Verantwortlichkeit	Zeitlich auf die Schicht begrenzt, unter Umständen täglicher Wechsel von Bezugspersonen
Vorteile	Schnelle Tätigkeitsausführung	Überschaubarer Bereich, kürzere Wege, individuellere Pflege	Intensivere Arbeit mit dem Pflegeempfänger, angepasstere Arbeitsabläufe, kontinuierliche Anpassung des Pflegeplans
Nachteile	Reduktion der Bedürfnisse auf einzelne Handlungen, und der komplexen professionellen Pflege auf einzelne Verrichtungen; keine direkten Ansprechpartner	Über-/Unterforderung der Pflegenden möglich; lückenhafte Übergaben, da nicht alle Pflegeempfänger der Station berücksichtigt werden, Versorgungsunterbrechungen, wechselnde Ansprechpartner	Kein Überblick oder unzureichendes Wissen über andere Pflegeempfänger der Station, möglicherweise fehlende Unterstützung im Team; evtl. Nichtbeachten der Pflegeempfänger außerhalb der eigenen Bezugsgruppe

Tab. 1.5b Differenzierung der Pflegesysteme

1.18 Ischämischer Insult als Notfall

Bei einem **Schlaganfall** kommt es zum plötzlichen Ausfall von Hirnfunktionen aufgrund von akut auftretenden Durchblutungsstörungen des Gehirns *(zerebraler Ischämie)* oder einer Hirnblutung *(intrazebrebraler* oder *subarachnoidaler Blutung).* Der Schlaganfall stellt einen **Notfall** dar und muss schnellstmöglich behandelt werden. Ausschlaggebend für den Therapieerfolg ist u. a. die **„Door to Needle Time"**, also die Zeit zwischen den Erstmaßnahmen und der Übernahme durch den Rettungsdienst bis zum Beginn der Behandlung, z. B. der Einleitung einer Lysetherapie. Die Symptome des Schlaganfalls können vielfältig sein, jedoch gibt es häufig erkennbar charakteristische Merkmale wie eine Sprachstörung oder Halbseitenlähmung.

Erklären Sie die mit FAST und BEFAST abgekürzten Beurteilungsschemata, die in der ersten Hilfe und Notfallmedizin zur Erkennung eines möglichen Schlaganfalls herangezogen werden.

1.18 Ischämischer Insult als Notfall

Die klassischen oder besonders häufigen Symptome, die bei einem Verschluss der A. cerebri media entstehen, können mit dem Beurteilungsschema FAST überprüft werden. Jeder Buchstabe steht für ein Symptom und seine Überprüfung:

F = Face (Gesicht): hängende Mundwinkel/Augenlider, Asymmetrie des Gesichts

A = Arms (Arme): Schwäche oder Lähmung, Probleme, beim Anheben/Hochhalten

S = Speech (Sprache): verwaschene Sprache, Wortfindungs-, Wortverständnisstörungen

T = Time (Zeit): Symptombeginn, schnelles Handeln

Da es je nach betroffenem Versorgungsgebiet auch zu anderen, eher unspezifischen Symptomen kommen kann, wurde das FAST-Schema um die Buchstaben BE erweitert:

B = Balance: Gleichgewichtsstörung, Fußschwäche, Gangunsicherheiten

E = Eyes (Augen): Sehstörungen, Doppelbilder, unscharfes Sehen

Durch diese Erweiterung gelingt es, Schlaganfälle zu erkennen, die aufgrund ihrer unspezifischen Symptome unerkannt bleiben würden.

1.18 Ischämischer Insult als Notfall

Nennen und erläutern Sie die Kategorien der Glascow Coma Scale (GCS) zur Einschätzung des Bewusstseinszustands inklusive Bepunktung und Auswertung.

1.18 Ischämischer Insult als Notfall

Kategorien	Reaktion	Punkte
Augen öffnen	Spontan	4
	Auf Aufforderung	3
	Auf Schmerzreize	2
	Kein Öffnen	1
Beste verbale Reaktion	Vollständig orientiert	5
	Unvollständig orientiert	4
	Unzusammenhängend	3
	Unverständlich	2
	Keine verbale Reaktion	1
Beste motorische Reaktion	Adäquate Befolgung einer Aufforderung	6
	Gezielte (Schmerz-)Abwehr	5
	Ungezielte (Schmerz-)Abwehr	4
	Beugesynergismen	3
	Strecksynergismen	2
	Keine motorische Reaktion	1
Gesamtpunktzahl		
GCS 15–14: keine Bewusstseinsstörung GCS 13–12: leichte Bewusstseinsstörung GCS 11–9: mittelschwere Bewusstseinsstörung GCS 8–1: schwere Bewusstseinsstörung		

Tab. 1.6 Glasgow Coma Scale [F210-010]

1.19 Gehirn

Bei einem **Schlaganfall** kommt es zu **Beeinträchtigungen der Hirnfunktionen** im unterversorgten und umliegenden Gebiet. Hirnzentren für Sprachbildung und Sprachverständnis sowie für Hören, Sehen, Motorik und Sensorik können entsprechend unterschiedlich stark betroffen sein. Die Beteiligung der Hirnnerven kann beispielsweise zu unterschiedlichen Ausfällen und Beeinträchtigungen des Schluckvorgangs führen.

1. Beschriften Sie die Abbildung. Geben Sie die korrekten Bezeichnungen der eingezeichneten Hirnzentren an.

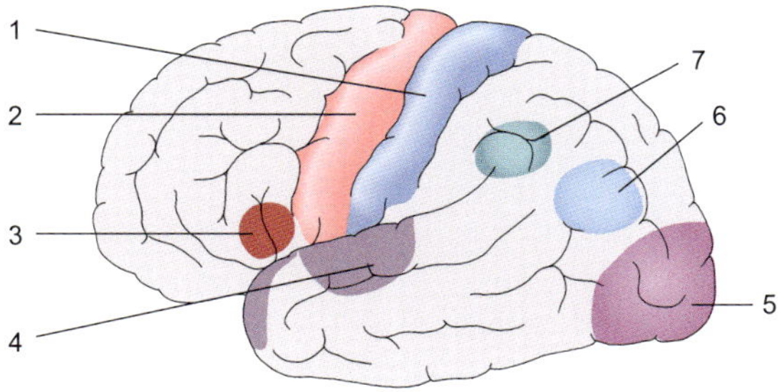

Abb. 1.3 Das Gehirn [L190]

2. Benennen Sie die zwölf Hirnnerven und deren Innervationsgebiete.

1.19 Gehirn

Zu 1.

1 primär somatosensorisches Rindenfeld
2 primär motorisches Rindenfeld
3 Broca-Sprachzentrum
4 primäres Hörfeld
5 primäres Sehfeld
6 Lesezentrum
7 Wernicke-Sprachzentrum

Zu 2.

Hirnnerv	Innervation
I Nervus olfactorius	Riechen
II Nervus opticus	Sehen
III Nervus oculomotorius IV Nervus trochlearis VI Nervus abducens	Augenbewegung, Pupillenmotorik
V Nervus trigeminus	Sensibilität des Gesichts, Kaumuskulatur
VII Nervus facialis	Mimik, Schmecken, Tränen-/Speicheldrüsen-sekretion
VIII Nervus vestibulocochlearis	Hören, Gleichgewichtssinn
IX Nervus glossopharyngeus	Schmecken, Rachensensibilität/-muskulatur, Ohrspeicheldrüsensekretion
X Nervus vagus	Kehlkopf, innere Organe
XI Nervus accessorius	Kopfdrehung und Schulterhebung
XII Nervus hypoglossus	Zungenbewegung

Tab. 1.7 Die zwölf Hirnnerven und deren Innervationsgebiete

1.20 Stroke-Unit

Nach dem Grundsatz *time is brain* sollte bereits bei einem **Verdacht auf einen Schlaganfall** schnellstmöglichst die Diagnostik und Behandlung auf spezialisierten Schlaganfallstationen, sogenannten Stroke-Units, erfolgen. Als **zentrales Versorgungskonzept** bündeln Stroke-Units alle notwendigen medizinischen, pflegerischen und therapeutischen Maßnahmen ab Beginn der Erkrankung. Somit beginnt selbst die Rehabilitation bereits auf der Stroke-Unit. Die Pflegeempfänger werden durch ein spezialisiertes fachärztliches Team, ein therapeutisches Team und professionelles Pflegepersonal betreut. Pflegefachpersonen können spezielle Fortbildungen in der Pflege auf Stroke-Units absolvieren.

1. Benennen Sie Aufgaben der Pflegefachpersonen auf der Stroke-Unit.

2. Beschreiben Sie, was unter einem dezentralen Versorgungskonzept in der Schlaganfallbehandlung verstanden wird.

1.20 Stroke-Unit

Zu 1.

Pflegefachpersonen übernehmen u. a. folgende Aufgaben:

- Engmaschige Kontrolle, Überwachung, Stabilisierung und Dokumentation der Vitalwerte (Blutdruck, Pulsfrequenz, Atmung und Temperatur) sowie des Flüssigkeitshaushalts und des Blutzuckers
- Engmaschige Überwachung von Motorik, Sensorik, Reaktionsfähigkeit und Vigilanz
- Hilfestellung bis Übernahme der Körperpflege, Hilfe bei Mobilisation, Nahrungsaufnahme und Ausscheidung
- Unterstützung und Förderung der Kommunikation
- Behandlung von Schluckstörungen im therapeutischen Team
- Förderung der Wahrnehmung, Sensibilität und Mobilität unter Anwendung unterschiedlicher Pflegekonzepte, wie z. B. Basaler Stimulation®, Bobath-, Kinästhetik-Konzept
- Vorbereitung und Verabreichung von Medikamenten
- Pflegerische Interventionen zur Prävention von Folgeerkrankungen

Zu 2.

Als dezentrales Versorgungskonzept in der Schlaganfallbehandlung hat sich die Telemedizin etabliert. Durch die Vernetzung von Kliniken und spezialisierten Neurologen können medizinische Leistungen wie Diagnostik und Therapie ortsunabhängig über das Internet, z. B. im Rahmen von Telefon- oder Videokonferenzen erbracht werden. Dies hat insbesondere für die flächendeckende Versorgung und die zeitnahe Schlaganfallbehandlung in ländlichen Gegenden eine große Bedeutung. Eins der weltweit größten dezentralen Schlaganfallnetzwerke ist das Telemedizinische Projekt zur integrierten Schlaganfallversorgung in der Region Süd-Ost-Bayern (TEMPiS).

1.21 Herzerkrankungen als Ursache für Schlaganfälle

Das spezialisierte fachärztliche Team der **Stroke-Unit** (→ LK 26) arbeitet Hand in Hand, um eine bestmögliche ganzheitliche Behandlung zu erreichen. Neben Neurologinnen, Neurochirurgen und -psychologinnen spielt die begleitende Therapie durch Kardiologen und Internistinnen eine wesentliche Rolle zur **Behandlung der möglicherweise ursächlichen Herzerkrankungen** wie Arteriosklerose und KHK oder Vorhofflimmern bei einem ischämischen Schlaganfall, was zur Tertiärprävention im Rahmen rehabilitativer Maßnahmen gehört. Denn die Behandlung vorliegender Herzerkrankungen schützt präventiv vor weiteren Komplikationen oder einem erneuten Schlaganfall.

1. Erklären Sie den Begriff KHK und charakterisieren Sie die Erkennungszeichen.

2. Stellen Sie die zwei Grundprinzipien der medikamentösen Therapie der KHK dar und geben Sie Beispiele für Koronartherapeutika.

1.21 Herzerkrankungen als Ursache für Schlaganfälle

Zu 1.

Unter KHK versteht man die koronare Herzkrankheit, die auf einer **Verengung der Koronararterien** basiert. Meist sind diese Stenosen durch Ablagerungen an den Gefäßwänden im Rahmen einer Arteriosklerose begründet. Bei der KHK kommt es zu einer Mangeldurchblutung *(Ischämie)* und Hypoxie des Herzmuskels. Das **Leitsymptom** einer koronaren Herzerkrankung ist die **Angina pectoris** (Brustenge), die bei einem Missverhältnis zwischen Sauerstoffbedarf des Herzmuskels und Sauerstoffversorgung über die Koronararterien entsteht. Im Verlauf kommt es zu stärksten stechenden Schmerzen hinter dem Sternum, die bereits in Ruhe auftreten können. Sie strahlen auch in Hals, Nacken, Kiefer, Schultern, Arme und Rücken aus und werden häufig von Übelkeit, Unruhe, Kurzatmigkeit, Kaltschweißigkeit und Ängsten begleitet. Bei Frauen treten oft Oberbauchschmerzen auf, die nicht unmittelbar zugeordnet werden können, und so besteht die Gefahr, dass die KHK nicht rechtzeitig als solche erkannt wird.

Zu 2.

Einerseits muss der **Sauerstoffbedarf gesenkt** werden, andererseits das **Sauerstoffangebot an den Herzmuskelzellen erhöht** werden. Dies kann über die medikamentöse Einleitung verschiedener Mechanismen erfolgen. Gleichzeitig wird der Arteriosklerose meist durch Thrombozytenaggregationshemmer wie ASS und Clopidogrel entgegengewirkt.

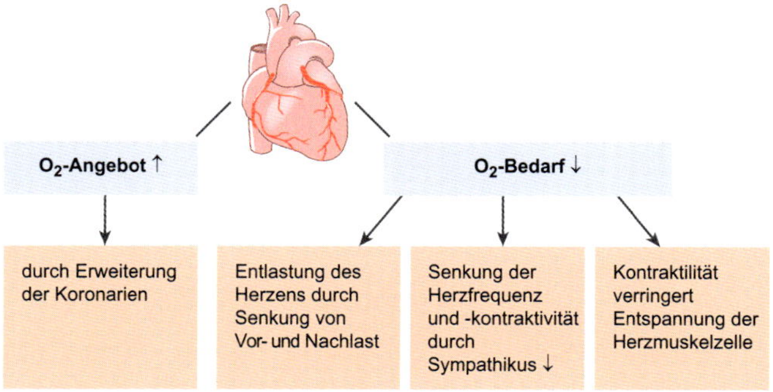

Abb. 1.4 Wirkweise von Koronartherapeutika [L157]

1.22 Herzrhythmusstörungen

Vorhofflimmern (VHF) gehört zu den häufigsten Herzrhythmusstörungen im Erwachsenenalter. Dabei kommt es durch Störungen der Erregungsweiterleitung am Herzen zu sich wiederholenden Erregungen des Vorhofs. Der Puls ist arrhythmisch und meist tachykard. Durch die Übererregung vor allem im linken Vorhof ist die Fließeigenschaft des Bluts gestört, und es kann zur gefährlichen **Thrombenbildung** kommen. Wenn diese sich dann lösen, wandern sie als Embolus mit dem Blutstrom in das arterielle Gefäßsystem. Der Embolus bleibt aufgrund seines Durchmessers häufig in den feinen Gehirnarterien hängen. Neben der medikamentösen Therapie mit Antiarrhythmika spielen Gerinnungshemmer zur Prophylaxe von Embolien bei bestehendem VHF eine wesentliche Rolle.

1. Beschriften Sie die Abbildung. Nennen Sie dazu die korrekten Bezeichnungen des Erregungsleitungssystems.

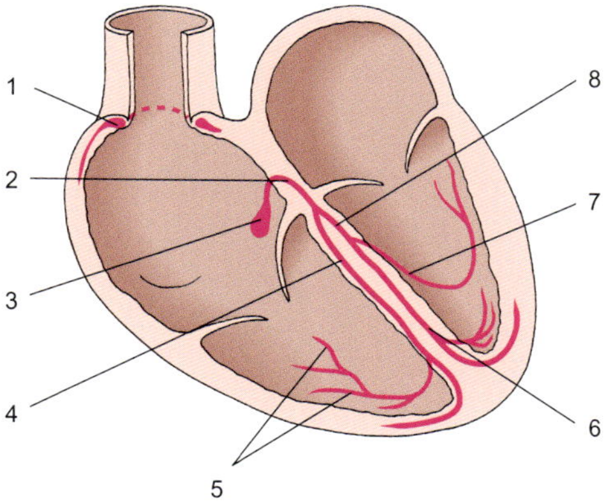

Abb. 1.5 Erregungsleitungssystem des Herzens [L190]

2. Nennen Sie drei weitere Herzrhythmusstörungen und bestimmen Sie deren Bedeutsamkeit.

1.22 Herzrhythmusstörungen

Zu 1.

1 Sinusknoten
2 His-Bündel
3 AV-Knoten
4 rechter Kammerschenkel
5 Purkinje-Fasern
6 linker vorderer Kammerschenkel
7 linker hinterer Kammerschenkel
8 linker Kammerschenkel

Zu 2.

- **Vorhofflattern:** für die Herzleistung eher von geringerer Bedeutung; insgesamt wenig Beschwerden.
- **Kammerflattern:** lebensbedrohlich, unkoordinierte Herzmuskelerregung und nur noch sehr geringe Auswurfleistung; kann in Kammerflimmern übergehen.
- **Kammerflimmern:** lebensbedrohlich, absolut unkoordinierte Herzmuskelerregung ohne jegliche Auswurfleistung; erfordert eine sofortige kardiopulmonale Reanimation.

1.23 Arterielle Hypertonie

Während natürliche Ursachen wie körperliche Anstrengung, Sport oder auch Schmerzen zur physiologischen Erhöhung des Blutdrucks führen, handelt es sich bei der arteriellen Hypertonie um einen **pathologisch erhöhten Blutdruck.** Dieser hat seinen Ursprung in unterschiedlichen Grunderkrankungen, z. B. Herz-, Lungen- oder Nierenerkrankungen. Der dauerhaft erhöhte Blutdruck schädigt und überlastet die Gefäßwände. Bei Werten von über 220 mmHg systolisch wird von einem **hypertensiven lebensgefährlichen Notfall** gesprochen. Die Bluthochdruckkrise geht einher mit Kopfschmerzen, Sehstörungen und Schwindel. Eine sofortige pflegerische und ärztliche Intervention ist unerlässlich, da es z. B. durch das Einreißen oder Platzen der Hirngefäße und der damit einhergehenden Blutung zum **hämorrhagischen Schlaganfall** kommen kann.

Füllen Sie den Lückentext zu den Herzphasen.

Die erste Phase der Systole nennt man auch ______________________. Die Kammern sind mit Blut gefüllt und die Herzklappen sind _____________. Durch die Anspannung des Myokards steigt der Druck in den ___________. Wenn dieser Kammerdruck den Druck in der Aorta übersteigt, beginnt die ________________________. Die Herzklappen __________________ sich, und das Blut wird in die Arterien gestoßen. Gegen Ende dieses Vorgangs schließen sich die _______________________, weil der arterielle Druck wieder höher ist als der Kammerdruck. Die Diastole wird unterteilt in ___________________________ und __________________. Das Myokard entspannt sich zunächst, und die ____________ sinken, die Klappen sind dabei geschlossen. Die Kammerdrücke sinken unter die ______________, die Segelklappen öffnen sich, Blut fließt überwiegend passiv aus den __________ in die Kammern, und der Blutdruck ist minimal. Am Ende der Füllungsphase schließt die Segelklappe, und die ________________ beginnt. Der systolische Blutdruckwert gibt also den Druck in den ___________ an, während Blut hineingepumpt wird. Der diastolische Wert entspricht dem Druck, der _________ auf den Wänden der Arterien lastet.

Vorhofdrücke, Anspannungsphase, Kammerdrücke, Ventrikeln, ständig, Füllungsphase, öffnen, Taschenklappen, Arterien, Entspannungs- oder Erschlaffungsphase, Vorhöfen, Anspannungsphase, Austreibungs- oder Auswurfphase, geschlossen

1.23 Arterielle Hypertonie

Die erste Phase der Systole nennt man auch **Anspannungsphase**. Die Kammern sind mit Blut gefüllt und die Herzklappen sind **geschlossen**. Durch die Anspannung des Myokards steigt der Druck in den **Ventrikeln**. Wenn dieser Kammerdruck den Druck in der Aorta übersteigt, beginnt die **Austreibungs- oder Auswurfphase**. Die Herzklappen **öffnen** sich, und das Blut wird in die Arterien gestoßen. Gegen Ende dieses Vorgangs schließen sich die **Taschenklappen**, weil der arterielle Druck wieder höher ist als der Kammerdruck. Die Diastole wird unterteilt in **Entspannungs- oder Erschlaffungsphase** und **Füllungsphase**. Das Myokard entspannt sich zunächst, und die **Kammerdrücke** sinken, die Klappen sind dabei geschlossen. Die Kammerdrücke sinken unter die **Vorhofdrücke**, die Segelklappen öffnen sich, Blut fließt überwiegend passiv aus den **Vorhöfen** in die Kammern, und der Blutdruck ist minimal. Am Ende der Füllungsphase schließt die Segelklappe, und die **Anspannungsphase** beginnt. Der systolische Blutdruckwert gibt also den Druck in den **Arterien** an, während Blut hineingepumpt wird. Der diastolische Wert entspricht dem Druck, der **ständig** auf den Wänden der Arterien lastet.

1.23 Arterielle Hypertonie

Geben Sie die altersgerechten Normwerte des Blutdrucks an und legen Sie geeignete pflegerische Interventionen bei einem hypertensiven Notfall im Erwachsenenalter dar.

1.23 Arterielle Hypertonie

Neugeborene > 2.000 g Geburtsgewicht	60–40 mmHg
Säuglinge	80/60 mmHg
Kleinkinder	95/60 mmHg
Schulkinder 6–9 Jahre	100/60 mmHg
Schulkinder 9–12 Jahre	110/70 mmHg
Jugendliche/Erwachsene	120/80 mmHg
Ältere Menschen	140/90 mmHg

Tab. 1.8 Altersgerechte Normwerte

Wichtige pflegerische Interventionen bei hypertensivem Notfall:

- Sofortige Information des ärztlichen Personals
- Pflegeempfänger nicht allein lassen und beruhigend auf ihn einwirken
- Oberkörper zur Atemerleichterung in aufrechte Position bringen
- Beengende Kleidung öffnen
- Blutdrucksenkendes Notfallmedikament verabreichen, z. B. Nifedipin als Zerbeißkapsel oder Sprühpräparat
- Engmaschige Kontrolle von Blutdruck, Puls, Bewusstsein und Atmung
- Genaue Dokumentation mit Angabe von Uhrzeiten, Medikamenteneinnahmen und Kontexten
- Fortführend: An regelmäßige Einnahme von verordneten Antihypertensiva erinnern, Blutdruckkontrollen vor und nach Einnahme, um Wirkung abzuschätzen, Krankenbeobachtung

1.24 Assessmentinstrumente der Frührehabilitation

In der Rehabilitation wird der pflegerische Bedarf häufig mit dem **Barthel-Index** erhoben. Dabei handelt es sich um ein Instrument, um zehn funktionelle Einschränkungen des täglichen Lebens und deren Grad zu erheben. Dabei zeugt die höchste Punktzahl von größtmöglicher Selbstständigkeit in einem Lebensbereich. Je niedriger die Punktzahl, umso eingeschränkter und abhängiger ist der Pflegeempfänger in dem entsprechenden Bereich. Der **Frührehabilitations-Barthel-Index,** auch **FR-Index nach Schönle,** ist eine erweiterte Version, die zusätzlich Beeinträchtigungen der Atmung, des Verhaltens und der Kommunikation berücksichtigt.

1. Zählen Sie die Lebensbereiche auf, die mit dem Barthel-Index erfasst und beurteilt werden.

2. Erklären Sie ein weiteres häufig eingesetztes Instrument, den FIM-Index.

1.24 Assessmentinstrumente der Frührehabilitation

Zu 1.

- Essen und Trinken
- Bett- bzw. Stuhltransfer
- Persönliche Pflege
- Toilettenbenutzung
- Baden/Duschen
- Gehen auf ebenem Grund/Fortbewegung mit Rollstuhl
- Treppensteigen
- An- und Auskleiden
- Stuhl- und Harnkontrolle

Zu 2.

Die Abkürzung FIM steht für **Functional Independence Measure** oder zu Deutsch Funktionaler Selbstständigkeitsindex. Der FIM-Index umfasst ebenfalls funktionsbezogene alltägliche Handlungen sowie psychosoziale und kognitive Merkmale, die eingeschätzt werden, um den Grad der Einschränkungen, deren Verlauf und letztlich den Zugewinn an Selbstständigkeit zu erfassen.

In sechs Bereichen mit insgesamt 18 Kriterien werden 1–7 Punkte für die Selbstständigkeit ohne Hilfe weiterer Personen, die Durchführung mit Beaufsichtigung und Vorbereitung, die Durchführung mit Hilfestellung und die absolute Unselbstständigkeit vergeben, wobei die höchste Punktzahl für die größte Selbstständigkeit und die niedrigste Punktzahl für die geringste Selbstständigkeit steht.

1.25 Konzepte der Rehapflege

Im Rahmen der rehabilitativen Pflege eines Schlaganfallbetroffenen kommen verschiedene Konzepte zur Anwendung. Das von Bertha und Karel Bobath etablierte **Bobath-Konzept** basiert auf den neurophysiologischen Erkenntnissen zur **lebenslangen Lernfähigkeit des Gehirns.** Aufgrund dessen Neuroplastizität und Reorganisationsfähigkeit ist es möglich, mit der therapeutisch aktivierenden Pflege nach Bobath nach einem 24-Stunden-Konzept und in Zusammenarbeit mit dem interprofessionellen Team physiologische Bewegungsabläufe anzubahnen und einzuüben und so größtmögliche Restitution (Wiederherstellung) und Selbstständigkeit zu erzielen.

1. Erklären Sie die Bedeutung von Schlüsselpunkten, welche im Rahmen des Bobath-Konzepts genannt werden.

2. Nennen Sie vier weitere Konzepte, die im Rahmen der rehabilitativen Pflege eines Schlaganfallbetroffenen Anwendung finden.

1.25 Konzepte der Rehapflege

Zu 1.

Schlüsselpunkte sind **Körperregionen mit einer hohen Dichte an Propriorezeptoren,** also Rezeptoren, die dem Gehirn rückmelden, in welchem Tonus und in welcher Position sich der Körper im Raum befindet. Die Stellung der Schlüsselpunkte zueinander ist ausschlaggebend für den Muskeltonus. Sie beeinflussen die Haltung und die Bewegung einer Person, und physiologische Bewegungen lassen sich über die Schlüsselpunkte initiieren. Gleichzeitig ergibt sich bei wiederholten Bewegungsmustern eine gezielte Aktivierung von nicht genutzten Nervenzellverbindungen, und ein Neuerlernen von Bewegung wird möglich.

Zu 2.

Zum Beispiel:

- Konzept nach Affolter
- F. O. T. T. (Facio-Orale-Trakt-Therapie nach Kate Combs)
- Basale Stimulation®
- LiN (Lagerung in Neutralstellung)

1.26 Wahrnehmungsförderung

In der Pflege findet vor allem das Konzept der **Basalen Stimulation®** zur Förderung der Wahrnehmung und Kommunikation Anwendung. Dabei werden bei wahrnehmungsbeeinträchtigten Pflegeempfängern verschiedene Bereiche bewusst angeregt. Unter Wahrnehmung versteht man die unspezifische Aufnahme und Verarbeitung von Sinneseindrücken aus der Umwelt oder aus dem Inneren eines Menschen. Dabei werden zunächst Reize empfunden, durch Selektion und Ergänzungen organisiert und letztlich vom Gehirn mit bereits Bekanntem verknüpft, um das Wahrgenommene einordnen und entsprechend handeln zu können. Das **Verständnis von Wahrnehmungsprozessen** und deren **Förderungsmöglichkeiten** bildet die Grundlage für die Umsetzung des Konzepts der Basalen Stimulation®.

1. Differenzieren Sie die innere und die äußere Wahrnehmung voneinander. Geben Sie je ein Beispiel.

2. Ergänzen Sie die Tabelle zu den Wahrnehmungsbereichen der Basalen Stimulation®.

Bereich	Definition	Stimulationsmöglichkeiten (Beispiele)
Vibratorischer Bereich		
Vestibulärer Bereich		
Somatischer Bereich		
Olfaktorischer/Gustatorischer Bereich		
Auditiver Bereich		
Taktil-haptischer Bereich		

Tab. 1.9a Wahrnehmungsbereiche und Stimulationsmöglichkeiten der Basalen Stimulation®

1.26 Wahrnehmungsförderung

Zu 1.

Die **innere Wahrnehmung** bezieht sich auf die Gefühle eines Menschen, z. B. Freude oder Angst, und beeinflusst auch die äußere Wahrnehmung. Die **äußere Wahrnehmung** bezieht sich auf die Reizwahrnehmung aus der Umwelt über die fünf Sinnesorgane wie Sehen, Hören, Fühlen, Riechen, Schmecken.

Zu 2.

Bereich	Definition	Stimulationsmöglichkeiten (Beispiele)
Vibratorischer Bereich	Wahrnehmung von Schwingungen, Spüren von Vibrationen	Einsatz von Massagegeräten, der Stimme (lautes Sprechen), elektrischen Zahnbürsten
Vestibulärer Bereich	Wahrnehmung des Gleichgewichts und der Lage im Raum, eigenes Körpergefühl	Gemeinsames Wippen, Dreh- und Schaukelbewegungen, z. B. am Bettrand
Somatischer Bereich	Wahrnehmung über die Haut und die darunterliegenden Rezeptoren	Berührung, Waschung, Abreibung, Massage, atemstimulierende Einreibung, Begrenzung
Olfaktorischer/ Gustatorischer Bereich	Wahrnehmung von Gerüchen und Geschmack als wichtigste Erinnerungsauslöser	Geschmacksangebote über Essen und Getränke, z. B. Geschmackssäckchen zum Kauen unter Aufsicht anbieten oder Raum mit bekannten Gerüchen (Biografie bei der Wahl berücksichtigen) beduften
Auditiver Bereich	Wahrnehmung von Geräuschen	Hörangebote wie Musik, Stimmen, biografisch-erfahrungsgebundene Geräusche
Taktil-haptischer Bereich	Wahrnehmung über den Tastsinn in Händen, Mund und Fußsohlen	Materialien vor Verwendung ertasten und erspüren lassen

Tab. 1.9b Wahrnehmungsbereiche und Stimulationsmöglichkeiten der Basalen Stimulation®

1.27 Pflege bei Schultersubluxation

Neben der therapeutisch-aktivierende Pflege in der Rehabilitation von Schlaganfallbetroffenen nehmen **Maßnahmen zur Prävention von Komplikationen** eine bedeutende Rolle ein. Ein häufiges Problem, das die Rehabilitation von Menschen mit Schlaganfall gefährden kann, ist der **idiopathische Schulterschmerz,** auch als **Schulter-Arm-Syndrom** bezeichnet. Ohne eine von außen erkennbare Ursache entwickelt der Betroffene diffuse Schmerzen, sodass die bereits vorhandene Bewegungseinschränkung verstärkt wird und es zu einem Rückzug aus pflegerischen und therapeutischen Maßnahmen kommt. Dabei liegt diesen Schmerzen ein häufig unsachgemäßes Bewegen einer bereits im Krankheitsbild begründeten subluxierten Schulter zugrunde. Das Schulterblatt ist nicht mehr in physiologischer Stellung und bewegt sich so nicht mehr bei der Mobilisierung des Arms mit. Mikroläsionen im Gelenkspalt können zusätzlich zu schmerzhaften Entzündungen führen. Der Oberarm ist nach innen rotiert. Mittels fortschreitende Übungsbehandlung durch **Stimulation und Tonisierung der Muskulatur** verliert sich die Subluxation. Unabdingbar während dieser Phase ist das korrekte Handling, um Läsionen und Schmerzen zu vermeiden.

1. Führen Sie Ursachen an, die idiopathische Schulterschmerzen herbeiführen.

2. Geben Sie Anweisungen zum korrekten pflegerischen Handling zur Prävention von Schulter-Arm-Komplikationen.

1.27 Pflege bei Schultersubluxation

Zu 1.

Von Pflegenden ausgehend:
- Falsche Armführung
- Falsche Positionierung
- Unnötige Manipulation an Hand, Arm und Schulter
- Mechanische Belastungen

Vom Pflegeempfänger ausgehend:
- Visueller und/oder sensomotorischer Neglect
- Non-Compliance

Zu 2.

Don'ts:
- Niemals am Arm ziehen oder den Arm fallen lassen
- Den Rumpf nicht gegen den fixierten Arm bewegen
- Den Arm nicht gegen den Muskelwiderstand bewegen
- Den Arm nicht über 90° bewegen
- Nicht an der Hand des betroffenen Arms und am Arm selbst ziehen
- Den Arm nicht abduzieren

Dos:
- Den Arm bei Positionierung und Bewegung sichern
- Den Schultergürtel im Alignement positionieren
- Beim An- und Auskleiden Gewicht des Arms z. B. an Oberarm oder Ellbogen übernehmen
- Den Arm im Sitzen oder Stehen unterstützen
- Vor Bewegungen des Oberarms diesen nach außen rotieren und leicht in das Gelenk schieben
- Auf das Mitbewegen des Schulterblatts achten
- Langsam arbeiten und die betroffene Körperseite führen
- Bewegungsanreize durch taktile oder visuelle Stimuli setzen
- Schmerzhafte Stellungen oder Bewegungen sofort korrigieren

1.28 Pflege bei Neglect

Bei einem mit dem Schlaganfall einhergehenden Neglect-Syndrom kommt es zur **Vernachlässigung einer Raum- oder Objekthälfte** durch den Betroffenen. Das bedeutet, dass Reize aus der kontraläsionalen Richtung nicht mehr wahrgenommen und verarbeitet werden, so sind z. B. bei einer linksseitigen Lähmung Kopf und Blick des Betroffenen zur rechten, weniger betroffenen Seite gerichtet. Je nachdem welche Formen des Neglects vorliegen, können beispielsweise Reize, die aus der linken Raumhälfte kommen, nicht mehr wahrgenommen werden. Erst wenn der Betroffene Kopf, Blick und Wahrnehmung über die Körpermittellinie bringen kann, ist es möglich, vermehrt über die hemiplegische Körperhälfte an den Betroffenen heranzutreten und den Raum entsprechend zu gestalten.

Zählen Sie die Formen des Neglects auf, und erklären Sie kurz die Unterschiede.

1.28 Pflege bei Neglect

- **Visueller Neglect:**
  - Augen- und Kopfbewegungen richten sich zur weniger betroffenen Seite.
  - Visuelle Reize beim Lesen, Schreiben oder Essen, aber auch Personen werden nicht wahrgenommen/„übersehen".
- **Auditorischer Neglect:**
  - Gespräche, Ansprachen und Geräusche werden nur von der weniger betroffenen Seite aus wahrgenommen.
  - Auf Ansprache über die hemiplegische Seite reagiert der Betroffene nicht.
- **Somatosensibler Neglect:** Berührungsreize werden über die hemiplegische Seite nicht wahrgenommen, auch das Schmerzempfinden ist herabgesetzt oder fehllokalisiert.
- **Motorischer Neglect:** Die betroffene Seite wird weniger eingesetzt, als dies möglich wäre, z. B. bei einer Hemiparese (unvollständigen Halbseitenlähmung).
- **Repräsentationaler Neglect:** Details aus dem Raum, z. B. des Patientenzimmers, auf der hemiplegischen Seite können nicht ohne Weiteres wiedergegeben werden.

1.28 Pflege bei Neglect

Geben Sie Anweisungen zur korrekten Raumgestaltung und dem pflegerischen Umgang mit Neglect-Betroffenen.

1.28 Pflege bei Neglect

Für das korrekte Handling ist vor allem ausschlaggebend, inwieweit der Betroffene über die Körpermittellinie explorieren kann. Das bedeutet, wenn der Schlaganfallbetroffene bereits aktiv den Blick und den Kopf über die Körpermitte zur betroffenen Seite hinwenden kann, erfolgt zur weiteren Förderung der Wahrnehmung die Ansprache aus der betroffenen Richtung. Darüber hinaus wird der Raum so gestaltet, dass Pflegetätigkeiten von der betroffenen Seite ausgeführt werden.

Ist der Neglect allerdings so stark ausgeprägt, dass eine Kopf- und Blickzuwendung über die Körpermitte nicht erfolgt, ist eine solche Raumgestaltung ethisch nicht vertretbar, da der Betroffene z. B. weder Rufvorrichtung noch Getränke erreichen könnte. In diesem Fall erfolgt der Kontakt immer über die weniger betroffene Körperhälfte.

Des Weiteren gilt:

- Blick- und Hörkontakt
- Nicht gegen Widerstände arbeiten
- Kleinschrittiges Vorgehen unter aktiver Miteinbeziehung
- Aufmerksamkeit aktiv auf die vernachlässigte Seite lenken
- Bewegungen führen
- Geduld haben, eine reizarme Umgebung schaffen, für Pausen sorgen
- Dosiert kritisches Feedback geben und durch Lob motivieren
- Angehörige über das korrekte Handling informieren

1.29 Pflege bei Aphasie

Aphasien werden als **Beeinträchtigungen des Sprachsystems** definiert, die nach abgeschlossenem Spracherwerb infolge einer Hirnschädigung auftreten. Die Beeinträchtigungen erstrecken sich auf unterschiedliche Bereiche. So können die **Semantik** (Wortbedeutung), die **Syntax** (Satzbau), die **Phonologie** (Lautkombination), die **Morphologie** (Wortbildung) und das **Lexikon** (die Wortspeicherung) beeinträchtigt sein. Neben einer Störung der Sprachproduktion und des Sprachverständnisses kann es ebenso zu einer **Alexie** (Verlust der Lesefähigkeit) und **Agraphie** (Verlust der Schreibfähigkeit) kommen. Bei mehr als 90 % der Rechtshänder ist die Sprache in der linken Hirnhälfte lokalisiert. Bei ca. 70 % der Linkshänder ist ebenfalls die linke Hirnhemisphäre sprachdominant. Bei ca. 15 % der Linkshänder ist die Sprache rechts- oder beidseitig lokalisiert.

Menschen mit einer Aphasie haben nicht immer auch eine kognitive Einschränkung im Sinne einer Intelligenzminderung, einer geistigen Behinderung oder gar einer Demenz. Durch in diesem Bereich unerfahrenes Personal kann es zu Stigmatisierungen kommen. Daher ist es insbesondere wichtig, dass Aphasien durch fachkundiges Personal erkannt und entsprechende logopädische und pflegerische Maßnahmen aufgenommen werden.

Ergänzen Sie die typischen Kennzeichen der Broca-, der Wernicke- und der globalen Aphasie in der Tabelle.

Broca-Aphasie	Wernicke-Aphasie	Globale Aphasie
Betroffenes Zentrum:	**Betroffenes Zentrum:**	**Betroffenes Zentrum:**
Symptome:	**Symptome:**	**Symptome:**

Tab. 1.10a Aphasieformen

1.29 Pflege bei Aphasie

Broca-Aphasie	Wernicke-Aphasie	Globale Aphasie
Betroffenes Zentrum: Motorisches Sprachzentrum (Weiterverarbeitung der Informationen und Koordinierung der Aussprache)	**Betroffenes Zentrum:** Sensorisches Sprachzentrum (Wort- und Satzbildung)	**Betroffenes Zentrum:** Beide Sprachzentren
Symptome: • Gestörte Sprachproduktion • Auslassen von Wörtern bis hin zur schweren Form mit Ein- oder Zwei-Wort-Sätzen • Beeinträchtigtes Wortverständnis • Auslassungen beim Lesen und Schreiben	**Symptome:** • Gestörtes Sprachverständnis • Lange, verschachtelte, grammatikalisch falsche Sätze • Verwendung von semantischen Paraphrasien (z. B. Bett statt Tisch) • Häufig Logorrhö und Echolalie	**Symptome:** • Stockende, abgehackte, grammatikalisch falsche Sprache • Fehlende Wörter oder ständig gleiche Automatismen (z. B. „Ja, genau") • Schwer gestörtes Sprachverständnis • Intonation, Mimik und Gestik sind vorhanden, daher Ausdruck affektiver Inhalte ebenso wie Deutung von Mimik und Gestik des Gesprächspartners möglich

Tab. 1.10b Aphasieformen

1.29 Pflege bei Aphasie

Geben Sie konkrete Hinweise und Regeln zur Kommunikation mit Aphasiebetroffenen.

1.29 Pflege bei Aphasie

- Störungen und Geräuschkulisse minimieren, nicht gleichzeitig, sondern nacheinander sprechen
- Langsam, mit Pausen sprechen
- Zuhören, ernst nehmen und Zeit zum Antworten geben
- Blickkontakt halten und auf Mimik und Gestik achten (auch auf die eigene!)
- Umgebende Situation mit einbeziehen (Gegenstände, Personen, Ort, Zeit)
- Einfache und kurze Sätze formulieren, geschlossene Fragen stellen
- Deutlich sagen, wenn man etwas nicht verstanden hat, und Rückfragen zum Verständnis stellen
- Nicht für den Betroffenen sprechen, sondern abwarten und ihn aussprechen lassen
- Gegebenenfalls ersten Buchstaben oder erstes Wort eines Satzes vorgeben (Absprache mit Logopädie)
- Auf Gegenstände zeigen, mit Bildtafeln arbeiten, Gegenstände malen oder Wörter und Sätze schreiben
- Mit Betroffenen empathisch in Kontakt bleiben und nicht sozial isolieren
- Eigene Haltung, Stimmung und Geduld im Umgang mit Aphasiebetroffenen reflektieren
- Angehörige als Kotherapeuten einsetzen und in Kommunikation einbeziehen

1.30 Pflege bei Facialisparese

Nicht nur die verbale, auch die mimische Kommunikation kann beim Schlaganfallbetroffenen eingeschränkt sein. Durch die häufig bereits von Beginn der Erkrankung auftretenden Facialisparese kommt es zum **halbseitig herunterhängenden Augenlid und Mundwinkel.** Dies hat zur Folge, dass zum einen die Schutzfunktion des Auges durch den fehlenden Lidschluss aufgehoben ist und es zum anderen durch den unvollständigen Lippenschluss und die Parese im Mundinneren zur Beeinträchtigung der oralen Phase des Schluckakts kommen kann.

1. Bestimmen Sie pflegerische Interventionen zum Schutz des Auges.

2. Geben Sie pflegerische Hinweise zum Umgang mit dem unvollständigen Lippenschluss.

1.30 Pflege bei Facialisparese

Zu 1.

- Regelmäßiges Reinigen des Auges unter aseptischen Bedingungen
- Regelmäßiges Anfeuchten des Auges mit Augentropfen und ggf. Salben, nach ärztlicher Anordnung
- Anbringen eines Uhrglasverbands (z. B. über Nacht)
- Wahrnehmungsförderung durch Stimulation der Gesichtshälfte
- Bei Doppelbildsehen evtl. Augenklappe anbringen, z. B. während der Mobilisation
- Bei Auffälligkeiten augenärztliches Konsil veranlassen

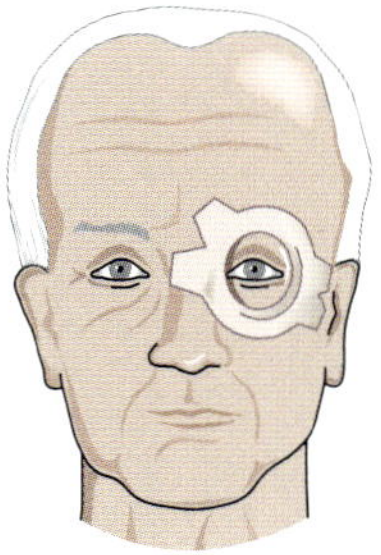

[L157]

Zu 2.

- Logopädie hinzuziehen zur Abklärung einer Dysphagie sowie Besprechung von logopädischen Übungen zur Stärkung der Motorik und Förderung des Lippenschlusses
- Nach Absprache Integration logopädischer Übungen in die Pflege; zu Übungen wie z. B. Mund spitzen, Backen aufblasen, Zungenbewegungen anleiten
- Gesichtshälfte zur Förderung des Lippenschlusses stimulieren
  Auf Äußeres achten: Bei aus dem Mund fließendem Speichel Möglichkeit geben, sich frisch zu machen, Spiegel, Papierhandtücher und Abwurf bereitstellen

2.1 Ersteinschätzung mittels GCS abgeben

Wenden Sie zur Einschätzung des im Fall beschriebenen Bewusstseinszustands die Glascow Coma Scala (GCS) an. Geben Sie an, wie viele Punkte Herr Hofer im Rettungswagen erreicht hat und was das über seinen Bewusstseinszustand aussagt.

2.1 Ersteinschätzung mittels GCS abgeben

Bezug auf → LK 4, → LK 23, → LK 24

Kategorien	Reaktion	Punkte	Herr Hofer
Augen öffnen	Spontan	4	
	Auf Aufforderung	3	✗
	Auf Schmerzreize	2	
	Kein Öffnen	1	
Beste verbale Reaktion	Vollständig orientiert	5	
	Unvollständig orientiert	4	
	Unzusammenhängend	3	✗
	Unverständlich	2	
	Keine verbale Reaktion	1	
Beste motorische Reaktion	Adäquate Befolgung einer Aufforderung	6	
	Gezielte (Schmerz-)Abwehr	5	✗
	Ungezielte (Schmerz-)Abwehr	4	
	Beugesynergismen	3	
	Strecksynergismen	2	
	Keine motorische Reaktion	1	
Gesamtpunktzahl		**11**	
GCS 15–14: keine Bewusstseinsstörung GCS 13–12: leichte Bewusstseinsstörung GCS 11–9: mittelschwere Bewusstseinsstörung GCS 8–1: schwere Bewusstseinsstörung			

Tab. 2.1 Einschätzung von Herrn Hofers Bewusstseinszustand mittels der Glasgow Coma Scale

Herr Hofer hat mit 11 Punkten eine mittelschwere Bewusstseinsstörung. Er ist bei der Aufnahme **intensivbehandlungspflichtig.**

2.2 Schwerpunkte erkennen und Phasen zuteilen

Weisen Sie Herrn Hofer die aus dem Fall abzuleitenden neurologischen Rehabilitationsphasen zu und geben Sie Schwerpunkte der Versorgung vor.

2.2 Schwerpunkte erkennen und Phasen zuteilen

Bezug auf → LK 7

Zu Beginn der Behandlung und Versorgung in der Akutsituation auf der Stroke-Unit ist Herr Hofer in der **Phase A (Akutversorgung).** Hier stehen die Vitalsicherung und die Lysetherapie im Vordergrund.
Mit Verlegung auf die Frührehabilitationsstation befindet sich Herr Hofer in der **Phase B (Frührehabilitation)** und erhält hier eine intensive ärztliche, therapeutische und pflegerische Behandlung. Die Pflege ist wahrnehmungsfördernd und aktivierend. Die gesicherte Behandlung von Nebenerkrankungen und Auswirkungen des Schlaganfalls sowie präventive Maßnahmen zum Schutz vor weiteren Schäden und Verschlechterungen des Zustands stehen im Vordergrund.
Wenn Herr Hofer mobilisiert werden kann, beginnt der Übergang in **Phase C (weiterführende Rehabilitation),** in der alle Interventionen der Wiederherstellung der Selbstständigkeit dienen. Er nimmt seiner Leistungsfähigkeit entsprechend zunehmend an Therapien teil.

2.3 Die ICF anwenden

Nutzen Sie zur Einschätzung der Gesamtsituation von Herrn Hofer die ICF und füllen Sie diese mit den vorliegenden Informationen.

2.3 Die ICF anwenden

Bezug auf → LK 9, → LK 18, → LK 19

Gesundheitsproblem:
ischämischer Insult, VHF, arterielle Hypertonie

betroffene Körperstrukturen:
rechtshemisphärische Schädigung mit Beteiligung des Sprachzentrums und der Hirnnerven

eingeschränkte Körperstrukturen:
linksseitige Lähmung von Gesicht, Arm, Rumpf, Bein

Beeinträchtigung der Sinnes- und Schmerzwahrnehmung

mögliche Kreislaufstörungen

Aktivitäten:
Beeinträchtigung von Selbstversorgung, Körperpflege, An- und Auskleiden

eingeschränkte Bewegung: eingeschränkte Sitzfähigkeit, fehlende Steh- und Gehfähigkeit, eingeschränkte Kommunikationsfähigkeit

eigenständiges Vorbereiten des Essens und Alltagsbewältigung

Partizipation/ Teilhabe:
Einschränkungen der Teilhabe am Familienleben, der gesellschaftlichen Teilhabe

Einschränkungen im Arbeitsleben und bei der Freizeitgestaltung

Umweltfaktoren
- wohnt in Eigentumswohnung (+)
- im 2. Stock ohne Lift
- Berufsstress
- Lebensstil (langjähriger Raucher)

personenbezogene Faktoren
- Alter (+)
- Frau und Kinder als Bezugspersonen (+)

[P1471, L143]

2.4 Problembereiche identifizieren und in Begründungszusammenhänge setzen

Identifizieren Sie mögliche pflegerische Probleme bei Herrn Hofer und geben Sie erste Begründungszusammenhänge an.

2.4 Problembereiche identifizieren und in Begründungszusammenhänge setzen

Bezug auf → LK 23–25, → LK 39

Herr Hofer hat …

- aufgrund seiner Vor- und Nebenerkrankungen möglicherweise Blutdruckschwankungen und u. U. Kreislaufbeschwerden wie Kopfschmerzen oder Schwindel.
- aufgrund seiner linksseitigen Hemiplegie Einschränkungen in der Motorik und Sensibilität des linken Arms und Beins und der linken Seite des Rumpfs. Er kann sich nicht alleine im Bett kopfwärts bewegen oder zur Seite drehen, hat keine Rumpfstabilität und kann sich weder allein aufrichten oder sitzen noch stehen oder gehen.
- eine Facialisparese und daher einen unvollständigen Lid- und Lippenschluss. Das bedeutet, sein linkes Auge ist nicht vor Austrocknung oder Verletzung geschützt. Durch den unvollständigen Lippenschluss kann es zu Schluckbeschwerden kommen.
- einen visuellen Neglect und kann visuelle Reize aus dem betroffenen Halbraum nicht wahrnehmen oder reagiert nicht auf Personen von der linken Seite. Er vernachlässigt die linke Körper- und Raumseite.
- einen somatosensiblen Neglect und nimmt Schmerzen und Berührung des linken Arms nicht wahr und ist so gefährdet, sich unbewusst zu verletzen.
- eine leichte Aphasie und kann sich u. U. nicht äußern oder seine Wünsche und Bedürfnisse nicht adäquat ausdrücken.
- eine subluxierte Schulter und ist gefährdet, am Schulter-Arm-Syndrom zu erkranken.
- Einschränkungen in der Selbstversorgung beim Waschen und Kleiden, Essen und Trinken, da er Tätigkeiten zur Vorbereitung und Durchführung aufgrund der Hemiplegie nicht oder nur sehr eingeschränkt durchführen kann. Zudem ist er eingeschränkt in der Selbstversorgung bei der Ausscheidung, da er die Toilette nicht eigenständig aufsuchen und sich ggf. nicht adäquat äußern kann.
- durch die Grunderkrankung und Bewegungseinschränkungen diverse Risiken:
  - Pneumonie
  - Thrombose
  - Erhöhte Verletzungsgefahr
  - Aspiration
  - Obstipation
  - Verlust der Gewebsintegrität
  - Muskelverkürzung
  - Spastik

2.5 Ressourcen einschätzen und Angehörige einbinden

1. Analysieren Sie Herrn Hofers mögliche und für die weitere Versorgung wertvolle Ressourcen. Gehen Sie dabei auch auf förderliche umwelt- und personenbezogene Faktoren der ICF ein.

Frau Hofer kommt auf Sie zu: „Wissen Sie, mein Mann war immer so selbstständig und jetzt kann er gar nichts mehr. Ich fühle mich so hilflos. Gibt es irgendwas, was ich tun kann?"

2. Gehen Sie auf die Aussage ein und geben Sie Beispiele, wie Sie Frau Hofer in die Pflege ihres Mannes einbinden können.

2.5 Ressourcen einschätzen und Angehörige einbinden

Bezug auf → LK 4, → LK 21

Zu 1.

Herr Hofer …

- kann seine rechte Körperhälfte bewegen,
- hat kognitiv keine bisher bekannten Einschränkungen,
- ist ein lebensbejahender und aktiver Mensch,
- hat eine Ehefrau und Kinder, die eine enge Bindung zu ihm haben → Dependenzpflege ist möglich,
- besitzt eine Eigentumswohnung, welche an aktuelle oder zukünftige Bedarfe angepasst werden könnte.

Zu 2.

Frau Hofer ist mit Verständnis zu begegnen. Ihre Aussage beinhaltet eine Sachinformation, nämlich darüber, dass Herr Hofer immer sehr selbstständig war. Außerdem äußert sie die Befürchtung, dass ihr Mann gar nichts mehr kann. Dem kann entgegengesetzt werden, dass er wichtige motorische, kognitive und emotionale Ressourcen hat, die durch sie selbst und die Pflege weitergefördert werden können.

Frau Hofer kann folgendermaßen in die Pflege ihres Mannes eingebunden werden:

- Ermutigung, anwesend zu sein und ihren Mann bei einfachen Handlungen zu unterstützen
- Beratung, wie sie ihren Mann dazu anleiten kann, mit bestimmten Gegenständen umzugehen
- Ermutigung, ihm vorzulesen und mit ihm Gespräche zu führen
- Einbezug bei Ausstreichungen der rechten Körperseite
- Einbezug bei der wahrnehmungsfördernden Umgebungsgestaltung (z. B. durch Fotos und Gegenstände)
- Einbindung beim Kleiden und Transferieren
- Einbindung in Visiten und Fallbesprechungen

2.6 Das interprofessionelle Team zielgerichtet einbinden

Schätzen Sie ein, welche Berufsgruppen mit welchen Zielsetzungen an Herrn Hofers Therapie beteiligt werden müssen.

2.6 Das interprofessionelle Team zielgerichtet einbinden

Bezug auf → LK 10, → LK 11

Zum Beispiel:

- Neurologin: Überwachung der Therapie und des neurologischen Outcomes
- Neuropsychologe:
  - Einschätzung kognitiver und affektiver Fähigkeiten sowie der psychischen Stabilität
  - Einschätzung und Behandlung des Neglects
- Kardiologin: Behandlung der Neben- und Grunderkrankungen des Herzens und ggf. medikamentöse Einstellung
- Physiotherapeutinnen:
  - Behandlung des Muskeltonus und der Sensibilität
  - Bewegungs- und Gleichgewichtsförderung
  - Schulung des angemessenen Hilfsmitteleinsatzes
- Ergotherapeuten:
  - Wahrnehmungsförderung
  - Förderung der feinmotorischen Fähigkeiten
  - Einüben von Selbstpflegestrategien
- Sprachheilpädagoginnen/Logopäden
  - Förderung der Kognition und Aussprache
  - Training der Gesichtsmimik
  - Sprechtraining
  - Abklärung möglicher Schluckstörungen

2.7 Ziele der Rehabilitation reflektieren

Setzen Sie übergeordnete und interprofessionelle Rehabilitationsziele von Herrn Hofer fest. Berücksichtigen Sie dabei dessen gesamte Ausgangssituation.

2.7 Ziele der Rehabilitation reflektieren

Bezug auf → LK 5, → LK 6

Im Rahmen der Rehabilitation von Herrn Hofer soll die größtmögliche Selbstständigkeit in den Aktivitäten und der Teilhabe erreicht werden. Dies geschieht durch Maßnahmen zur:

- Restitution
- Kompensation
- Adaption

Übergeordnete interprofessionelle Rehabilitationsziele können sein:

- Größtmögliche Wiederherstellung der Funktionen der linken Körperseite durch Anwendung verschiedener Therapien und Konzepte, ggf. unter begleitender medikamentöser Therapie
- (Tertiär-)Prävention von Komplikationen und Verschlechterungen des gesundheitlichen Status
- Wiedererlangen der Sprache bzw. bestmögliche sprachliche Entwicklung
- Größtmögliche Eigenständigkeit in der Lebensführung, beim Waschen, Kleiden etc.
- Erlernen von Kompensationsstrategien und Anwendung von z. B. Mobilisations-, Anzieh- oder Esshilfen
- Umgebungsanpassung
- Soziale und familiäre Einbindung und Übernahme von Tätigkeiten (Hobbys)
- Berufliche Integration

2.8 Besondere Pflegesituationen bewältigen – fehlerhaftes Handeln vermeiden

Als Sie nachmittags bei Ihrem Rundgang zu Herrn Hofer kommen, beobachten Sie, wie Frau Hofer ihrem im Bett liegenden Mann bei der Bewegung helfen möchte. Sie greift unter seine linke Achselhöhle und setzt an, um ihn mit aller Kraft nach oben zu ziehen. Sie stöhnt: „J, du bist so schwer, und ich hab' doch schon Rückenschmerzen."

Wie reagieren Sie? Schildern Sie Ihr professionelles Vorgehen in dieser Situation. Wählen Sie geeignete Konzepte, die hier zur Anwendung kommen können.

2.8 Besondere Pflegesituationen bewältigen – fehlerhaftes Handeln vermeiden

Bezug auf → LK 12, → LK 13, → LK 34

Beispiele für das Vorgehen in dieser Situation:

- Ich stoppe Frau Hofer sofort.
- Ich erkläre Frau Hofer, dass nicht unter dem oder am hemiplegischen Arm gezogen werden darf, da es sonst zu massiven Verletzungen und Schmerzen kommen kann.
- Ich gebe Frau Hofer konkrete Hinweise zum Schulter-Handling nach dem Bobath-Konzept.
- Ich gebe Frau Hofer Hinweise, wie sie rückenschonend arbeiten kann, und Tipps nach dem Kinästhetik-Konzept.
- Ich analysiere die Situation und um welche Bedürfnisse es sich handelt, leite dann physiologische Bewegungsabläufe ein und verwende dazu Strategien aus dem Bobath-Konzept.
- Ich beziehe Frau Hofer aktiv in die Handlung mit ein.

2.9 Besondere Pflegesituationen bewältigen – Korrekturen wertschätzend begründen

Am nächsten Tag sehen Sie, dass die pflegerische Aushilfskraft Herrn Hofers Zimmer umgestellt hat. Alles steht nun auf der linken Raumseite und zu Herrn Hofers linker Körperseite hin ausgerichtet. „Ich habe das so verstanden, dass man bei einem Schlaganfallpatienten immer alles auf die betroffene Seite stellen soll, um so die Wahrnehmung zu fördern", erklärt Ihre Kollegin.

Nehmen Sie Stellung zu der Aussage und schildern Sie, wie Sie mit der Situation umgehen.

2.9 Besondere Pflegesituationen bewältigen – Korrekturen wertschätzend begründen

Bezug auf → LK 35, → LK 36

Es ist korrekt, dass bei Schlaganfallpatienten die Wahrnehmung über die betroffene Seite gefördert werden soll. Es ist auch korrekt, dass dies über die Anordnung der Möbel und benötigter Gegenstände geschehen kann. Allerdings ist Herr Hofer durch seinen visuellen Neglect noch so eingeschränkt, dass unbedingt berücksichtigt werden muss, ob er sich bereits aktiv zu dieser Raumhälfte drehen und bewegen kann. Falls nicht, wäre diese Raumumstellung unangemessen und ethisch nicht vertretbar. Herr Hofer könnte sich mit seinen Ressourcen nicht selbst helfen, da er z. B. nicht in der Lage wäre, Getränke oder die Rufvorrichtung auf der rechten Seite wahrzunehmen und aktiv zu werden. Sofern also Herrn Hofer eine Exploration über die Mittellinie noch nicht möglich ist, muss das Zimmer wieder in den ursprünglichen Zustand versetzt werden. Dazu muss …

- zunächst der Kollegin begründet erklärt werden, warum dieses Vorgehen an der Stelle richtig ist,
- Herr Hofer informiert werden, dass eine erneute Raumanpassung nötig ist,
- Frau Hofer über die Gründe der Vorgehensweise informiert werden,
- der Kollegin Möglichkeiten der Wahrnehmungsförderung, z. B. durch Ansprache, Führung zur betroffenen Körperseite, begrenzende Positionierungen, Waschungen und Ausstreichungen, aufgezeigt werden,
- die Situation unter Einbeziehung der Kollegin täglich neu eingeschätzt werden.

2.10 Besondere Pflegesituationen bewältigen – einfühlsamer professioneller Umgang mit Angehörigen

Als Herrn Hofers Kinder zu Besuch kommen, bemerken Sie, dass diese mit der Situation überfordert sind. Sie sitzen auf Herrn Hofers betroffener Seite und reden zum Teil gleichzeitig auf ihren Vater ein. Im Hintergrund spielt der Enkel am Mobiltelefon. Der Sohn wendet sich an Sie: „Mein Vater ist ja desorientiert und redet nur wirres Zeug. Ich verstehe ihn gar nicht. Können Sie da was machen?“

Erläutern Sie Ihr weiteres Vorgehen.

2.10 Besondere Pflegesituationen bewältigen – einfühlsamer professioneller Umgang mit Angehörigen

Bezug auf → LK 12, → LK 13, → LK 37, → LK 38

Mögliche Vorgehensweise:

- Ich höre aktiv zu und nehme die Sorgen des Sohns ernst.
- Ich erkläre ihm die Symptome einer Broca-Aphasie und dass diese erst mal nichts über die Orientierung seines Vaters aussagen.
- Ich gebe ihm Tipps zum Umgang mit der Aphasie:
  - Ansprache aus dem Sicht- und Wahrnehmungsfeld von der linken Seite.
  - Keine Nebengeräusche durch das Mobiltelefon.
  - Es sollte immer nur eine Person sprechen.
  - Zuhören und Herrn Hofers Antwort abwarten.
  - Deutlich und langsam sprechen.
  - Einfache Sätze formulieren.
  - Herrn Hofer Zeit geben zum Aussprechen und Gegenstände als Verständigungshilfe mit einbeziehen.
- Ich wende mich an die Sprachheilpädagogin oder Logopädin und bitte sie, mit der Familie zu sprechen und ihr weitere Informationen zu geben.

Reflexion des Lernstands

Aufgabe Füllen Sie die Kompetenzkarte aus. Überlegen Sie zu den einzelnen Fragen, wie es Ihnen beim Lernen mit den Lernkarten ergangen ist, und bestimmen Sie so Ihren momentanen Lernstand. Setzen Sie sich neue Ziele und lernen Sie wiederholt mit den entsprechenden Karten oder dem ganzen Set. Viel Erfolg!

	Es fällt mir leicht	Ich habe noch Schwierigkeiten	Es fällt mir sehr schwer
Wie gut konnte ich die Handlungssituation erfassen und analysieren? (Analyse)			
Wie gut konnte ich Schwerpunkte setzen? (Einschätzung und Bewertung)			
Wie gut konnte ich die Wissensfragen zu den unterschiedlichen Themen ohne Hilfe beantworten? (Kenntnisse)			
Wie gut konnte ich mein Wissen anwenden? (Einschätzung und Entscheidungsfindung)			
Befinden sich Ihre Kreuze schon überwiegend in der **grünen Spalte**? Prima, dann sind Sie auf dem richtigen Weg! Sind noch einige Kreuze in der **gelben Spalte**? Dann wiederholen Sie die Themen und Inhalte. Schauen Sie dazu noch mal in Ihre Lernmaterialien und Bücher. Sie müssen noch ein Kreuz in der **roten Spalte** machen? Nicht den Kopf hängen lassen! Holen Sie sich Unterstützung bei anderen Auszubildenden oder Ihren Lehrkräften. Recherchieren, lesen und lernen Sie gemeinsam und vertieft.			

Tab. 2.2 Meine Kompetenzen

Reflexion des Lernstands

Sich eigene (Lern-)Ziele zu setzen und diese nach und nach zu erreichen kann sehr hilfreich sein, um sich zu strukturieren und neu zu motivieren. Achten Sie aber darauf, dass Ihre Ziele nicht zu hoch gesteckt sind und die Zeit, die Sie sich zur Zielerreichung geben, realistisch bemessen ist. Mit ein wenig Übung gelingt das immer besser. Legen Sie los!

Das will ich erreichen	Bis zum	Erreicht am

Tab. 2.3 Meine Ziele

Versorgungskontext stationäre Akutpflege, Kind

Aufgabe Lesen Sie die handlungsleitende Fallsituation und analysieren Sie diese auf mögliche Wissensbereiche und Schwerpunkte, die Sie zur Bewältigung der Situation benötigen.

Fallsituation 2

Pflegeprozesssteuerung im Rahmen der perioperativen Pflege im pädiatrischen Team

Sie arbeiten als Pflegefachperson auf der pädiatrischen Station des Klinikums Bergen. Vorwiegend pflegen Sie Kinder nach Unfällen oder mit unklarem Abdomen.

Heute Vormittag wurde der neunjährige Tony in der Notaufnahme eingeliefert. Seine Lehrerin musste den Notarzt informieren, da Tony im Unterricht plötzlich über starke Bauchschmerzen klagte, weinte und nicht zu beruhigen war. Die Mutter wurde ebenfalls informiert und kam direkt in die Notaufnahme.

Bei der Übergabe erfahren Sie, dass Tony mit akutem Abdomen und Verdacht auf eine Appendizits perforans aufgenommen wurde. Eine erste Blutuntersuchung ergab hohe Entzündungszeichen, Tony hatte 38,9 °C Fieber und starke Schmerzen und zeigte eine Abwehrspannung im rechten Unterbauch. Eine Sonografie bestätigte die Verdachtsdiagnose, und so wurde Tony von Ihrer Kollegin zur laparoskopischen Appendektomie vorbereitet.

Als Sie Tony vom Aufwachraum übernehmen, ist er noch etwas müde, aber ansprechbar. „Wo ist meine Mama? Ich weiß gar nicht, was los ist. Bin ich jetzt fertig? Was ist denn passiert?“, fragt Tony und greift nach seinem Kuscheltier, welches ihm seine Mutter ins Bett gelegt hat, während Tränen über seine Wangen laufen.

Seine Mutter macht sich indes große Vorwürfe, da sie schon in den letzten Tagen bemerkt hatte, dass Tony wenig aß, immer wieder über Bauchschmerzen klagte und mit leicht erhöhter Temperatur auch nicht zum Fußballtraining wollte. „Ich dachte einfach, dass er vielleicht einen Infekt ausbrütet. Ich hab' doch nicht mit so was Schlimmem gerechnet. Ach, wäre ich doch nur mit ihm zum Arzt gegangen“, klagt die Mutter und fragt, ob sie über Nacht mit aufgenommen werden könne, um bei ihrem Sohn zu bleiben.

Die Mindmap kann wie folgt aussehen:

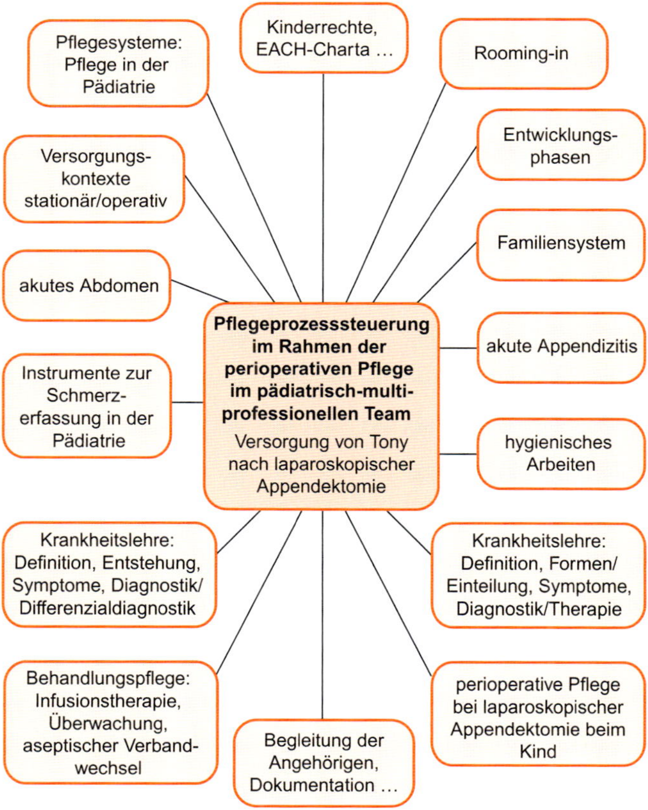

[P1471, L143]

Notwendiges Wissen zur Bewältigung der Situation

Aufgabe Entwerfen Sie eine Mindmap auf Mikroebene.

Pflegeprozesssteuerung im Rahmen der perioperativen Pflege im pädiatrisch-multi-professionellen Team

Versorgung von Tony nach laparoskopischer Appendektomie

Podoreski: LK Prüfung Pflegefachperson Tag 1 – schriftlich. 1. Aufl.

Am Abend wirkt Tony eher blass, hat weiterhin eine erhöhte Temperatur von 38,5 °C und klagt über Schmerzen im Bauchbereich, vor allem an der Austrittsstelle der Robinson-Drainage. Er hat eine periphere Venenverweilkanüle am rechten Handrücken, über die er 500 ml Elektrolytlösung bekommt. Außerdem hat der Arzt eine Antibiotikatherapie und eine Schmerzmedikation angeordnet.

3.1 Akutstationärer Versorgungskontext Pädiatrie

Die Pädiatrie befasst sich mit der medizinischen und pflegerischen **Versorgung von Kindern vom Säuglings- bis zum Jugendalter.** In manchen Fällen fallen auch Pflegeempfänger, die älter als 18 Jahre sind, noch in den pädiatrischen Versorgungsbereich. Zum Beispiel im Rahmen der pädiatrischen Rehabilitation, sofern der Jugendliche aufgrund einer Behinderung nicht selbst für sich sorgen kann oder eine schulische oder berufliche Ausbildung absolviert. Seit 2020 gibt es keine gesonderte Kinderkrankenpflegeausbildung mehr, vielmehr wird generalistisch in allen Altersstufen ausgebildet mit der Möglichkeit, die pädiatrischen Inhalte theoretisch und praktisch in Pflichteinsätzen zu vertiefen.

1. Nennen Sie Berufsfelder der Pädiatrie.

2. Definieren Sie den Begriff Sozialpädiatrie.

3.1 Akutstationärer Versorgungskontext Pädiatrie

Zu 1.

- Allgemeinkrankenhäuser mit Abteilungen der Kinder- und Jugendmedizin, z. B. Allgemein- und Unfallchirurgie, pädiatrische Neurochirurgie etc.
- Fachkliniken für bestimmte Erkrankungen, z. B. Erkrankungen des Bewegungsapparats, Rheuma, Atemwegserkrankungen
- Rehakliniken für chronisch Kranke, z. B. mit Asthma bronchiale, Adipositas, Migräne
- Kinderpsychiatrie
- Kinderhospiz
- Außerklinische pädiatrische Intensivmedizin
- Betreuungseinrichtungen für schwerbehinderte Kinder
- Kurheime
- Gesundheitsämter
- Integrative Einrichtungen, wie Kindergärten, Horte und Schulen

Zu 2.

Unter Sozialpädiatrie wird eine Gesundheitswissenschaft verstanden, die einen ergänzenden Bereich der Kinder- und Jugendmedizin darstellt und sich vertiefend mit der **Lebenswelt der Kinder** und der Mehrdimensionalität von Gesundheit befasst. Alle Bemühungen der Sozialpädiatrie sind auf den **Erhalt oder die Verbesserung der Teilhabe des Kindes** am gesellschaftlichen Leben gerichtet. Dazu gehören z. B. die interprofessionelle Zusammenarbeit unter Einbezug der Eltern und Partizipation des Kindes und die gezielte Planung von Gesundheitsförderung, Prävention, Behandlung und Rehabilitation, um den komplexen gesundheitlichen Bedarfen gerecht zu werden.

3.2 Pädiatrischer Pflegeprozess

Im pädiatrischen Pflegeprozess kommen spezielle **kindgerechte Assessmentinstrumente** zum Einsatz. Vor allem werden über die Anamnese und Beobachtung alle Informationen zur Entwicklung erfasst. Hierbei werden sprachliche und motorische Fähigkeiten aufgenommen sowie bei Kleinkindern die Sauberkeit. Die **Bedürfnisse** nach Beruhigungssaugern oder Kuscheltieren, das **Spiel- und Beschäftigungsverhalten, Gewohnheiten** und **Rituale** müssen in Erfahrung gebracht werden, um für das Kind den Aufenthalt so angenehm und leicht wie möglich zu machen oder bei Auffälligkeiten weitere Begutachtungen oder Interventionen einzuleiten. Der Fokus in der Pädiatrie ist neben dem Kind auch auf deren Eltern und Bezugspersonen zu legen.

1. Zählen Sie mögliche Ressourcen eines Kindes auf, die den Genesungsprozess unterstützen.

2. Nehmen Sie Stellung zu dem Satz: „Der Fokus in der Pädiatrie ist neben dem Kind auch auf dessen Eltern und Bezugspersonen zu legen."

3.2 Pädiatrischer Pflegeprozess

Zu 1.

- **Motorische Ressourcen:** z. B. Muskelkraft, körperliche Fähigkeiten, Bewegungsmuster, sich motorisch beschäftigen können
- **Kognitive Ressourcen:** z. B. das Wissen und die Fähigkeit, neue Informationen aufzunehmen und zu verarbeiten, Neugierde und Bewältigungsstrategien
- **Affektiv-emotionale Ressourcen:** z. B. Compliance und Motivation, Willensstärke und emotionale Reife, sich beschäftigen können
- **Soziale Ressourcen:** Familie, Unterstützung von Angehörigen und Freunden bekommen und auch annehmen können
- **Materielle Ressourcen:** Hilfsmittel und Möglichkeiten zur Förderung haben und nutzen können, Hobbys und Gewohnheiten nachgehen können

Zu 2.

Dieser Satz ist **korrekt,** denn eine Besonderheit in der Pädiatrie stellt die intensive Begleitung der Eltern dar. Diese sind in die Durchführung pflegerischer Maßnahmen mit einzubeziehen und in deren korrekter Anwendung anzuleiten und zu schulen. Das Kind steht zwar zu jedem Zeitpunkt im Mittelpunkt der pflegerischen Versorgung, dennoch muss gerade bei schutzbedürftigen Minderjährigen die sie umgebende Umwelt einbezogen werden. So spielen auch Bezugspersonen wie Geschwister und Großeltern und deren physische und mental-emotionale Unterstützung bei der Genesung eine große Rolle.

3.3 Kinderrechte, EACH-Charta

Kinder haben Rechte, auch wenn diese noch nicht im deutschen Grundgesetz verankert sind. Sie bedürfen zudem einer **besonderen Fürsorge und Schutzes.** In dem von den Vereinten Nationen herausgegebenen Übereinkommen über die Rechte von Kindern wurde diese vulnerable Zielgruppe als Träger von Rechten definiert und deren besonderer Schutzbedarf hervorgehoben. Die daraus resultierende **UN-Kinderrechtskonvention** gilt in Deutschland seit 2010 als verbindliches Bundesgesetz und für alle Kinder bis zur Vollendung des 18. Lebensjahres. In 54 Artikeln werden die Grundrechte der Kinder und die Aufgaben des Staates und der Gesellschaft zur Erfüllung dieser Rechte beschrieben. Dabei basieren die Rechte auf vier Grundprinzipien.

1. Nennen Sie die vier Grundprinzipien der UN-Kinderrechtskonvention.

2. Fassen Sie zusammen, worum es sich bei der EACH-Charta handelt, und geben Sie exemplarisch zwei Beispiele aus ihren Inhalten.

3.3 Kinderrechte, EACH-Charta

Zu 1.

- **Diskriminierungsverbot:** Kein Kind darf wegen seines Geschlechts, seiner Herkunft, Religionszugehörigkeit, Sprache, Behinderung oder seiner oder elterlicher politischer Ansichten und Weltanschauungen diskriminiert oder benachteiligt werden.
- **Recht auf Leben und persönliche Entwicklung:** Jedes Kind hat das Recht auf Leben, den Schutz vor Krankheiten und Gewalt. Es hat das Recht, sich in einem geschützten Umfeld zur eigenständigen Persönlichkeit zu entwickeln.
- **Kindeswohlvorrang:** Oberstes Prinzip ist, im Interesse und zum Wohlergehen des Kindes zu handeln. Dies gilt für alle privaten und öffentlichen Einrichtungen bis zur Kommunal-, Länder- und Bundesebene.
- **Recht auf Beteiligung:** Kinder dürfen ihre Meinung frei äußern und bei Entscheidungen partizipieren.

Zu 2.

Elf internationale Kinder- und Krankenhausinitiativen und das Aktionskomitee Kind im Krankenhaus (AKIK) gründeten den Dachverband European Association for Children in Hospital und verfassten gemeinsam die an die **UN-Kinderrechtskonvention angelehnten Leitlinien** zur Umsetzung der Rechte kranker Kinder. Die Rechte kranker Kinder vor, während und nach einem Klinikaufenthalt oder einem sonstigen Aufenthalt in einer Einrichtung des Gesundheitswesens wurde in den **zehn Artikeln** der EACH-Charta festgeschrieben. Das AKIK vertritt die EACH in Deutschland und setzt sich für die Umsetzung der Kinderrechte, für eine kindgerechte Gesundheitsversorgung und zum Wohle der Kinder ein.

- Kinder haben z. B. das Recht, jederzeit ihre Eltern oder eine Bezugsperson bei sich zu haben. Für Eltern dürfen daraus aber keine Kosten oder Nachteile entstehen (Art. 2 und 3).
- Kinder haben das Recht, alters-und verständnisgerecht aufgeklärt zu werden, um Stress zu minimieren (Art. 4).
- Kinder sollen in alle Entscheidungen mit einbezogen werden und sind vor unnötigen Eingriffen zu schützen (Art. 5).

3.4 Begleitpersonen im Rooming-in

Sind Kinder plötzlich ganz auf sich allein gestellt, kann das bereits im gesunden Zustand eine Reihe von Ängsten und Sorgen auslösen. Kommen Kinder krank ins Krankenhaus und in eine ihnen völlig fremde Umgebung, kann dies zu **großen Unsicherheiten und Ängsten** führen, die vom Kind allein und auch vom „fremden" Krankenhauspersonal nicht zu bewältigen sind und u. U. den Genesungsprozess deutlich behindern. Daher ist das Rooming-in der Eltern eine wichtige Maßnahme, um dem Kind **Sicherheit zu vermitteln** und **die Situation beherrschbar zu machen.** Die Stärkung des Kindes durch seine Bezugspersonen **fördert seine Ressourcen** und **treibt den Genesungsprozess voran.**

1. Erklären Sie, wo die Kostenübernahme und Voraussetzungen für das Rooming-in von Eltern verankert sind.

2. Gehen Sie auf die Besuchsrechte von Kindern im klinischen Setting ein. Geben Sie dabei Möglichkeiten und Grenzen an.

3.4 Begleitpersonen im Rooming-in

Zu 1.

Die **gesetzlichen Krankenkassen** haben das Rooming-in der Eltern in ihrem **Leistungskatalog** verankert, empfehlen dies bei Kindern von 0 bis 9 Jahren und entscheiden auch bei einem begründeten notwendigen Aufenthalt, z. B. bei schweren Krankheiten, lebensgefährlichen Zuständen und Behinderungen von älteren Kindern, über die Kostenübernahme. Eine **gesetzliche Regelung** zur Mitaufnahme der Eltern findet sich in § 11, Abs. 3 SGB V.

TIPP

Alleinerziehende, die ein weiteres Kind unter zwölf Jahren zu versorgen haben, können zudem einen Antrag auf Betreuung und Versorgung oder zusätzliche Hilfen, z. B. eine Haushaltshilfe, stellen.

Zu 2.

Im klinischen Setting sind auch nach Art. 6, Abs. 2 der EACH-Charta **Besuche durch Bezugspersonen** aller Altersgruppen zu erlauben. Ausschlaggebend dafür, wer das Kind besuchen darf, ist dessen gesundheitliche Verfassung und die der Besucher. So ist es z. B. nicht möglich, dass ein immungeschwächtes Kind von einem erkälteten Geschwisterkind besucht wird, da das Risiko, zusätzlich an einer Erkältung zu erkranken, viel zu hoch ist. Generell sind Besuchszeiten flexibel zu handhaben und der Besuch vertrauter Personen als willkommene Unterstützung im Genesungsprozess und zur Stärkung des Kindes zu sehen. Über Zeitpunkt und Dauer der Besuche entscheidet das fachlich qualifizierte Team **auf Grundlage der Bedürfnisse und der aktuellen Situation.**

3.5 Familiensystem

Ist ein Kind erkrankt, so ist die ganze Familie durch die neue Situation betroffen. Eine **familienorientierte Pflege** ermöglicht es, die ganze Familie als vom aktuellen Geschehen der Erkrankung eines Angehörigen betroffenes System zu sehen, entsprechende Interaktionen zu gestalten und gesundheitsfördernde Maßnahmen und Hilfestellungen anzubieten. Familienorientierte Pflege nimmt die Familie als Ressource wahr und sieht gleichzeitig mögliche Wechselwirkungen, sofern deren Stabilität nicht gegeben ist. Insofern ist es wichtig, das unmittelbare Umfeld und die Familie mit zu betreuen und zu stärken, um den Genesungsprozess des kranken Kindes darüber zu unterstützen. Nur ein gesunder und ausgeglichener Elternteil kann für sein krankes Kind da sein. Ist die Mutter erschöpft und kraftlos, weil sie selbst bereits aufgrund der Sorgen und schlafloser Nächte mitgenommen ist, hat das gleichermaßen Auswirkungen auf das kranke Kind sowie auf die anderen Familienmitglieder. Eine **reflektierte Grundhaltung,** eine **offene, sensible Kommunikation** mit den Familienangehörigen und die **Akzeptanz und Stärkung der Familienentscheidungen** zum Wohle des Kindes bilden die Basis für das Gelingen des Einbezugs und Stärkung der Familienressourcen.

Reflektieren Sie mögliche Ängste und Sorgen der Eltern bei einem plötzlichen Klinikaufenthalt ihres Kindes und geben Sie Hinweise zum professionellen pflegerischen Umgang damit.

3.5 Familiensystem

Eltern haben möglicherweise folgende Ängste und Sorgen:

- Wird alles gut gehen? Wird mein Kind wieder gesund?
- Bin ich mitverantwortlich für diese Situation (Schuldfrage)? Hätte ich etwas tun können, um dies zu verhindern?
- Was passiert jetzt? Wie geht es weiter?
- Wird mein Kind hier gut versorgt?
- Wie kommt meine Familie (z. B. weitere Kinder) plötzlich ohne mich zurecht? Was passiert zu Hause, wenn ich hier bleibe?
- Wie und welche Hilfe kann organisiert werden? Wer muss Bescheid wissen?
- Wie sollen Haustiere versorgt werden?
- Wie wird es mit der Schule weitergehen?
- Was werden meine Vorgesetzten sagen, wenn ich so plötzlich ausfalle?

Pflegefachpersonen …

- hören aktiv zu,
- fragen aktiv nach möglichen Sorgen, sofern sie Unsicherheiten und Ängste bemerken,
- erfassen die Familiensituation,
- beraten, z. B. zur Übernahme der Kosten für eine Haushaltshilfe oder eine schulische Lernbegleitung während eines längeren Klinikaufenthalts,
- bestärken und beruhigen,
- entlasten durch sachliche Informationen (Umkehr der Schuldfrage),
- informieren über alle notwendigen Maßnahmen,
- erklären bei Bedarf kleinschrittig Handlungen und schaffen durch Einbeziehung Vertrauen,
- schaffen Möglichkeiten für Ruhe- und Erholungsphasen,
- stärken Widerstandsressourcen,
- ziehen bei Bedarf psychologische Hilfe hinzu.

3.6 Situation der Eltern – Stress und Konfliktpotenzial

Eltern und Bezugspersonen sind häufig durch das Akutereignis **verängstigt** und können leicht **in Stress geraten.** Um diese Ängste und Sorgen auch bei den Eltern aufzufangen und den Stress zu minimieren, ist eine enge Einbindung nötig. Oftmals kommt es zu Konflikten, wenn sich Eltern mit ihren Ängsten und ihrem Stress allein gelassen fühlen und nur als außenstehende Beobachter wirken. Durch kritisches Hinterfragen pflegerischer Handlungen, die nicht zuletzt auf dem Bedürfnis nach Sicherheit für das eigene Kind beruhen, können sich wiederum **Pflegefachpersonen falsch beurteilt** oder **angegriffen fühlen.** Diese Art der Konflikte wirken sich letztlich im Stimmungsbild und auf die Atmosphäre aus und beeinflussen den gesamten Genesungsverlauf des Kindes. Sie sind unbedingt durch **frühzeitige und angemessene Kommunikation** zu lösen oder werden, besser noch, durch das Verständnis für die elterlichen Bedürfnisse frühzeitig als potenziell möglich wahrgenommen und erkannt und **präventiv** durch den **Miteinbezug** und eine **sensible Kommunikation vermieden.**

Erklären Sie das allgemeine Adaptationssyndrom nach Hans Selye und nennen Sie je ein Beispiel für die unterschiedlichen Stressarten.

3.6 Situation der Eltern – Stress und Konfliktpotenzial

Selye beschreibt in seinem Modell des Adaptationssyndroms **Stress als Antwort des Körpers auf Reize und Wirkungen von außen.** Diesen Stressoren kann sich der Körper kurzfristig z. B. über Blutdruck und Pulssteigerungen anpassen, um funktionsfähig zu bleiben. Wenn diese Stressoren jedoch über eine gewisse Zeit anhalten, folgt die **Phase der Resistenz.** Jetzt aktiviert der Körper alle Energiereserven, man schläft z. B. weniger, sucht nach Lösungen oder „powert" durch, um den Stressor zu bewältigen. Dauert diese Stressphase zu lange an und hat der Körper alle Energie- und Widerstandsressourcen ausgeschöpft, tritt die **Phase der Erschöpfung** ein. Dies ist ein Zustand der völligen Erschöpfung, der Erkrankungen zur Folge hat und zum Tod führen kann.

Stress wird in unterteilt in:

- **Eustress** (positiver Stress): Stress, der motiviert und langfristig positive Auswirkungen hat, z. B. die Planung von Festen und Feiern.
- **Distress** (negativer Stress): Überforderungen, die krank machen, da dafür die individuellen Bewältigungsmechanismen nicht mehr ausreichen, z. B. die akute oder chronische Erkrankung eines Angehörigen.

3.6 Situation der Eltern – Stress und Konfliktpotenzial

Die Grundlage für eine erfolgreiche Konfliktlösung bildet die **wertschätzende Kommunikation,** indem sich die Beteiligten auf Augenhöhe, möglichst sachlich begegnen, einander ausreden lassen, aktiv zuhören und eine grundsätzliche Bereitschaft und das Interesse an einer Lösung mitbringen. Dies schließt also grundständige kommunikative Kompetenz, Kompromissbereitschaft, die Fähigkeit des Aushaltens unangenehmer Situationen und die Einsichtsfähigkeit mit ein.

Erläutern Sie die fünf Schritte der Konfliktlösung.

3.6 Situation der Eltern – Stress und Konfliktpotenzial

1. Schritt: Konflikt ansprechen und eingestehen und nicht tabuisieren. Erst wenn alle Beteiligten den Konflikt anerkennen, kann gemeinsam daran gearbeitet werden.
2. Schritt: Die Beteiligten müssen Gelegenheit bekommen, ihre Positionen auf sachlicher Ebene darzustellen. Gelingt dies nicht, weil die Situation zu emotionsgeladen ist, kann eine dritte, neutrale Person das Gespräch moderieren. Der Konflikt wird hier zum ersten Mal benannt.
3. Schritt: Die Hintergründe werden klarer, und der Konflikt wird sachlich beschrieben und auf den Punkt gebracht.
4. Schritt: Alle möglichen Lösungen werden gesammelt und auf Vor- und Nachteile sowie Machbarkeit bewertet. Die Beteiligten einigen sich auf eine Lösung, die für beide Parteien passt.
5. Schritt: Lösungen werden umgesetzt, auf die Probe gestellt und beibehalten. Vorab getroffene Vereinbarungen für den Fall, dass die Umsetzung scheitert oder gestört wird, helfen, „am Ball zu bleiben", und halten alternative Vorgehensweisen vor.

3.7 Entwicklungsphasen des Kindes

Eine der wesentlichen Beobachtungsaufgaben in der Pädiatrie ist, auf die altersgerechte Entwicklung des Kindes zu achten und diese einzuschätzen sowie geeignete Maßnahmen zur Unterstützung und Förderung der Entwicklung zu planen und umzusetzen. Dazu gibt es verschiedene Denkansätze, die entweder von einer **hierarchisch strukturierten Entwicklung** ausgehen – wie das Konzept der Meilensteine von Arnold Gesell – und eine Reihenfolge sowie Zeitpunkte für einzelne Entwicklungsschritte vorgeben oder von einer individuellen, **variabel verlaufenden Entwicklung.** Die Einschätzung wird hier sehr komplex, da **Umweltfaktoren** wie Umfeld und Familie, **soziale und kulturelle Faktoren** sowie gemachte **Erfahrungen** und die **Lernbereitschaft** des Kindes berücksichtigt und mit eingeschätzt werden müssen. Mittlerweile gibt es Modelle, die beides berücksichtigen. Beurteilt wird der kindliche Entwicklungsstand z. B. in den gesetzlich vorgeschriebenen Vorsorgeuntersuchungen.

1. Erklären Sie das Grenzsteinprinzip und geben Sie die für die Entwicklung einzuschätzenden sechs Lebensbereiche an.

2. Beschreiben Sie das ursprünglich von Robert James Havighurst ausgearbeitete Konzept der Entwicklungsaufgaben.

3.7 Entwicklungsphasen des Kindes

Zu 1.

Das Grenzsteinprinzip des Entwicklungsneurologen Richard Michaelis ist ein **Beobachtungsverfahren der kindlichen Entwicklung,** um bei Nichterreichen der altersgerechten Entwicklungsziele frühzeitig Auffälligkeiten und Risiken zu erkennen und eine spezifische Diagnostik einzuleiten. Unter Angabe einer Altersgrenze sind die von der Mehrheit der Kinder der westlichen Population bis zu diesem Zeitpunkt erreichten Entwicklungsziele aufgeführt. Wird der Verdacht der Entwicklungsverzögerung in einem zweiten diagnostischen Schritt geklärt, kann frühzeitig unterstützend eingegriffen werden.

Die Grenzsteine werden in sechs Lebensbereichen jeweils im Alter von 18 Monaten, 3 Jahren und 5 Jahren beobachtet und bestimmt:

- Körpermotorik
- Hand-Finger-Motorik
- Sprachentwicklung
- Kognitive Entwicklung
- Soziale Kompetenz
- Emotionale Kompetenz

Zu 2.

In dem Konzept der Entwicklungsaufgaben geht Havighurst davon aus, dass der Mensch sich in jedem Alter **Herausforderungen stellt** und damit **Entwicklungsaufgaben selbst konzipiert,** um seine Fähigkeiten zu erweitern. Diese Entwicklungsaufgaben unterliegen unterschiedlichen Einflussfaktoren, die in der Person oder in der Umwelt begründet sind. Die sogenannten **biopsychosozialen Faktoren,** z. B. Pubertät, hormonelle Veränderungen, Verletzungen, eigene Normen und Werte, die soziale Rolle oder körperliche Veränderungen, können die Entwicklungsaufgaben und deren Erfüllung beeinflussen. Havighurst definierte Altersspannen, in denen die Entwicklungsaufgaben am besten zu bewältigen sind. Vor allem im Säuglings- und Kindesalter bauen Entwicklungsaufgaben aufeinander auf, während diese ab dem Jugendalter eher variabel und zu späteren Zeitpunkten nachgeholt werden können. Ziel ist es, Schwierigkeiten bei der Bewältigung der Entwicklungsaufgaben zu erkennen und Kinder und Jugendliche dabei zu unterstützen.

3.8 Einwilligungsfähigkeit des Kindes und Sorgeberechtigte

Kinder müssen in pflegerische Entscheidungen mit einbezogen werden. Hier stellt sich jedoch rechtlich die Frage, inwieweit ein Kind entscheidungs- und einwilligungsfähig ist. Gerade wenn die Meinungen auseinandergehen und Eltern anders entscheiden möchten, kann es zu Konflikten im Familiensystem führen. Hier ist ein behutsames Vorgehen ratsam, denn es geht zunächst nicht darum, wer recht oder unrecht hat. Vielmehr muss **jeder Standpunkt gehört** und aus einer rein fachlich-professionellen Sichtweise heraus **ergänzt** und unter Umständen auch **korrigiert** werden. Nur wer umfangreich und ausreichend informiert ist, kann seine Entscheidung nach Abwägungsprozessen voll informiert und verantwortlich treffen. **Rechtlich** gibt es dabei einiges zu beachten.

Erläutern Sie den Begriff Geschäftsfähigkeit und machen Sie Angaben zum Alter.

3.8 Einwilligungsfähigkeit des Kindes und Sorgeberechtigte

Unter Geschäftsfähigkeit versteht man die Fähigkeit, **verbindlich Rechtsgeschäfte einzugehen.** Rechtsgeschäfte beinhalten nicht nur Verträge, sondern auch Dienstleistungen wie den Besuch beim Friseur oder den Kauf eines Eises in der Eisdiele.

Die Geschäftsfähigkeit wird eingeteilt in:

- **Geschäftsunfähigkeit:**
  - Bis zur Vollendung des 7. Lebensjahrs.
  - Oder wenn der freie Wille nicht gebildet werden kann, z. B. bei medizinisch diagnostizierter andauernder Störung der Geistestätigkeit, wobei hier einzelne Ausnahmen gelten.
- **Beschränkte Geschäftsfähigkeit:**
  - Kinder im Alter von 7 bis zum 17.Lebensjahr gelten als beschränkt geschäftsfähig.
  - Für Rechtsgeschäfte, die Nachteile für die Minderjährigen haben können, müssen die Eltern im Vorfeld die Zustimmung oder nachträglich die Genehmigung erteilen, sonst sind die Rechtsgeschäfte unwirksam.
  - Bezahlen Kinder mit ihrem Taschengeld, sind Geschäfte rechtswirksam.
- **Volle Geschäftsfähigkeit:**
  - Ab 18 Jahren.
  - Eingegangene Rechtsgeschäfte sind voll wirksam.

3.8 Einwilligungsfähigkeit des Kindes und Sorgeberechtigte

Erklären Sie den Begriff Einwilligungsfähigkeit und geben Sie ein Beispiel für die Einwilligung beim Kind.

3.8 Einwilligungsfähigkeit des Kindes und Sorgeberechtigte

Bei der Einwilligungsfähigkeit handelt es sich um die **Fähigkeit, in Maßnahmen einzuwilligen, die z. B. Rechtsgüter wie die körperliche Unversehrtheit verletzen.** Einwilligungsfähig ist, wer die Maßnahmen vollumfänglich versteht, die Risiken abwägen und auf dieser Grundlage eine entsprechende Entscheidung treffen kann. Bei Kindern ist der **Reifegrad** entscheidend. In der Regel werden Kinder ab 14 Jahren mit der bestimmten geistigen und sittlichen Reife, die eine solche Entscheidung benötigt, einwilligungsfähig, wobei hier auch die Schwere der Erkrankung oder der medizinisch-pflegerischen Eingriffe eine Rolle spielen. Personensorgeberechtigte sollen zusätzlich mit entscheiden. So kann ein 14-Jähriger Junge mit entsprechender Reife in die pflegerische Unterstützung zur Körperpflege einwilligen oder diese ablehnen. Geht es allerdings z. B. um eine Operation, dessen Umfang und Tragweite nicht verstanden werden können, so entscheiden die Personensorgeberechtigten.

Sorgeberechtigt sind beide Eltern, wenn sie verheiratet sind oder die gemeinsame Sorge erklärt haben. Bei Alleinerziehenden muss vorab abgeklärt werden, wer von den Elternteilen sorgeberechtigt und damit einwilligungs- und unterschriftsfähig ist. Ein entsprechender Bescheid muss durch den Sorgeberechtigten vorgelegt werden und dies ist auch in der Anamnese oder Pflegedokumentation festzuhalten. In lebensgefährlichen Notfallsituationen ist ein medizinisch-pflegerischer Eingriff als rechtfertigender Notstand zu werten und erlaubt.

3.9 Bauchschmerzen bei Kindern

Generell kann **Schmerz** als ein **komplexes und subjektives Ereignis** beschrieben werden, welches unterschiedlichen Ursprungs sein kann. Jeder Schmerz muss als Warnsignal des Körpers gedeutet und ernst genommen werden. Bei **Kindern** kommt die Besonderheit dazu, dass sie sich bis etwa zum 8. Lebensjahr nicht genau zur Lokalisation und Stärke oder Art des Schmerzes äußern können. Allgemeines Unwohlsein oder anders verortete Schmerzen werden dann häufig als **diffuser Bauchschmerz,** meist im Nabelbereich *(periumbilikal),* definiert. Bauchschmerzen im Kindesalter dürfen nicht bagatellisiert werden, da akute Erkrankungen dahinterstecken können oder bei Nichtbehandlung die Gefahr der Chronifizierung von Bauchschmerzen besteht.

1. Definieren Sie die Beschreibung „funktionelle chronische Bauchschmerzen“ und geben Sie mögliche Ursachen an.

2. Beschriften Sie die Abbildung der Bauchorgane.

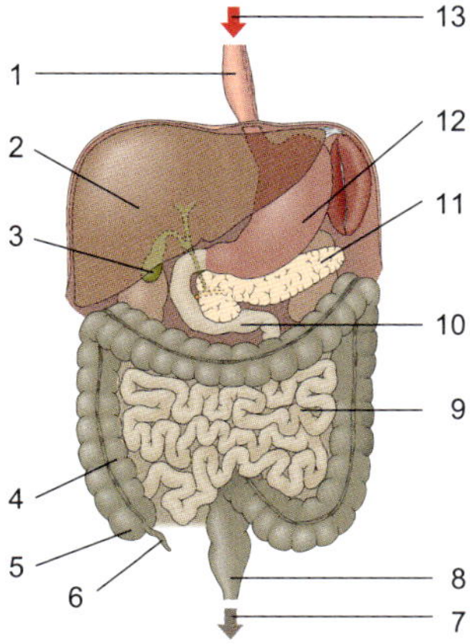

Abb. 3.1 Übersicht über die Bauchorgane [L190]

3.9 Bauchschmerzen bei Kindern

Zu 1.

Funktionelle chronische Bauschmerzen sind Bauchschmerzen, die **wöchentlich mindestens einmal** aufkommen und **länger als 2 Monate** bestehen. Funktionellen chronischen Bauchschmerzen liegen **keine Erkrankungen** zugrunde.

- Vor allem im Kindes- und Jugendalter können Bauchschmerzen ein Stress- oder Angstsymptom sein. Hier wird die psychische Komponente von Schmerz deutlich. Dies kann sich wiederum in Magenschleimhautentzündungen niederschlagen.
- Nicht zu unterschätzen sind auch Bauchschmerzen aufgrund von Obstipation und Stuhlverhalt. Insbesondere wenn Kinder dem Stuhldrang nicht gleich folgen, sich wenig bewegen oder nicht ausreichend trinken sowie obst- und ballaststoffreich essen, kann es hier zu Problemen kommen.
- Ein **Colon irritabile** liegt bei reizdarmähnlichen Beschwerden wie Bauchkrämpfen, Blähungen und Völlegefühl vor. Die Defäkation schafft etwas Erleichterung. Der Stuhlgang besitzt eine Schleimauflage und ist in seiner Konsistenz verändert.
- Kommt es regelmäßig nach dem Verzehr von Milchprodukten zu Bauchschmerzen, muss an Unverträglichkeiten wie z. B. eine Laktoseintoleranz gedacht werden.
- Sensible oder leicht erregbare Kinder können bei sehr beängstigenden oder außergewöhnlich freudigen, aufregenden Ereignissen mit extremen Bauschmerzen reagieren. Sie krümmen sich, weinen oder schreien und neigen sogar zum Kollaps.

Zu 2.

1 Speiseröhre *(Ösophagus)*
2 Leber *(Hepar)*
3 Gallenblase *(Vesica biliaris, Vesica fallea)*
4 Dickdarm: Kolon (Grimmdarm)
5 Dickdarm: Blinddarm *(Caecum)*
6 Dickdarm: Wurmfortsatz des Blinddarms *(Appendix vermiformis)*
7 Stuhl *(Faeces)*
8 Mastdarm *(Rektum)*
9 Dünndarmkonvolut (Gekrösedarm)
10 Dünndarm: Duodenum (Zwölffingerdarm)
11 Bauchspeicheldrüse *(Pankreas)*
12 Magen *(Gaster, Ventriculus)*
13 Nahrung

3.10 Appendizitis

Unter einer Appendizitis versteht man eine **Entzündung des Appendix vermiformis,** eines kleinen, wurmähnlichen Anhängsels des Blinddarms *(Caecum).* Der Blinddarm bildet den ersten Dickdarmabschnitt und ist wichtig für die Verdauung, während der Appendix keine Verdauungs-, sondern eine immunregulatorische Funktion besitzt. Als Anhängsel am blinden Ende des Darms bildet er eine Sackgasse und kann sich aufgrund der gegebenen Verhältnisse leicht entzünden, da das Appendixlumen klein ist und dorthin gelangender Kot einen guten Nährboden für Bakterien bildet. Aufgrund seiner fehlenden Verdauungsfunktion kann der Appendix veriformis bei einer entzündlichen Obstruktion problemlos entfernt werden. Die Appendizitis tritt meist **plötzlich** und häufig im Kinder- und Jugend- sowie im jungen Erwachsenenalter auf. Besondere Gefahr geht von einer perforierten Appendizitis aus, bei der Darminhalt und Bakterien in die Bauchhöhle gelangen und dort lebensgefährliche Komplikationen verursachen.

1. Zählen Sie die typischen Symptome der Appendizitis auf und nennen Sie Besonderheiten bei Kindern.

2. Geben Sie Hinweise zum pflegerischen Vorgehen bei der Therapie der akuten Appendizitis in der Pädiatrie.

3.10 Appendizitis

Zu 1.

- Akutes Abdomen
- Zunächst diffuse epigastrische und periumbilikale (den Bauchnabel umgebende) Schmerzen
- Schmerzwanderung in den rechten Unterbauch
- Nausea und Emesis
- Inappetanz
- Stuhlverhalt
- Fieber

Zusätzliche **Besonderheit bei Kindern:**

- Gekrümmte Haltung
- Schmerzvermeidendes Verhalten: Hüpfen und Springen sind nicht mehr möglich

Zu 2.

- Pädiatrische Dosierung von Antibiotika und Analgetika beachten
- Engmaschige Krankenbeobachtung und Vitalwertkontrolle nach Aufnahme
- Absolute Nahrungskarenz, Bettruhe
- Vorbereitung für das legen eines i. v. Zugangs (Material und ggf. anästhesierende Salbe) und Überwachung der parenteralen Volumensubstitution
- Angemessene Analgesie in der akuten Phase und postoperativ, z. B. mit Metamizol oder Ibuprofen
- Überwachung der ärztlich angeordneten Antibiotikatherapie
- Vorbereitung zur laparoskopischen Appendektomie

3.11 Akutes Abdomen

Das akute Abdomen ist eine **Bezeichnung für abdominelle Symptome** wie stärkste Bauchschmerzen bei gleichzeitiger Abwehrspannung des Bauchs. Es geht meist mit einem prallen oder bretthарten Bauch, Übelkeit und Erbrechen bis hin zu Kreislaufstörungen einher und stellt immer eine Notfallsituation dar. Dem akuten Abdomen können unterschiedliche, zum Teil lebensgefährliche Grunderkrankungen zugrunde liegen. Eine der häufigen Ursache für ein akutes Abdomen ist die **Peritonitis** bei perforierter Appendizitis.

1. Zählen Sie weitere Ursachen für ein akutes Abdomen auf.

2. Geben Sie pflegerische Maßnahmen im Rahmen der OP-Vorbereitung an.

3.11 Akutes Abdomen

Zu 1.

- Bauchtrauma
- Blutungen in die Bauchhöhle durch Organrupturen
- Organentzündungen, z. B. Cholezystitis, Divertikulitis, Morbus Crohn
- Perforierte Ulzera
- Ileus
- Nieren- und Gallenkoliken
- Eileiterschwangerschaften
- Hodentorsion

TIPP

Eine Komplikation der perforierten Appendizitis stellt die bakterielle Peritonitis dar. Der Betroffene zeigt ein akutes Abdomen und muss meist durch eine sofortige Operation behandelt werden. Nach der Ursachenbeseitigung wird die Bauchhöhle gespült und die Ableitung von Sekret über Drainagen gewährleistet. Meist wird ergänzend eine systemische Antibiotikatherapie angeordnet.

Zu 2.

- Dokumente zur Aufklärung und Einverständniserklärung vorbereiten
- Vollständige Unterlagen vorbereiten
- Körperpflege, Toilettengang anbieten
- Haartrimmung im Operationsfeld nach Einrichtungsstandard oder Absprache mit dem OP
- Ggf. Abführmaßnahmen, wenn Schmerzzustand und Situation dies erlauben
- Vitalzeichenkontrolle
- Nahrungs- und Flüssigkeitskarenz (Ausnahme: schluckweise Wasser zur Einnahme der Prämedikation) überwachen
- Ggf. Schmuck ablegen lassen und sichern
- Ggf. lose Zahnspangen herausnehmen lassen und aufbewahren
- Prämedikation verabreichen
- Kuscheltiere/-decke im Bett lassen
- Eltern und Kind in Gesprächen begleiten und aktuell informieren

3.12 Laparoskopie

Die Laparoskopie ist ein **minimalinvasives chirurgisches Verfahren** zu diagnostischen und therapeutischen Zwecken. Diese sogenannte **Bauchspiegelung** erfolgt in Vollnarkose und erfordert drei kleine Inzisionen, über die jeweils das Laparoskop und die benötigten Instrumente eingeführt werden. Dann wird Kohlendioxid oder Helium in die Bauchhöhle eingebracht, um eine bessere Einsicht und Instrumentenhandhabe zu erreichen. Häufig sind bei ausreichender Wachheit und Kreislaufstabilität Erstmobilisation und Nahrungsaufnahme schon am OP-Abend möglich. Wurde ein größerer Eingriff nötig, erfolgt die Erstmobilisation in der Regel nach 24 Stunden.

1. Ordnen Sie die nachfolgenden Begriffe den Beschreibungen in der Tabelle zu.

Inhalationsnarkose, Analgosedierung, Allgemeinanästhesie, Regionalanästhesie, Sedierung

	Betäubung einer Körperregion durch Einspritzen eines Lokalanästhetikums
	Vollnarkose, tiefer Schlaf, ausgeschaltetes Schmerz- und Bewegungsempfinden, meist als Inhalationsnarkose
	Narkotika werden über die Atemluft aufgenommen, sogenannte Narkosegase wirken schnell und können gut gesteuert werden; zur Anwendung kommen Masken, Larynxmasken oder Tuben zur Intubation
	Verabreichung dämpfender Beruhigungsmittel
	Zusätzlich zu den dämpfenden Beruhigungsmitteln werden Schmerzmittel verabreicht

Tab. 3.1a Begriffsbestimmung

2. Geben Sie eine postoperative Besonderheit nach einer Laparoskopie an.

3.12 Laparoskopie

Zu 1.

Regionalanästhesie	Betäubung einer Körperregion durch Einspritzen eines Lokalanästhetikums
Allgemeinanästhesie	Vollnarkose, tiefer Schlaf, ausgeschaltetes Schmerz- und Bewegungsempfinden, meist als Inhalationsnarkose
Inhalationsnarkose	Narkotika werden über die Atemluft aufgenommen, sogenannte Narkosegase wirken schnell und können gut gesteuert werden; zur Anwendung kommen Masken, Larynxmasken oder Tuben zur Intubation
Sedierung	Verabreichung dämpfender Beruhigungsmittel
Analgosedierung	Zusätzlich zu den dämpfenden Beruhigungsmitteln werden Schmerzmittel verabreicht

Tab. 3.1b Begriffsbestimmung

Zu 2.

Durch das eingeleitete Gas während der Laparoskopie kann es zu postoperativen Schmerzen unterhalb des Zwerchfells bis zum Nacken kommen. Meist werden von den Betroffenen Verspannungen und muskelkaterähnliche Schmerzen im Nacken und Schulterbereich genannt. Dies ist kein Grund zur Sorge: Das Gas wird vom Körper resorbiert und abgeatmet, und so verschwinden nach 2–3 Tagen auch die unangenehmen Schmerzen. Unterstützt werden kann dieser Prozess durch eine frühe Mobilisation und angenehme Positionierungen im Bett. Gegen das subjektive Gefühl des Blähbauchs oder bei Übelkeit können Tees und (zuckerfreie) Kaugummis helfen.

3.13 Übernahme aus dem Aufwachraum

Bei Übernahme aus dem Aufwachraum werden der zuständigen Pflegefachperson **alle wichtigen Informationen,** die nötig sind, um eine gesicherte Übernahme und angemessene weiterführende Interventionen zu gewährleisten, mitgeteilt. Die Pflegefachperson **prüft** die **Identität** durch Abgleichen von Namen und Alter. Bereits vor der Übernahme wurde das **Patientenzimmer vorbereitet,** d. h., der Bettplatz gerichtet, die Rufvorrichtung geprüft, Mess- und Überwachungsgeräte bereitgelegt und ggf. eine Beatmungsmaske und Sauerstoff für den Notfall bereitgelegt.

1. Schildern Sie den Ablauf bei Übernahme des Pflegeempfängers aus dem Aufwachraum.

2. Nennen Sie die Inhalte der 4er-Regel für die postoperative Überwachungsphase.

3.13 Übernahme aus dem Aufwachraum

Zu 1.

- Identitätsprüfung durch Abgleich der Stammdaten
- Übergabe zu
  - Art und Verlauf von Anästhesie und OP
  - ggf. aufgetretenen Komplikationen
  - der Aufwachphase, bezüglich Dauer, Vitalzeichen, notwendiger Medikamentenverabreichungen oder Interventionen sowie aufgekommener Beschwerden, z. B. Nausea und Emesis
- Gemeinsame Sichtung der Zu- und Abgänge (z. B. peripherer Venenverweilkanülen, Katheter und Drainagen)
- Weitere Informationen zur Nachbehandlung (z. B. verordnete Schienen, Positionierung, Belastungsgrenzen, Infusionstherapie, Antibiotikagabe, Kontrolluntersuchungen)
- Kontrolle der Vollständigkeit der Unterlagen
- Sicherung der Zu- und Ableitungen, Infusionen und Drainagen für den Transport
- Überwachung von Ansprache und Reaktionen
- Sichere Gestaltung des Rücktransports (ggf. Notfallbeatmungsbeutel mitführen, Anstoßen und zu schnelles Fahren des Patientenbetts vermeiden)

Zu 2.

4 × alle 15 Minuten in der 1. Stunde
4 × alle 30 Minuten in der 2. und 3. Stunde
4 × alle 60 Minuten in der 4. bis 7. Stunde
1 × alle 4 Stunden von der 8. bis 11. Stunde

TIPP

Bei stabilen Vitalzeichen werden ab dem 1. Post-OP-Tag noch 2–3 × tgl. Werte erhoben.

3.14 Pulsmessung

Der Puls entsteht durch den **Herzschlag.** Mit jedem Herzschlag wird Blut in das arterielle Gefäßsystem des gesamten Körpers gedrückt. Diese Druckwelle ist besonders an den Körperstellen zu erspüren, an denen Arterien dicht unter der Haut verlaufen. Die Pulsfrequenz kann **manuell palpiert** oder mit einer nicht invasiven transkutanen Messmethode, einer sogenannten **Pulsoxymetrie,** erhoben werden. Letztere sollte jedoch in erster Linie der Erhebung der partiellen Sauerstoffsättigung (S_PO_2) dienen, da nur manuell erhobene Pulswerte Aussagen zu Pulsrhythmus und -qualität machen können. Erst durch die Bestimmung von **Frequenz, Qualität** (Füllzustand) und **Rhythmus** ergibt sich ein Gesamtbild, welches Rückschlüsse auf die Herz-Kreislauf-Situation erlaubt. Ausnahmen gelten bei der Pflege von schwerstkranken Kindern und Erwachsenen, da die Geräte dort bereits geringe Schwankungen hoch sensibel registrieren können.

1. Beschriften Sie die Abbildung mit den korrekten Bezeichnungen der Pulsmessstellen.

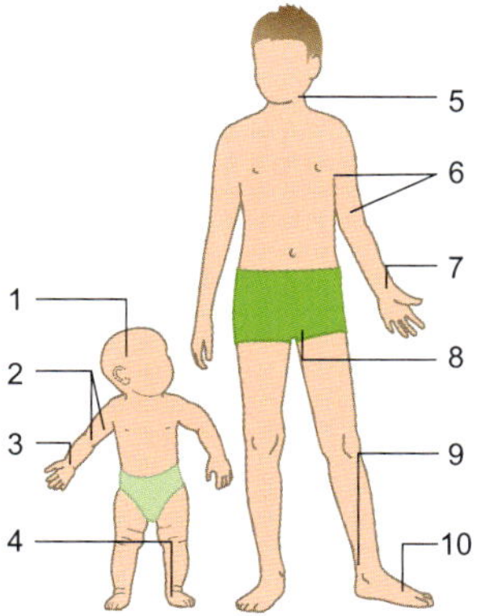

Abb. 3.2 Zur Messung des Pulses geeignete Körperstellen [L138]

2. Geben Sie die altersgerechten Normwerte der Pulsfrequenz an.

3.14 Pulsmessung

Zu 1.

1 A. temporalis
2 A. brachialis
3 A. radialis
4 A. tibialis posterior
5 A. carotis
6 A. brachialis
7 A. radialis
8 A. femoralis
9 A. tibialis posterior
10 A. dorsalis pedis

Zu 2.

Neugeborenes	140/Min. (100–180/Min.)
Älterer Säugling	120/Min. (80–150/Min.)
Kleinkind	110/Min. (75–130/Min.)
Kindergartenkind	100/Min. (75–120/Min.)
Schulkind	90/Min. (70–110/Min.)
Jugendlicher	75/Min. (50–100/Min.)
Erwachsener	70/Min. (50–90/Min.)
Alter Mensch	80/Min. (60–80/Min.)
Altersgerechte Normwerte haben immer einen gewissen Spielraum und sind mitunter abhängig von Form, Fitness und Situation, in der sie erhoben werden.	

Tab. 3.2 Altersgerechte Pulsnormwerte

3.15 Postoperative Pflege und Überwachung

Die postoperative Pflege umfasst alle **Maßnahmen zur Sicherung der Vitalfunktionen** und **Einleitung des Genesungsprozesses.** Sie dient u. a. der engen Überwachung der Pflegeempfänger. Wie diese Phase ausgestaltet wird, hat zum Teil große Auswirkungen auf den weiteren Verlauf. Besondere Risiken, die durch invasive Maßnahmen entstehen, z. B. die hohe Infektionsgefahr bei Wunden und Kathetern oder die Einschränkungen des Kreislaufsystems und der Atmung, die durch Narkosenachwirkungen und Bewegungseinschränkungen entstehen, müssen erkannt, erfasst und präventiv pflegerisch berücksichtigt werden.

1. Beschreiben Sie die wichtigen postoperativen Überwachungsparameter.

2. Gehen Sie auf die Besonderheiten der postoperativen Pflege bei Kindern ein.

3.15 Postoperative Pflege und Überwachung

Zu 1.

- Vigilanz (Ist der Pflegeempfänger wach und ansprechbar? Reagiert er? Ist er orientiert?)
- Atmung, Puls, Blutdruck und Temperatur (in den ersten 3 Post-OP-Tagen bis 38,5 °C normal)
- Urinausscheidung (Spontanurin bis spätestens 8 Std. nach OP)
- Kontrolle von Zugängen und ggf. Infusionen
- Kontrolle von Abgängen (z. B. Drainagen und Kathetern) auf Art, Lage, Funktion und Befestigung
- Kontrolle ablaufender Sekrete und Ausscheidungen auf Menge, Farbe, Beschaffenheit, Geruch und Konsistenz
- Kontrolle von Wund- oder Gipsverbänden auf Lage, Sitz, Nachblutungen; Kontrolle der umgebenden Haut und Hautanhangsgebilde auf ausreichende Durchblutung, Sensibilität und ggf. Beweglichkeit
- Schmerzüberwachung: Erfassung von Lokalisation, Schmerzintensität, Beschreibung des Schmerzes, Dauer, eingeleiteten Maßnahmen, Schmerzverlauf

Zu 2.

- Eltern sollen bereits im Aufwachraum ihr Kind begleiten dürfen.
- Bei Übelkeit und Erbrechen ist auf ausreichende Aspirationsprophylaxe zu achten (z. B. Positionierung in Seitenlage).
- Das Schmerzerleben ist genau zu beobachten, da Schmerzäußerungen u. U. noch nicht adäquat möglich sind.
- Da Kinder in der Aufwachphase häufig desorientiert und unruhig sind und sich so u. U. Drainagen und Zugänge ziehen, ist die vorherige behutsame Information von Eltern und Bezugspersonen nötig. Sie sind darauf hinzuweisen, das Kind nicht allein zu lassen und ihm dennoch die Ruhe zu gewähren, die es in dieser Phase zur Erholung braucht.
- Bei Bedarf ist zusätzlich eine Wärmedecke bereitzulegen; Neugeborene und Säuglinge werden im Inkubator oder Wärmebett versorgt.

3.16 Umgang mit Drainagen

Es gibt unterschiedliche Drainagen, die intraoperativ gelegt werden. Drainagen dienen u. a. dem **Abfluss von Wundsekret und Blut,** zur **Infektionsprophylaxe** und **Wundheilungsförderung.** Sie bestehen aus unterschiedlichen Materialien und können mit zusätzlichem Sogmechanismus ausgestattet sein (z. B. Redondrainagen). Da Drainagen immer einen direkten Zugang ins Körperinnere darstellen, ist besondere Sorgfalt bei der Versorgung geboten. Bei intraabdominellen Operationen kommt meist die Robinson-Drainage zum Einsatz, ein geschlossenes Wunddrainagesystem ohne Sog. In der Regel werden bei Kindern Drainagen mit kleinstmöglichem Lumen gelegt und zusätzlich mit Pflasterzügen fixiert, um ein Herausrutschen oder -ziehen zu vermeiden.

1. Zählen Sie wichtige hygienische Grundsätze im Umgang mit Drainagen auf.

2. Geben Sie wichtige Hinweise zur pflegerischen Versorgung bei liegender Robinson-Drainage.

3.16 Umgang mit Drainagen

Zu 1.

- Vor und nach Tätigkeiten erfolgt immer eine hygienische Händedesinfektion.
- Die Drainageeintrittsstelle ist immer aseptisch zu behandeln und steril zu verbinden.
- Das Tragen von Einmalhandschuhen ist beim Wechsel von Flaschen und Beuteln oder Ablassen von Flüssigkeiten unbedingt notwendig.
- Der Wechsel von Redonflaschen hat unter Herstellerangaben und sterilen Kautelen zu erfolgen. Das bedeutet, dass Kontaminationen der Verbindungsschläuche verhindert werden müssen.
- Das Ablegen der Drainagen im oder am Bett des Pflegeempfängers ist zu Transportzwecken oder bei Drainagen mit Sog erlaubt.
- Der Fußboden gilt grundsätzlich als kontaminierte und keimbesetzte Fläche. Das bedeutet, dass die Berührung mit dem Fußboden kontraproduktiv für die Reinhaltung des Systems ist. Zusätzliche Schutzbehälter schützen vor einer Kontamination und unbeabsichtigten Schäden.

Zu 2.

- Regelmäßige Kontrolle (mind. 1 × pro Schicht) des Wundsekrets auf Menge, Farbe, Konsistenz, Geruch und Beimengungen
- Ableitungsschlauch nicht abknicken oder in Schlaufen durchhängen lassen, da das Sekret nur unter Schwerkraft ablaufen kann
- Sekretbeutel unterhalb des Wundniveaus halten
- Auslassstutzen vor und nach Ablassen des Sekrets mit alkoholischem Desinfektionsmittel (z. B. Kodan) desinfizieren
- Täglicher aseptischer Verbandwechsel
- In der Regel nach 48 Stunden ziehen, wenn kein Sekret mehr nachläuft
- In den „normalen" Müll entsorgen

3.17 Aseptischer Verbandwechsel

Ein Verbandwechsel kann bei Kindern große Ängste auslösen. Der **spielerische Umgang** damit und **Ablenkung** können hier helfen. Beispielsweise kann man das Kind mit den Materialien und Instrumenten vertraut machen, indem man diese vorher zeigt und Anschauungsmaterial zum Anfassen bereithält – hier ist Kreativität gefragt. Je nach Alter und Entwicklungsstand kann z. B. zunächst ein gemeinsamer Verbandwechsel an einer Puppe oder einem Stofftier vorgenommen werden, bevor der Verband am Körper des Kindes erneuert wird. Aktives Miteinbeziehen und Erklärungen sind dabei wichtig, unflexibles Vorgehen und Festhalten sind unbedingt zu vermeiden und dürfen nur in Notfallsituationen zum Schutz des Lebens erfolgen. Prinzipiell gilt, dass ein Verbandwechsel immer unter **aseptischen Bedingungen** zu erfolgen hat, egal um welche Wundart es sich handelt.

Beschreiben Sie das Vorgehen bei einem aseptischem Verbandwechsel.

3.17 Aseptischer Verbandwechsel

- Hygienische Händedesinfektion und Vorbereitung der notwendigen Verbandmaterialien auf einem desinfizierten Wagen oder Tablett, sofern kein Verbandswagen genutzt wird.
- Vorbereitung von Flächendesinfektionstüchern, Handschuhen, Händedesinfektionsmittel, ggf. Mundschutz, Bettschutzes, Abwurf.
- Ablageflächen desinfizieren, Raum schaffen und vorbereiten (Zugluft vermeiden, Fenster schließen, Pflegeempfänger in angenehme Position bringen).
- Erneute hygienische Händedesinfektion und Anlegen der Schutzhandschuhe.
- Ggf. Bettschutz auflegen, alten Verband entfernen, Schutzhandschuhe ausziehen und verwerfen, erneute Händedesinfektion.
- Wundzustand begutachten, dabei nicht über der Wunde sprechen oder Mundschutz anlegen.
- Bei Verkrustungen mögliche Reinigung mit NaCl 0,9 % und sterilen Kompressen mittels Non-Touch-Technik (entweder mit sterilen Handschuhen oder sterilen Pinzetten).
- Bei primär heilenden Wunden Sprühdesinfektion mit einem alkoholischen Hautdesinfektionsmittel oder einem Schleimhautdesinfektionsmittel nach der Sprüh-Wisch-Sprüh-Methode. Nach dem ersten Desinfektionsdurchgang wird die Wunde reinigend abgewischt, nach dem zweiten Sprühstoß wird die Einwirkzeit abgewartet und nicht mehr gewischt.
- Die gesamte Wunde ausreichend reinigen. Größere Wunden sind abschnittsweise mit je einer sterilen Kompresse zu reinigen. Mit der Reinigung immer an der Wunde, Einstichstelle oder Inzision selbst beginnen und in Richtung Wundumgebung wischen oder tupfen. Hin- und Herbewegungen unbedingt vermeiden.
- Handschuhe oder Pinzette abwerfen und die sterile Wundauflage (Auswahl gemäß Wundsituation) mit einer neuen sterilen Pinzette auflegen.
- Eine spezielle Wundbehandlung z. B. mit antiseptischen Salben erfolgt nur nach ärztlicher Anordnung.
- Nach erfolgtem Verbandwechsel gebrauchte Materialien verwerfen oder wiederaufbereiten, den Pflegeempfänger (nach Wunsch) positionieren, Raum und Materialien nachbereiten.
- Wundstatus und Verbandwechsel korrekt dokumentieren.

3.18 Körpertemperatur

Die **Körperkerntemperatur,** also die Temperatur im Körperinneren, wird vom **Wärmeregulationszentrum im Hypothalamus** gesteuert. Durch ständigen Abgleich der Organ- und Umgebungstemperatur wirkt das Zentrum auf verschiedene Regulationsmechanismen des Körpers, um eine stabile Körperkerntemperatur von 37 °C aufrechtzuerhalten. So spielen z. B. die Gefäßengstellung *(Vasokonstriktion)* und die Muskelkontraktion eine große Rolle bei der Wärmeproduktion, während z. B. die Gefäßweitstellung *(Vasodilatation)* und das Schwitzen der Wärmeabgabe des Körpers dienen. **Neugeborene** haben noch besonders viel braunes Fettgewebe, welches eine schnelle Wärmeproduktion leisten kann. Allerdings sind Neugeborene bei der Temperaturregulation durch warme Kleidung oder angemessene Decken oder besser noch Schlafsäcke vor Kälteverlust zu schützen.

1. Beschreiben Sie geeignete Messstellen für die Erhebung der Körpertemperatur.

2. Geben Sie altersgemäße Normwerte der Körpertemperatur an und definieren Sie Fieber.

TIPP

Ein Zeichen dafür, dass das menschliche Abwehrsystem gegen Krankheitserreger ankämpft, ist Fieber. Gerade bei Kindern ist Fieber eine wichtige Reaktion und sollte nicht unbedingt sofort gesenkt werden, sofern es nicht zu hoch ist. Dem Fieber zugrunde liegen können verschiedene Krankheiten, am häufigsten jedoch Infektionen. Viel Ruhe, elterliche Fürsorge ausreichend Flüssigkeit und leichte Bekleidung machen Fieber für Kinder erträglicher.

3.18 Körpertemperatur

Zu 1.

- **Tympanal:** im äußeren Gehörgang mithilfe eines Ohrthermometers, vorwiegend bei Erwachsenen
- **An der Stirn:** mit einem Infrarot-Stirnthermometer, vorwiegend bei Erwachsenen
- **Axillar:** in der Achselhöhle, mit Digitalthermometern, wenig invasiv, vorwiegend in der Pädiatrie genutzt; bei Frühgeborenen < 1.500 g Geburtsgewicht kaum Unterschiede, ansonsten liegen Werte z. T. 0,5 °C unterhalb der Körperkerntemperatur
- **Rektal:** im Mastdarm, mit Digitalthermometern, sehr invasiv; besondere Vorsicht gilt bei Säuglingen unter 3 Monaten: Thermometer nur 1–2 cm einführen, um Verletzungen zu vermeiden. Bei Neugeborenen, Säuglingen und Kleinkindern wird eine rektale Messung in Seiten- oder Rückenlage mit angebeugten Beinen durchgeführt; **nicht** bei Neugeborenen mit Analatresie!
- **Sublingual:** unter der Zunge
- **Oral:** im Mund. Für Neugeborene und Säuglinge gibt es Beruhigungssauger mit integrierten Temperaturmesssonden
- **Inguinal:** in der Leistenbeuge
- **Vaginal:** in der Scheide
- **Dermal:** auf der Haut

Zu 2.

Frühgeborene	36,8–37,3 °C
Neugeborene	36,6–37,3 °C
Kinder, Jugendliche, Erwachsene	36,5–37,4 °C
37,5–37,9 °C = subfebril; 38–39 °C = febril; > 39,1 °C = hohes Fieber	

Tab. 3.3 Altersgemäße Temperaturnormwerte

3.19 Pflege bei Fieber

Während Neugeborene und Säuglinge noch kein kompensatorisches Kältezittern aufzeigen, können Kleinkinder bereits bei **Fieberanstieg** mit **Schüttelfrost** reagieren. Dies ist ein Versuch des Körpers, Wärme zu produzieren und die Temperaturunterschiede, die vom Wärmeregulationszentrum gemeldet werden, auszugleichen. Gerade bei Fieberanstieg sind die Betroffenen durch Wärme von außen, z. B. mit zusätzlichen Decken, warmer Kleidung und warmen Getränken zu unterstützen.
Vor allem die Eltern bemerken recht früh **Veränderungen** bei ihrem Kind, wenn dieses fiebert. So ist es meist still und wirkt angeschlagen, seine Augen sind glasig, Hände und Füße können kalt, die Haut an Gesicht und Hals sowie der Bauch heiß und auch stark gerötet sein. Das Kind zeigt Inappetanz und hat eine beschleunigte Atem- und Pulsfrequenz aufgrund des erhöhten Sauerstoffbedarfs und des beschleunigten Stoffwechsels. Die Pflege richtet sich immer nach den Phasen des Fiebers.

1. Geben Sie die Fieberphasen an.

2. Führen Sie die pflegerischen Maßnahmen bei hohem Fieber auf.

3.19 Pflege bei Fieber

Zu 1.

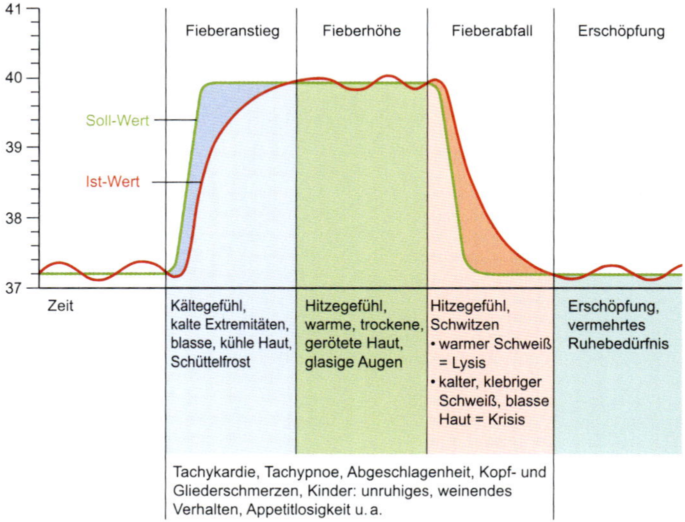

Abb. 3.3 Fieberphasen. Der Ist-Wert gibt die tatsächliche Körpertemperatur an, der Soll-Wert die vom Wärmeregulationszentrum vorgegebene Temperatur [L143]

Zu 2.

- Angenehme Raumtemperatur
- Leichte Decken
- Ausreichend Flüssigkeitszufuhr, viel trinken lassen
- Kühle Waschlappen für die Stirn anbieten
- Kühle Waschungen anbieten
- Wadenwickel durchführen
- Vitalzeichen überwachen und darauf achten, dass das Fieber nicht zu schnell abfällt, da dies sehr kreislaufbelastend ist und zu einem Kreislaufschock führen kann
- Antipyretika nach ärztlicher Anordnung verabreichen
- Obst und leichte Kost anbieten

3.20 Wadenwickel zur Fiebersenkung

Sowohl in der Erwachsenenpflege als auch in der pädiatrischen Pflege spielen nicht medikamentöse pflegerische Maßnahmen zur Fiebersenkung eine **wichtige supportive Rolle,** zumal insbesondere bei Kindern die Gabe von Antipyretika sorgfältig abgewogen wird. Doch in speziellen Krankheitssituation, bei sehr hohem Fieber oder starker Beeinträchtigung mit einer geringen eigenständigen Flüssigkeitszufuhr sowie bei auftretenden Fieberkrämpfen werden Antipyretika gewichtsadaptiert verabreicht.

Erklären Sie die Durchführung von Wadenwickeln als fiebersenkende Maßnahme.

3.20 Wadenwickel zur Fiebersenkung

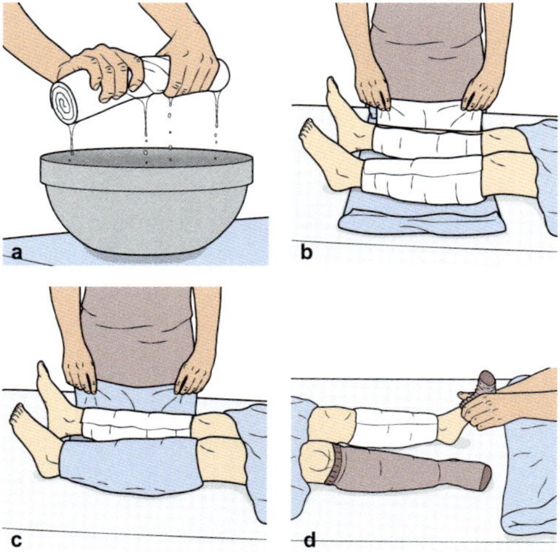

Abb. 3.4 Durchführung von Wadenwickeln [L264]

Die Wassertemperatur muss kühler (max. 5–10 °C) als die gemessene Körpertemperatur sein. Zusätze wie Pfefferminztee oder Eukalyptusöl haben eine kühlende Wirkung.

a) Eine Schüssel mit Wasser vorbereiten und wärmedurchlässige Tücher ins Wasser tauchen und auswringen
   Den Pflegeempfänger informieren, seine Unterschenkel aufdecken und einen wasserundurchlässigen Bettschutz unter dessen Beine legen
b) Nasse Tücher locker um die Unterschenkel legen, dabei Gelenke aussparen und darauf achten, dass sich keine Falten bilden
c) Bei Erwachsenen und älteren Kindern Frotteehandtücher über die nassen Tücher wickeln, um eine zu schnelle Verdunstung zu vermeiden
d) Bei Kleinkindern Kniestrümpfe überziehen

Feuchte Tücher nach ca. 10 Min. wechseln und Vorgang bis zu 6 × pro Stunde wiederholen. Währenddessen Krankenbeobachtung, im Anschluss Temperaturkontrolle durchführen.

3.21 Fieberkrampf

Steigt das Fieber rasch und sehr hoch an, können Kinder einen Krampfanfall (Fieberkrampf) bekommen. Dieser ist ein meist **tonisch-klonisch generalisierter Anfall,** dauert häufig länger als neurologisch bedingte Krampfanfälle und klingt meist von selbst ab. Dennoch ist die Wirkung, vor allem auch auf Eltern und Bezugspersonen, nicht zu unterschätzen. Das Kind ist plötzlich **nicht ansprechbar,** seine **Muskeln** werden **steif und unbeweglich,** der **Blick starr.** Nach dieser anfänglichen tonischen Phase beginnen alle Muskeln des Körpers zu zucken. Meist ist der Anfall beendet, wenn die Muskeln sich entspannen und das Kind wieder ansprechbar, aber sehr müde ist. Besonders Kleinkinder im Alter bis zu 4 Jahren sind betroffen.

1. Zählen Sie die pflegerischen Maßnahmen bei einem Fieberkrampf auf.

2. Ordnen Sie exemplarisch den unterschiedlichen Erkrankungen typische Fieberverläufe zu.

Biphasisches Fieber, Kontinuierliches Fieber, Remittierendes Fieber, Intermittierendes Fieber

Erkrankung	Fieberverlauf
Pneumonien, Scharlach, Erysipel	____________________ Gleichbleibend hohes Fieber
Pyelonephritis, akutes rheumatisches Fieber, Sepsis	____________________ Temperatur abends höher als morgens
Pleuritis, Pyelitis, Sepsis	____________________ Hohe Temperaturspitzen im Tagesverlauf im Wechsel mit fieberfreien Phasen
Virusinfektionen wie Masern, Hepatitis oder Meningokokkensepsis	____________________ Über zwei Phasen ansteigende Temperatur

Tab. 3.4a Krankheitsbilder und deren typische Fieberverläufe

3.21 Fieberkrampf

Zu 1.

- Schutz vor Verletzungen
- Kind nicht allein lassen
- Über Rufvorrichtung Hilfe holen, Arzt informieren (lassen)
- Überwachung von Bewusstsein und Atmung
- Eltern unterstützen, Ruhe und Sicherheit vermitteln
- Verabreichung von Antikonvulsiva (krampflösenden Arzneimitteln) und Antipyretika (fiebersenkenden Arzneimitteln) nach ärztlicher Anordnung
- Einleitung weiterer fiebersenkender Maßnahmen
- Geschehen und Verlauf dokumentieren
- Vorbereitung für weitere Diagnostik zum Ausschluss anderer Ursachen für die Krämpfe nach ärztlicher Anordnung

Zu 2.

Erkrankung	Fieberverlauf
Pneumonien, Scharlach, Erysipel	**Kontinuierliches Fieber** Fieber ist gleichbleibend hoch
Pyelonephritis, akutes rheumatisches Fieber, Sepsis	**Remittierendes Fieber** Temperatur ist abends höher als morgens
Pleuritis, Pyelitis, Sepsis	**Intermittierendes Fieber** Hohe Temperaturspitzen im Tagesverlauf im Wechsel mit fieberfreien Phasen
Virusinfektionen wie Masern, Hepatitis oder Meningokokkensepsis	**Biphasisches Fieber** Über zwei Phasen ansteigende Temperatur

Tab. 3.4b Krankheitsbilder und deren typische Fieberverläufe

3.22 Infusionstherapie über PVK

Für eine verordnete Infusionstherapie wird ein entsprechender Zugang durch das ärztliche Personal gelegt. Pflegefachpersonen sind im Anschluss für die **Vorbereitung, Durchführung** und angemessene **Überwachung** der Infusionstherapie verantwortlich. Die Einstichstelle bei liegenden peripheren Verweilkanülen (PVK), anderen Zugängen, Kathetern und Sonden ist täglich auf **Entzündungszeichen** zu inspizieren. Dies gehört zur Infektionsprophylaxe und den Sicherungsmaßnahmen während des klinischen Aufenthalts. Auch muss die Pflegefachperson z. B. auf Hautveränderungen, allergische Reaktionen und mögliche **Paravasate** (entstehen bei ins Gewebe laufender Infusionsflüssigkeit) achten und korrekte Interventionen einleiten. Die Durchgängigkeit der Verweilkanülen muss kontrolliert und eine sichere Verabreichung der i. v. zu applizierenden Arzneimittel gewährleistet werden. Die Maßnahme umfasst auch die korrekte Dokumentation.

1. Machen Sie Angaben zu Kriterien der pflegerischen Versorgung der Einstichstelle bei liegender PVK unter Verwendung der aktuellen Empfehlungen der KRINKO und erklären Sie diese Abkürzung.

2. Geben Sie eine Rechenformel für die Berechnung der Tropfgeschwindigkeit bei Infusionen, die über Schwerkraftsysteme verabreicht werden, an.

3.22 Infusionstherapie über PVK

Zu 1.

Die Abkürzung KRINKO steht für die Kommission für Krankenhaushygiene und Infektionsprävention des Robert Koch-Instituts. Diese entwickelt Leitlinien, die u. a. in klinischen Standards verbindlich umgesetzt werden. In der Leitlinie zur „Prävention von Infektionen, die von Gefäßkathetern ausgehen" werden u. a. folgende evidenzbasierte Empfehlungen gegeben:

- Eintrittsstelle bei Transparentverbänden 1 × pro Schicht inspizieren, ggf. palpieren, wenn konventionelle Pflaster- oder Gazeverbände genutzt werden.
- Verbandwechsel regelmäßig unter aseptischen Bedingungen durchführen:
  - Konventionelle Verbände alle 72 Stunden
  - Folienverbände immer nach Angaben der Hersteller, meist alle 7 Tage
  - Immer bei Verschmutzung, Ablösung, Durchfeuchtung, Blutung oder Verdacht auf Infektionen
- Die Eintrittsstelle ist mit einem Octenidin- oder CHX-haltigem Antiseptikum zu behandeln.
- Der Verband muss im Bereich der Eintrittsstelle steril gehalten werden.
- Zum Offenhalten soll anstelle eines Mandrins ein Extensionsset angebracht und dieses mit steriler NaCl 0,9 % geblockt und einem sterilen Stopfen oder NFK verschlossen werden.

Zu 2.

Mögliche Formel:

$$1\ \text{ml} = 20\ \text{gtt. (Tropfen)}$$

$$\frac{\text{x ml} \times 20\ \text{gtt.}}{\text{Infusionsdauer in Min.}} = \frac{\text{Tropfen pro Min.}}{60\ \text{Sek.}} = \text{Tropfen pro Sek.}$$

3.23 Händehygiene

Im stationären klinischen Setting ist die Einhaltung der Hygienepläne und -maßnahmen in besonderem Maße wichtig, um nosokomiale Infektionen und Übertragungen von Krankheitserregern zu vermeiden. Das **Infektionsschutzgesetz (IfSG)** und die Empfehlungen der Kommission für Krankenhaushygiene und Infektionsprävention (KRINKO) geben u. a. die inhaltlichen und rechtlichen Vorgaben für die Konkretisierung der Hygienemaßnahmen in den verbindlichen Hygieneplänen eines Krankenhauses. Diese beinhalten u. a. Vorgaben zur Hände- und Flächendesinfektion, zu Injektionen und Wundverbänden. Eine korrekte Händehygiene ist die **wirksamste Präventivmaßnahme** im medizinischen und pflegerischen Bereich.

1. Ergänzen Sie die Übertragungswege von Krankheitserregern auf den Menschen.

Kontaktinfektion	
Fäkal-orale Übertragung	
Tröpfcheninfektion	
Aerogene Infektion	
Parenterale Übertragung	
Sexuelle Übertragung	
Diaplazentare Übertragung	
Übertragung durch Vektoren	

Tab. 3.5a Übertragungswege

2. Beschreiben Sie wichtige Bedingungen, die bei einer korrekten hygienischen Händedesinfektion erfüllt sein müssen.

3.23 Händehygiene

Zu 1.

Kontaktinfektion	Direkt oder indirekt über kontaminierte Hände und Gegenstände
Fäkal-orale Übertragung	Schmierinfektionen durch Verschleppung infektiösen Stuhls
Tröpfcheninfektion	Durch Husten, Niesen oder Sprechen
Aerogene Infektion	Durch die Luft (meist winzige Tröpfchen, die lange schweben können)
Parenterale Übertragung	Durch Kontakt mit Blut (z. B. kontaminierte Kanülen oder Blutprodukte)
Sexuelle Übertragung	Durch Geschlechtsverkehr
Diaplazentare Übertragung	Während der Schwangerschaft von der Mutter auf das ungeborene Kind
Übertragung durch Vektoren	Durch lebende Organismen, meist Insekten (z. B. Stechmücken, Zecken, Flöhe)

Tab. 3.5b Übertragungswege

Zu 2.

- Verwendung einer ausreichenden Menge des Händedesinfektionsmittels (ca. 3–5 ml oder eine gefüllte Hohlhand)
- Einhaltung der vom Hersteller angegebenen Einwirkzeit (z. B. 30 Sek.)
- Benetzung der gesamten Hände
- Einreiben von Handinnen-und -außenflächen, Fingerkuppen und -zwischenräumen inklusive Daumen bis zum Handgelenk (Einreibemethode gemäß EN 1500)

3.24 Medikamentenmanagement

Das **Richten** ärztlich verordneter Medikamente, die **Verabreichung** und die Überwachung **der Einnahme** liegt im Aufgabenbereich von Pflegefachpersonen. Die Verantwortung beginnt bereits bei der angemessenen Lagerung von Medikamenten und Arzneimitteln und geht weiter bis zur Beobachtung der Wirkungen und Nebenwirkungen sowie der Einleitung notwendiger Interventionen bei aufkommenden Nebenwirkungen. Das fehlerhafte Richten und Verabreichen kann zu lebensbedrohlichen Auswirkungen beim Pflegeempfänger führen. Daher ist eine unbedingte Sorgfalt sicherzustellen und eine **Fehlerkultur** zu etablieren, die sicherstellt, dass Fehler offen kommuniziert werden, um handlungsfähig zu bleiben und Komplikationen rechtzeitig zu vermeiden. Ist das **orale Verabreichen** von Tabletten eingeschränkt und müssen diese gemörsert oder aufgelöst werden, ist unbedingt auf die Angaben des Beipackzettels zu achten. Alternativ können Medikamente mit anderen Applikationsformen ärztlich verordnet werden.

1. Stellen Sie das korrekte Vorgehen beim Richten von oral verordneten Medikamenten in einem Tablettendispenser dar.

2. Listen Sie einzelnen Punkte der 6-R-Regel zur qualitätssichernden Kontrolle der Medikamentenverabreichung auf.

3.24 Medikamentenmanagement

Zu 1.

- Desinfektion der Arbeitsfläche und hygienische Händedesinfektion durchführen
- Dispenser nach Hygieneplan der Einrichtung aufbereiten, darauf vermerkte Daten kontrollieren
- Medikamente der (bereits angebrochenen) Packung entnehmen, Verfallsdatum prüfen
- Bei Anbruch einer neuen Verpackung die mit dem kürzesten Verfallsdatum wählen
- Medikament 3 × überprüfen:
  - Beim Herausholen der Verpackung
  - Bei der Entnahme der Dosis
  - Beim Zurücklegen der Verpackung
- Medikament auf Auffälligkeiten, z. B. Veränderungen von Konsistenz, Farbe oder Geruch
- Medikament möglichst im Durchdrückblister belassen, um es vor der Verabreichung nochmals kontrollieren zu können
- Beim Drücken der Medikamente aus dem Blister, diese nicht mit der bloßen Hand berühren
- Nie Medikamente aus unterschiedlichen Verpackungen zusammenführen, da die Verfallsdaten nicht übereinstimmen
- Packungsbeilagen immer aufbewahren, bis der Inhalt der Packung aufgebraucht ist
- Medikamente zeitnah nachbestellen
- Gerichteten Medikamentendispenser bis zum Austeilen unter Verschluss halten

Zu 2.

- Richtiger Patient
- Richtiges Arzneimittel
- Richtige Dosierung/Konzentration
- Richtige Applikationsart
- Richtiger Zeitpunkt
- Richtige Dokumentation

3.25 Pflege bei Antibiotikatherapie

Der gezielte Einsatz von Antibiotika zur **Bekämpfung bakterieller Infektionen** kann Leben retten. Auch zur Infektionsprophylaxe kommen Antibiotika zum Einsatz, z. B. perioperativ. Es gibt zwar mittlerweile eine Vielzahl von unterschiedlichen Arzneimitteln dieser Gruppe, die verschiedene Wirkspektren abdecken und so bei zahlreichen Erkrankungen zum Einsatz kommen können, jedoch haben sich auch durch den unüberlegten Gebrauch von Antibiotika in der Tiermast und dem falschen Einsatz beim Menschen **Resistenzen** ausgebildet. Wie bei allen Arzneimitteln sind die Angaben zur korrekten Vorbereitung und Einnahme zu beachten. Ärztliche Anordnungen zur genauen Dosierung und zeitlichen Abständen sowie die festgelegte Therapiedauer sind unbedingt einzuhalten und zu überwachen. Eine Besonderheit in der **Pädiatrie** ist, dass Medikamente **gewichtsadaptiert** dosiert und verordnet werden.

1. Zählen Sie die Kriterien der systematischen Beobachtung während einer Antibiotikatherapie auf und begründen Sie diese.

2. Machen Sie Angaben zur korrekten Vorbereitung und Verabreichung von intravenös zu applizierenden Antibiotika.

3.25 Pflege bei Antibiotikatherapie

Zu 1.

- **Atmung:** Eine erschwerte Atmung kann ein Hinweis auf Schleimhautschwellungen als starke Überempfindlichkeitsreaktion sein.
- **Herz-Kreislauf-Situation, Temperatur:** um frühzeitig Wechselwirkungen mit anderen Medikamenten zu erkennen bzw. die Wirkung zu überprüfen.
- **Haut:** Veränderungen des Hautkolorits, insbesondere fleckige Rötungen und Exantheme, sowie Veränderungen der Hautstruktur wie Schwellungen *(Urtikaria)* und Pusteln können Zeichen einer allergischen Reaktion sein.
- **Eintrittsstelle** (bei i. v. Verabreichung): Entzündungszeichen und Verhärtungen können Hinweis auf Reizungen oder ein Paravasat sein.
- **Stuhlausscheidung, Magen-Darm-Beschwerden:** möglicherweise Durchfall, Übelkeit, Erbrechen durch die Einwirkung auf die physiologische Bakterienflora des Magen-Darm-Trakts.
- **Urinausscheidung:** möglicherweise starke, aber harmlose Verfärbungen des Urins (z. B. dunkles Orange bei Einnahme von Rifampicin).
- **Haut und Mundschleimhaut:** Gefahr der Pilz- und Soorinfektionen aufgrund der Schwächung der physiologisch schützenden Keimflora.

Zu 2.

- Kurzinfusion unmittelbar vor der Gabe vorbereiten, da die Haltbarkeit begrenzt ist.
- Nicht mit anderen Medikamenten oder Antibiotika mischen.
- Um die Dosierung einzuhalten, muss das Infusionssystem frei von Rückständen vorhergehender Infusionen sein. Dies ist mit einer Spülung, z. B. mit 50 ml NaCl 0,9 %, zu erreichen.
- Die Einnahmeintervalle sind unbedingt einzuhalten, um einen Wirkabfall oder -aufstau zu verhindern. Dazu müssen präzise Uhrzeiten angegeben und eingehalten werden.
- Die erste Gabe erfolgt unter kontinuierlicher Beobachtung. Bei Auffälligkeiten und Überempfindlichkeitsreaktionen wird die Infusion sofort unterbrochen, das ärztliche Personal informiert, die Vitalfunktionen werden überwacht und gesichert und erforderliche Gegenmaßnahmen eingeleitet.

3.25 Pflege bei Antibiotikatherapie

Der gezielte Einsatz von Antibiotika zur **Bekämpfung bakterieller Infektionen** kann Leben retten. Auch zur Infektionsprophylaxe kommen Antibiotika zum Einsatz, z. B. perioperativ. Es gibt zwar mittlerweile eine Vielzahl von unterschiedlichen Arzneimitteln dieser Gruppe, die verschiedene Wirkspektren abdecken und so bei zahlreichen Erkrankungen zum Einsatz kommen können, jedoch haben sich auch durch den unüberlegten Gebrauch von Antibiotika in der Tiermast und dem falschen Einsatz beim Menschen **Resistenzen** ausgebildet. Wie bei allen Arzneimitteln sind die Angaben zur korrekten Vorbereitung und Einnahme zu beachten. Ärztliche Anordnungen zur genauen Dosierung und zeitlichen Abständen sowie die festgelegte Therapiedauer sind unbedingt einzuhalten und zu überwachen. Eine Besonderheit in der **Pädiatrie** ist, dass Medikamente **gewichtsadaptiert** dosiert und verordnet werden.

1. Zählen Sie die Kriterien der systematischen Beobachtung während einer Antibiotikatherapie auf und begründen Sie diese.

2. Machen Sie Angaben zur korrekten Vorbereitung und Verabreichung von intravenös zu applizierenden Antibiotika.

3.25 Pflege bei Antibiotikatherapie

Zu 1.

- **Atmung:** Eine erschwerte Atmung kann ein Hinweis auf Schleimhautschwellungen als starke Überempfindlichkeitsreaktion sein.
- **Herz-Kreislauf-Situation, Temperatur:** um frühzeitig Wechselwirkungen mit anderen Medikamenten zu erkennen bzw. die Wirkung zu überprüfen.
- **Haut:** Veränderungen des Hautkolorits, insbesondere fleckige Rötungen und Exantheme, sowie Veränderungen der Hautstruktur wie Schwellungen *(Urtikaria)* und Pusteln können Zeichen einer allergischen Reaktion sein.
- **Eintrittsstelle** (bei i. v. Verabreichung): Entzündungszeichen und Verhärtungen können Hinweis auf Reizungen oder ein Paravasat sein.
- **Stuhlausscheidung, Magen-Darm-Beschwerden:** möglicherweise Durchfall, Übelkeit, Erbrechen durch die Einwirkung auf die physiologische Bakterienflora des Magen-Darm-Trakts.
- **Urinausscheidung:** möglicherweise starke, aber harmlose Verfärbungen des Urins (z. B. dunkles Orange bei Einnahme von Rifampicin).
- **Haut und Mundschleimhaut:** Gefahr der Pilz- und Soorinfektionen aufgrund der Schwächung der physiologisch schützenden Keimflora.

Zu 2.

- Kurzinfusion unmittelbar vor der Gabe vorbereiten, da die Haltbarkeit begrenzt ist.
- Nicht mit anderen Medikamenten oder Antibiotika mischen.
- Um die Dosierung einzuhalten, muss das Infusionssystem frei von Rückständen vorhergehender Infusionen sein. Dies ist mit einer Spülung, z. B. mit 50 ml NaCl 0,9 %, zu erreichen.
- Die Einnahmeintervalle sind unbedingt einzuhalten, um einen Wirkabfall oder -aufstau zu verhindern. Dazu müssen präzise Uhrzeiten angegeben und eingehalten werden.
- Die erste Gabe erfolgt unter kontinuierlicher Beobachtung. Bei Auffälligkeiten und Überempfindlichkeitsreaktionen wird die Infusion sofort unterbrochen, das ärztliche Personal informiert, die Vitalfunktionen werden überwacht und gesichert und erforderliche Gegenmaßnahmen eingeleitet.

3.26 Schmerzmanagement in der Pädiatrie – Skalen als Assessmentinstrumente

Um eine adäquate **Schmerztherapie** einzuleiten und beizubehalten, können unterschiedliche Assessmentinstrumente wie **Skalen zur Schmerzeinschätzung** herangezogen werden. Das Kind muss nach seinem Verhalten, seinen Äußerungen und der Kreislaufsituation beurteilt werden. Dabei kann die Erhebung der Schmerzanamnese unter Befragung der Eltern hilfreich sein, z. B. das bisherige Verhalten in Schmerzsituationen. Zugleich können mögliche Bewältigungsstrategien erfasst werden, die dann während des Klinikaufenthalts genutzt und gefördert werden.

Nennen und beschreiben Sie je eine Schmerzskala für das Säuglings-, Kleinkind- und Schulkindalter.

3.26 Schmerzmanagement in der Pädiatrie – Skalen als Assessmentinstrumente

Kriterien	Berner Schmerzscore	Kindliche Unbehagens- und Schmerzskala (KUSS)	Wong-Baker-Smiley-Skala (Face Pain Scale)/ Oucher-Skala (Gesichterskala)
Altersgruppe	Säuglinge	Kleinkinder bis zum 4. Lj., Kinder mit Sprach-, Verständnis- oder Ausdrucksschwierigkeiten, z. B. postoperativ	Schul- und ältere Kinder
Parameter	• Sieben verhaltensbezogene (subjektive) Parameter: Weinen, Schlafen, Beruhigung, Hautfarbe, Mimik, Körperausdruck, Atmung • Zwei physiologische (objektive) Parameter: Pulsfrequenz, S_PO_2	Verhaltensbezogene Parameter: Weinen, Gesichtsausdruck, Rumpf-, Beinhaltung motorische Unruhe Basiert rein auf Verhaltensbeobachtungen zum Erhebungszeitpunkt, daher wiederholte Einschätzungen in regelmäßigen Abständen sinnvoll	Selbsteinschätzung durch Auswahl von Smileys oder Gesichterfotografien mit mimischen Ausdrücken, die dem eigenen Schmerzeindruck am besten entsprechen
Art	Beobachtungsskala	Beobachtungsskala	VAS (visuelle Analogskala)
Punkte	0–3 zu vergebende Punkte je Parameter. Max. Punktzahl: 21, ab Gesamtpunktzahl von 9 für subjektive und 11 einschließlich objektiver Parameter ist von Schmerzen auszugehen	0–2 zu vergebende Punkte je Parameter. Max. Punktzahl: 10, ab 4 Punkten analgetische Therapie empfohlen, sofern erkennbar ist, dass das Unbehagen auf Schmerzen zurückzuführen ist	

Tab. 3.6 Beispiele für Schmerzskalen im Kindesalter

3.27 Schmerzbehandlung in der pädiatrischen postoperativen Pflege

Um den Genesungsprozess zu fördern, müssen **Schmerzen** bei Kindern unbedingt **gering gehalten** und **Schmerzspitzen vermieden** werden. Postoperativ werden fest angesetzte Schmerzmedikamente in regelmäßigen Abständen und zu bestimmten Zeiten verabreicht, auch wenn das Kind keine Schmerzen äußert. Auch Schmerzpumpen können postoperativ zum Einsatz kommen. Sowohl schwache als auch starke Analgetika bis hin zu Opioidanalgetika können in der Pädiatrie Verwendung finden. Dabei sind einige pharmakologische Besonderheiten der raschen Aufnahme und Verarbeitung zu berücksichtigen. Die **psychische Begleitung** durch die vertrauten Bezugspersonen und viel Ruhe sollten im Rahmen einer Schmerzbehandlung immer ermöglicht werden.

Achtung: Eine Besonderheit in der Pädiatrie ergibt sich aus der **gewichtsadaptierten Dosierung und Verordnung.** Das bedeutet, die genaue Dosis muss auf Grundlage des Körpergewichts berechnet werden.

1. Geben Sie Beispiele für Medikamente der Gruppe nicht opioider Analgetika, deren Verwendung in der Pädiatrie und häufige Nebenwirkungen.

2. Zählen Sie mögliche nicht medikamentöse Maßnahmen im Rahmen der Schmerzbehandlung bei Kindern auf.

3.27 Schmerzbehandlung in der pädiatrischen postoperativen Pflege

Zu 1.

- **Paracetamol:** auch antipyretische Wirkung; hohe Lebertoxizität bei Überdosierung
- **Novalgin:** häufig in der Post-OP-Phase; erst ab 3 Monaten; Gefahr der Hypotonie bei i. v. Gabe.
- **Ibuprofen:** auch antipyretische und antiphlogistische Wirkung, erst ab 3 Monaten; hohe Nierentoxizität, bei längerer Einnahme vorbeugende Gabe von Protonenpumpeninhibitoren
- **Diclofenac:** auch antipyretische und antiphlogistische Wirkung; bei längerer Einnahme vorbeugende Gabe von Protonenpumpeninhibitoren
- **Naproxen:** vorwiegend bei rheumatischen Erkrankungen und in der pädiatrischen Onkologie
- **Indometacin:** eher selten, da viele Nebenwirkungen; vorwiegend bei rheumatischen Erkrankungen

Zu 2.

- Kind altersgerecht informieren und Angebote machen
- Ablenkung mit Spielen, Musik, Geschichten
- Entsprechende Positionierungen, z. B. bauchdeckenentspannende Positionierung mit Knierolle
- Zu schmerzlindernden Maßnahmen bei Bewegung anleiten, z. B. beim Lachen oder Husten mit der Hand gegen die Wunde drücken
- Wärme und Kälteumschläge, Einreibungen, Wickel und Basale Stimulation® gemäß Bedürfnis und Grunderkrankung
- Trost durch anwesende Bezugspersonen
- Bei Säuglingen: Pucken, Nestpositionierungen, Einsatz von Beruhigungssaugern

3.28 Pflegedokumentation

Die Dokumentation dient dem **Nachweis** der pflegerisch korrekten Versorgung der Pflegeempfänger. Mittlerweile ist die **digitale Dokumentation** mithilfe verschiedener Systeme auf dem Vormarsch. Dabei finden vor allem LEP (Leistungserfassung in der Pflege) und das epaSystem (effiziente Pflegeanalyse) Anwendung. Mit Letzterem können neben dem Pflegeassessment die pflegerischen Verläufe und Maßnahmen sowie die Pflegedokumentation erfolgen und somit der gesamte Pflegeprozess abgebildet werden. Es ist adaptiert an die speziellen Bedarfe im klinischen Kontext (epaAC), in der Pädiatrie (epaKids), in der stationären Versorgung von psychisch erkrankten Menschen aller Altersgruppen (epaPsych) und in der stationären Langzeitpflege (epaLTC). Doch egal, ob analog in Kurven und Akten oder digital dokumentiert wird, es müssen bestimmte Grundsätze beachtet werden.

Zählen Sie die Grundsätze der pflegerischen Dokumentation auf, die unbedingt zu beachten sind.

3.28 Pflegedokumentation

- **Wahrheitsprinzip:**
  - Inhalte, erhobene Daten und Informationen müssen der Wahrheit entsprechen, da falsche und unwahre Einträge als Fälschung gelten und dem Straftatbestand der Urkundenfälschung entsprechen.
  - Subjektive Informationen müssen als solche gekennzeichnet werden.
- **Vollständigkeitsprinzip:** Alle die Pflege und Behandlung betreffenden Informationen müssen vollständig erfasst werden, dabei sind Doppeldokumentationen zu vermeiden.
- **Eigenhändigkeitsprinzip:**
  - Die Dokumentation muss durch die Pflegefachperson erfolgen, die die entsprechenden Beobachtungen gemacht oder Handlungen ausgeführt hat. Die Möglichkeit der Delegation besteht nicht. Das bedeutet auch, dass persönliche Zugangsdaten digitalen Systemen geschützt werden müssen und nicht an andere Pflegende oder Auszubildende weitergegeben werden dürfen.
  - Das Handzeichen muss gesetzt werden. Bei digitalen Systemen ist dieses bereits durch die Anmeldung erfasst.
- **Kontinuitätsprinzip:**
  - Die Dokumentation hat kontinuierlich zu erfolgen, sodass der Pflegeverlauf lückenlos nachvollzogen werden kann.
  - Das bedeutet nicht, dass sich wiederholende Routinemaßnahmen, die im Rahmen von Standards umgesetzt werden, jedes Mal einzeln dokumentiert werden müssen.
- **Unmittelbarkeit:**
  - Die Dokumentation muss unmittelbar nach der Tätigkeit oder mit etwas zeitlichem Abstand, z. B. nach Abschluss eines Rundgangs, spätestens jedoch am Ende der Schicht dokumentiert werden.
  - Wurden wichtige Informationen vergessen, kann ein entsprechend gekennzeichneter Nachtrag erfolgen.
- **Nachvollziehbarkeit/Leserlichkeit:**
  - Alle computergestützten und handschriftlichen Einträge müssen verständlich und nachvollziehbar formuliert werden.
  - Handschriftliche Einträge müssen mit dokumentenechten Stiften erfolgen und leserlich sein.

3.29 Pflegerische Entscheidungen

Pflegefachpersonen sind ethisch und gesetzlich verpflichtet, nach dem **aktuellen anerkannten wissenschaftlichen Stand** zu handeln und die ihnen anvertrauten Pflegeempfänger entsprechend zu versorgen. Das bedeutet, die tägliche komplexe, professionell pflegerische Entscheidungsfindung beruht neben der individuellen Expertise der Pflegefachperson und den Zielen, Vorstellungen und Überzeugungen der Pflegeempfänger, den Umgebungsfaktoren und Vorschriften auf der herangezogenen **externen Evidenz.** Diese Ergebnisse der Forschung und Wissenschaft, die die aktuell besten Belege für die Wirksamkeit einer Maßnahme bieten und in Datenbanken oder von Experten herausgegebenen Werken zu finden sind, lassen die Pflegefachperson professionell argumentieren und sicher handeln.

Erklären Sie den Unterschied zwischen Richtlinien, Standards und Leitlinien, machen Sie Aussagen zu deren Verbindlichkeit und nennen Sie je ein Beispiel.

3.29 Pflegerische Entscheidungen

Richtlinien	Standards	Leitlinien
Spiegeln z. B. professionelle Wertvorstellungen wider	Geben Vorgehensweisen und Abläufe einer Tätigkeit vor	Sind systematisch entwickelte und wissenschaftlich begründete Entscheidungshilfen
Haben normativen Charakter	Gelten als allgemeine Regelungen	Ermöglichen, auf übergeordneter Ebene allgemeine Aussagen und Regelungen zu treffen
Sind zu 100 % verbindlich	Sind verbindlich, sofern sie kontinuierlich auf dem aktuellen wissenschaftlichen Stand gehalten werden und Neuerungen berücksichtigen	Lassen Spielraum in der Umsetzung, wobei Abweichungen immer begründet werden müssen
Sind u. a. gesetzlich, dienstlich oder berufsrechtlich legitimiert	Geben zum Teil konkrete Handlungsschritte vor	Geben strukturierte Handlungsempfehlungen und dienen der Qualitätssicherung
Beispiel: notwendige Qualifikation zur i. v. Verabreichung von Lösungen über Kanülen und Katheter als Teil einer dienst- und berufsrechtlichen Norm	Beispiel: stationsinterner Standard zum Vorgehen beim Verbandwechsel bei Drainagen	Beispiel: Leitlinien deutscher Fachgesellschaften, z. B. der AWMF, Leitlinien der BIKA® zum Bobath-Konzept

Tab. 3.7 Unterschied zwischen Richtlinien, Standards und Leitlinien

3.30 Quellen externer Evidenz

Expertenstandards in der Pflege geben die Voraussetzungen und die Zielsetzung komplexer, interaktionsreicher pflegerischer Aufgaben sowie Handlungsalternativen und -spielräume in der direkten Patienten- bzw. Bewohnerversorgung vor. Sie fassen den neuesten wissenschaftlichen Stand zusammen und geben Hinweise zu Evidenzabstufungen. Das nicht zu unterschreitende Qualitätsniveau auf den Ebenen der Struktur-, Prozess- und Ergebnisqualität für einen Themenbereich wird festgehalten und das aktuell am besten belegte Wissen und die Pflegeerfahrungen werden zusammenfassend dargestellt. Es gibt mittlerweile elf Expertenstandards, die vom Deutschen Netzwerk für Qualitätsentwicklung in der Pflege (DNQP) herausgegeben werden. Mit dem **Pflegeweiterentwicklungsgesetz** wurde die Verantwortung für die Entwicklung und Aktualisierung der Standards in die Hände der Vertragsparteien nach SGB XI, also der Vertreter der Pflegekassen und -einrichtungen, gelegt.

1. Zählen Sie die bisher entwickelten Expertenstandards auf.

2. Nennen Sie mögliche Quellen externer Evidenz.

3.30 Quellen externer Evidenz

Zu 1.

- Dekubitusprophylaxe in der Pflege
- Entlassungsmanagement in der Pflege
- Schmerzmanagement in der Pflege
- Sturzprophylaxe in der Pflege
- Förderung der Harnkontinenz in der Pflege
- Pflege von Menschen mit chronischen Wunden
- Ernährungsmanagement zur Sicherung und Förderung der oralen Ernährung in der Pflege
- Beziehungsgestaltung in der Pflege von Menschen mit Demenz
- Förderung der Mundgesundheit in der Pflege
- Erhaltung und Förderung der Hautintegrität in der Pflege
- Förderung der physiologischen Geburt

Zu 2.

- Informationen von Internetseiten und aus Online-Datenbanken können als Quellen externer Evidenz gewertet werden, z. B.:
  - ZQP (Zentrum für Qualität in der Pflege)
  - DNQP (Deutsches Netzwerk für Qualitätsentwicklung in der Pflege)
  - WHO (World Health Organisation)
  - NICE (National Institute for Health and Care Excellence)
  - HTA-Berichte (Health Technology Assessments) in der DAHTA-Datenbank (DIMDI)
- Außerdem Datenbanken wie:
  - Cinahl Ultimate
  - Cochrane
  - PubMed
  - Medline
  - eRef Pädiatrie
  - PaedDos (im Aufbau)

4.1 Ersteinschätzung der Ausgangssituation

Beschreiben Sie Tonys Zustand bei der Einweisung. Ordnen Sie diesem eine Dringlichkeitsstufe bezüglich der Behandlung zu.

4.1 Ersteinschätzung der Ausgangssituation

Bezug auf → LK 51, → LK 63, → LK 64

Der Notarzt wies Tony ein, da **Zeichen eines akuten Abdomens** bei ihm auftraten. Da ein akutes Abdomen ein Symptomkomplex mit extremen Bauchschmerzen und Abwehrspannung ist, der auf lebensbedrohliche Erkrankungen hinweist, ist die Dringlichkeit der Behandlung besonders hoch. Das Fieber erlaubt Rückschlüsse auf ein akutes Infektionsgeschehen. Da es bei einer perforierten Appendizitis *(Appendicitis perforans)* zum Auslaufen von Keimen, Darminhalt und ggf. Eiter in die Bauchhöhle kommt, kann sie lebensgefährliche Komplikationen zur Folge haben. Tony muss priorisiert diagnostiziert und behandelt werden.

4.2 Begründet Prioritäten setzen

Die Auszubildende Alina befindet sich im ersten Drittel der generalistischen Ausbildung und begleitet Sie. Alina fragt: „Darf Tony wirklich ein Kuscheltier dabeihaben? Ich habe gelernt, dass es strenge Hygienerichtlinien im Krankenhaus gibt."

Positionieren Sie sich zu der Aussage.

4.2 Begründet Prioritäten setzen

Bezug auf → LK 53, → LK 54

Mögliche Positionierung:
Es ist korrekt, dass es Hygienerichtlinien gibt, die unbedingt einzuhalten sind. Diese sind im Hygieneplan festgehalten, z. B. dass die hygienische Händedesinfektion immer vor und nach dem Kontakt mit dem Pflegeempfänger erfolgen muss. In Tonys Fall spricht nichts dagegen, dass er sein Kuscheltier dabeihat. Zum einen haben die Förderung seines Wohlbefindens und die Erfüllung seines Sicherheitsbedürfnisses oberste Priorität, zum anderen ist das Kuscheltier ja schon länger in seinem Besitz und so nicht mit fremden Keimen kontaminiert. Es ist also vielmehr darauf zu achten, dass das Kuscheltier auch in seinem Bett bzw. nah bei ihm bleibt und nicht unachtsam irgendwo abgelegt wird oder auf den Boden fällt und so kontaminiert wird. In diesen Fällen kann man die Mutter bitten, es daheim zu waschen und ein Ersatzkuscheltier mitzubringen.

4.3 Schmerzen individuell und situationsgerecht erfassen

1. Geben Sie an, welche Schmerzskala Sie bei Tony in der postoperativen Überwachungsphase nutzen können und wie Sie diese ergänzen.

2. Machen Sie weitere Angaben zum Vorgehen bei der Schmerzerfassung.

4.3 Schmerzen individuell und situationsgerecht erfassen

Bezug auf → LK 79, → LK 80

Zu 1.

Wenn Tony ausreichend wach ist, kann ich seinem Alter entsprechend die Wong Baker Smiley oder die Gesichterskala zur Selbsteinschätzung nutzen. Diese Selbsteinschätzung ergänze ich durch meine Beobachtungen und Fragen an die Mutter, da sie zusätzliche wichtige Informationen haben kann.

Zu 2.

- Ich beziehe die Mutter mit ein.
- Ich zeige Tony die Skala und erkläre ihm, dass die Smileys oder Gesichter unterschiedliche Ausdrücke von Schmerz wiedergeben.
- Ich bitte ihn einzuschätzen, welchem Smiley oder welchem Gesicht sein momentaner Zustand am nächsten kommt.
- Ich bitte ihn, mir zu zeigen, wo er die Schmerzen empfindet.
- Ich lasse ihn ggf. eine andere Position einnehmen oder unterstütze den Positionswechsel und frage ihn erneut.
- Ich erkläre ihm das Vorgehen, sofern ich Schmerzmedikamente verabreiche.
- Ich gehe auf eventuelle Fragen der Mutter ein.
- Ich dokumentiere zeitnah Tonys Einschätzung, meine Beobachtungen und alle Interventionen.

4.4 Die Mutter im Pflegeprozess begleiten

1. Lesen Sie den vorletzten Abschnitt des Falls erneut und beschreiben Sie das mutmaßliche Erleben dieser Situation aus Sicht von Tonys Mutter.

2. Gehen Sie auf die Gefühle der Mutter ein.

4.4 Die Mutter im Pflegeprozess begleiten

Bezug auf → LK 55–58

Zu 1.

Die Mutter befindet sich aktuell aufgrund der plötzlichen unerwarteten Erkrankung ihres Kindes und der Unvorhersehbarkeit der Behandlung im **Distress.** Sie macht sich Vorwürfe, da sie schon Tage zuvor Veränderungen und einen Temperaturanstieg bei Tony bemerkt hat, und fragt sich, ob sie nicht schon früher gezielt hätte handeln sollen.

Zu 2.

- Ich höre aktiv zu und lasse sie über ihre Sorgen sprechen.
- Ich nehme sie ernst und zeige Verständnis für ihre Stresssituation.
- Ich erkläre ihr, dass sie als Mutter in bestem Wissen gehandelt hat, da Fieber primär eine gute Immunantwort des Körpers ist und es auch in Ordnung ist, es nicht sofort zu senken.
- Ich erkläre ihr, dass Bauchschmerzen im Kindesalter vielerlei Ursachen haben können und sie als Laiin nicht unbedingt gleich auf etwas Schlimmes schließen kann.
- Ich versuche, Sicherheit zu vermitteln, indem ich ihr die Abläufe auf Station erkläre und sie darin bestärke, bei Tony zu bleiben und sich bei Auffälligkeiten jederzeit melden zu dürfen.
- Ich erkläre das weitere Vorgehen und beziehe sie aktiv mit ein.
- Ich lasse sie viele Handlungen bei Tony ausführen, soweit ich erkenne, dass sie damit nicht überfordert ist.
- Ich gebe ihr die Möglichkeit, mit dem Arzt den therapeutischen Verlauf zu besprechen.

4.5 Begründet Entscheidungen treffen – Rooming-in

Die Mutter möchte bei Tony bleiben und erkundigt sich bei Ihnen, ob diese Möglichkeit besteht.

Nehmen Sie Stellung dazu und begründen Sie Ihre Entscheidung zum Vorgehen in dieser Situation.

4.5 Begründet Entscheidungen treffen – Rooming-in

Bezug auf → LK 53–55

Zu 1.

Mögliche Stellungnahme:
Ja, die Möglichkeit der Mitaufnahme der Mutter besteht. Rooming-in ist im Leistungskatalog der gesetzlichen Krankenkassen für Kinder von 0 bis 9 Jahren verankert und die Kosten dafür werden übernommen. Da Tony mit 8 Jahren noch sehr jung ist und sich in einer lebensbedrohlichen Notfallsituation befand, ist Rooming-in in diesem Fall selbstverständlich.

Zu 2.

Begründung:
Durch die Mitaufnahme der Mutter kann der Stress sowohl für Tony und als auch für seine Mutter minimiert werden. Tony erfährt durch die Anwesenheit und den Kontakt zu seiner Mutter als Bezugsperson Vertrauen und Sicherheit in einer für ihn neuen und fremden Umgebung. Seine Mutter kann ihn bei der Bewältigung der Situation unterstützen und stärken. Zudem kann sie durch die Begleitung des Genesungsprozesses Kenntnisse und Wissen erwerben, was auch ihr Sicherheit gibt und ihre Ängste und Sorgen minimiert.

4.6 Konflikte erkennen und intervenieren

Die Auszubildende Alina kommt ihnen erregt und mit hochrotem Gesicht entgegen. Sie äußert: „Tonys Mutter ist so schwierig, ich fasse es nicht. Sie hat gerade mit mir diskutiert, nur weil ich ihr nicht gleich sagen konnte, wann der Arzt zur Visite kommt. Sie ist richtig frech geworden und hat mich beim Blutdruckmessen gefragt, ob ich das überhaupt könne. Das finde ich echt unverschämt. Ich will in das Zimmer nicht mehr rein."

Analysieren Sie Alinas Aussage und stellen Sie Mutmaßungen zur Situation an. Schildern Sie Ihren Umgang mit den Beteiligten.

4.6 Konflikte erkennen und intervenieren

Bezug auf → LK 58

Zu 1.

Alina äußert sich zum Teil stark wertend über Tonys Mutter und ihr Verhalten. Sie wirkt sehr emotional und kann die Perspektive der Mutter nicht einnehmen. Sie bewertet die Mutter als schwierig und frech und deutet deren kritisches Hinterfragen als persönlichen Angriff. Sie versucht sich über die Aussage, nicht mehr in das Zimmer gehen zu wollen, aus der Situation herauszuziehen und sich ggf. zu schützen. Diese Situation birgt hohes Konfliktpotenzial, da es durch kommunikative Missverständnisse zu Verhaltensänderungen und zur Verhärtung der Positionen kommen kann.

Zu 2.

Mögliches Vorgehen:

- Ich höre mir Alinas Position und Meinung an.
- Ich gebe Alina Zeit und die Möglichkeit, sich emotional zu distanzieren.
- Ich erkläre ihr, dass eine konfliktfreie Zusammenarbeit mit der Mutter Tonys Genesungsprozess dient.
- Ich erkläre ihr, dass ihre Wertung und Auf-Distanz-Gehen nicht dazu beitragen, und animiere sie, andere Lösungen zu finden und die Mutter aktiv in die Pflege miteinzubeziehen.
- Ich biete Alina an, gemeinsam mit ihr in das Zimmer zu gehen und das Gespräch mit der Mutter zu suchen.
- In diesem Gespräch versuche ich u. a. zu ergründen, welche Sorgen und Ängste Tonys Mutter hat.
- Ich vermittle zwischen Alina und Tonys Mutter, indem ich Letzterer wertschätzend erkläre, weshalb Alina nicht alle Fragen beantworten kann und welche Aufgaben (z. B. Blutdruckmessen) sie bereits übernehmen kann, darf und soll.
- Ich biete ggf. Lösungsvorschläge für beide Seiten an, z. B.:
  - Alina versorgt Tony zunächst in meinem Beisein.
  - Statt der Blutdruckmessung führt Alina andere Maßnahmen aus.
  - Ich biete Tonys Mutter an, Fragen zu Abläufen gezielt den dafür zuständigen Bezugspflegefachpersonen zu stellen und dazu ggf. den Stützpunkt/das Stationszimmer aufzusuchen.
- Ich reflektiere im Verlauf mit Alina, wie sich das Verhältnis zu Tonys Mutter gestaltet, und gebe ihr bei Bedarf Tipps zur wertschätzenden Kommunikation.

4.7 Vitalfunktionen einordnen und Interventionen einleiten

Postoperativ ist Tony noch sehr unruhig. Er gibt an, dass ihm alles wehtue, er krümmt sich, verzieht das Gesicht und atmet schnell. Bei der Pulskontrolle und der Temperaturbestimmung an der Stirn erheben Sie folgende Werte: Puls: 110 Schläge/Min., Temperatur: 38,7 °C.

Ordnen Sie diese Beobachtungen und Werte ein.

4.7 Vitalfunktionen einordnen und Interventionen einleiten

Bezug auf → LK 67, → LK 68, → LK 71, → LK 79, → LK 80

Da Tony eine Laparoskopie zur Behandlung einer perforierten Appendizitis hatte, ist von einem Schmerzgeschehen auszugehen, wenn er unruhig ist, sich krümmt, das Gesicht verzieht und schneller atmet. Der Puls sollte in seinem Alter bei ca. 90 Schlägen/Min. liegen und ist somit mit 110 Schlägen zu schnell. Dies kann Rückschlüsse auf eine Stress- oder Schmerzsituation geben.
Die Temperatur von 38,7 °C an der Stirn gemessen bedeutet, dass Tony Fieber hat, das über das postoperative Resorptionsfieber hinausgeht. Es ist sogar davon auszugehen, dass er rektal eine bis zu 1 °C höhere Körpertemperatur hat.

4.7 Vitalfunktionen einordnen und Interventionen einleiten

Beschreiben Sie Ihr weiteres Vorgehen.

4.7 Vitalfunktionen einordnen und Interventionen einleiten

Bezug auf → LK 67, → LK 68, → LK 71–73, → LK 79, → LK 80

- Ich dokumentiere die Beobachtungen und Werte.
- Ich biete Tony eine schmerzerleichternde Positionierung, z. B. mittels Knierolle, an und achte darauf, dass wegen der Laparoskopiegase, die vom Bauch bis zum Nacken Schmerzen bereiten können, auch sein Oberkörper bequem positioniert ist und genügend Auflagefläche hat.
- Ich leite ihn zu gezielten Gegenbewegungen an, z. B. beim Husten mit der Hand gegen den Wundbereich zu drücken.
- Ich biete ihm bei erreichter Fieberhöhe ein Kühlpack zur Schmerzstillung an.
- Ich kontrolliere die Zu- und Abgänge, achte auf einen freien Drainagenabfluss und beobachte und dokumentiere Menge und Farbe des ablaufenden Sekrets.
- Ich gebe ihm die verordneten Schmerzmedikamente, die möglichst auch eine antipyretische Wirkung aufweisen. Gegebenenfalls lasse ich Bedarfsmedikamente anordnen.
- Ich kontrolliere die Vitalzeichen engmaschig und achte dabei auf die Fieberkurve.
- Steigt das Fieber weiter, informiere ich das ärztliche Personal und ergreife weitere fiebersenkende Maßnahmen, z. B. Wadenwickel, erhöhte Flüssigkeitssubstitution.
- Ich überwache die Schmerzsituation sowie Infusions- und Antibiotikatherapie.
- Ich beobachte, ob Tony Spontanurin lässt, um Schmerzen aufgrund eines Harnverhalts auszuschließen.
- Ich erkläre der Mutter die Vorgehensweise und beziehe sie ein.
- Ich biete Tony Musik oder eine Hörgeschichte zur Ablenkung an.

4.8 Sicherheit durch Berechnungen

Der Arzt ordnet eine Schmerzkurzinfusion mit 12 mg Novalgin pro Kilogramm Körpergewicht für Tony an. Nach Angaben der Mutter wiegt Tony 30 kg. Die Novalgin-Ampulle enthält 2 ml, was 1 g Novalgin entspricht. Die Trägerlösung ist 250 ml NaCl 0,9 %. Die Infusion soll in 30 Min. durchlaufen.

Berechnen Sie die korrekte Novalgin-Dosierung und die Einlaufgeschwindigkeit der Infusion in Tropfen.

4.8 Sicherheit durch Berechnungen

Bezug auf → LK 75, → LK 78

Dosierung:
12 mg × 30 kg/KG = 360 mg Novalgin
1 Ampulle = 2 ml = 1000 mg Novalgin
1 ml = 500 mg Novalgin

$$\frac{360\text{ mg}}{500\text{ mg/ml}} = 0{,}72\text{ ml}$$

Aus der 2 ml Novalgin-Ampulle werden 0,72 ml entnommen und der Trägerlösung zugesetzt.

Infusionsgeschwindigkeit:

$$\frac{250\text{ ml} \times 20\text{ gtt.}}{30\text{ Min.}} = \frac{166{,}6\text{ gtt./Min.}}{60\text{ Sek./Min.}} = 2{,}7\text{ gtt./Sek.}$$

Die Infusionsgeschwindigkeit beträgt ca. 3 Tropfen pro Sekunde.

4.9 Besondere Pflegesituationen bewältigen – Bedeutung hygienischer Umgangsweisen

Die Auszubildende Alina bemerkt, dass der Redonbeutel auf den Boden gefallen ist. Sie ist sehr verunsichert und fragt sich, ob sie den Beutel wieder ins Bett legen darf oder ob aus hygienischer Sicht andere Maßnahmen zu ergreifen sind.

Argumentieren Sie, wie Ihre Vorgehensweise aussehen würde.

4.9 Besondere Pflegesituationen bewältigen – Bedeutung hygienischer Umgangsweisen

Bezug auf → LK 69, → LK 76

Um eine Kontamination mit krankheitserregenden Keimen zu vermeiden, dürfen Auffanggefäße oder Beutel nicht direkten Bodenkontakt haben, da der Boden grundsätzlich als kontaminiert gilt. Beim Zurücklegen des heruntergefallenen Redonbeutels ins Bett können Keime ins Bett, an Tonys Hände, sein Kuscheltier oder die Wundverbände gelangen.

Nichtsdestotrotz kann es passieren, dass ein Redonbeutel auf den Boden fällt. Um eine Kontamination zu vermeiden, ist dieser vor dem Zurücklegen ins Bett entweder mit einem dafür geeigneten Flächendesinfektionsmittel zu desinfizieren, sofern die Oberfläche dies erlaubt (Herstellerangaben beachten), oder ein Schutzbeutel darüberzuziehen. Empfehlenswert ist es zudem, einen geeigneten Ort/Platz für die Platzierung des Beutels zu wählen oder eine Befestigungsvorrichtung zu installieren, damit der Beutel nicht wieder aus dem Bett fällt.

Außerdem ist es wichtig, dass sich Alina vor und nach der Handhabung des Redonbeutels die Hände hygienisch desinfiziert.

4.10 Besondere Pflegesituationen bewältigen – Bedeutung fehlerhafter Dokumentation und Korrekturhilfen

Als Sie am folgenden Tag gemeinsam mit der Auszubildenden Alina die Dokumentation durchgehen, stoßen Sie auf folgenden Eintrag von ihr:

SD	*Tony war sehr unruhig. Mutter saß am Bett und hat geweint. Später Besserung. Tony hat ein bisschen gegessen und war auf Toilette. Hat kein Fieber mehr und ist früh eingeschlafen.*	*AF*

Beurteilen Sie die vorliegende Dokumentation und geben Sie Alina Hinweise, worauf sie achten muss.

4.10 Besondere Pflegesituationen bewältigen – Bedeutung fehlerhafter Dokumentation und Korrekturhilfen

Bezug auf → LK 81

- *„Tony war sehr unruhig."* Daraus kann nicht entnommen werden, warum Tony unruhig war und ob sich sein Verhalten zu vorher geändert hat.
- *„Mutter saß am Bett und hat geweint."* Es wird nicht klar, warum die Mutter weinend am Bett saß und ob dies in Bezug zu Tonys emotionaler Lage steht.
- *„Später Besserung."* Es ist nicht ersichtlich, ob Interventionen folgten, die zur Besserung geführt haben, und auf was sich die angegebene Besserung bezieht.
- *„Tony hat ein bisschen gegessen und war auf Toilette."* Die Angaben „ein bisschen" und „Toilette" können unterschiedlich interpretiert werden. So kann „ein bisschen" als unzureichend oder ausreichend gewertet werden und der Toilettengang gleichgesetzt werden mit erfolgreichem Urinieren oder Abführen.
- *„Hat kein Fieber mehr und ist früh eingeschlafen."* Der Hinweis auf das Fieber ist eine Dopplung des Eintrags in der Vitalwertkurve. Auch der Vermerk, dass Tony früh eingeschlafen ist, ist unspezifisch, da sich weder die Uhrzeit daraus ergibt noch welche Bedeutung dies hat.

Alina sollte darauf achten, dass sie …

- bei der Dokumentation gezielte Angaben macht, die für jeden gleichermaßen nachvollziehbar sind. Statt „ein bisschen" kann sie z. B. die verzehrte Menge mit „¼ des Brots" beschreiben,
- sich informiert, was wo zu dokumentieren ist, um Dopplungen zu vermeiden,
- prüft, welche Informationen für die Steuerung des Pflegeprozesses relevant sind, und diese deutlich hervorhebt. Die Information, dass die Mutter weint, kann z. B. ergänzt werden durch die Reaktion oder Intervention der Pflegefachperson und die daraus resultierenden Ergebnisse. So wirkt sich die Information über die weinende Mutter, die angibt, „völlig überfordert" zu sein, wesentlich auf das weitere Vorgehen und die Gestaltung der Pflegehandlungen aus, da u. U. Zielsetzungen geändert und Interventionen angepasst werden müssen.

Reflexion des Lernstands

Aufgabe Füllen Sie die Kompetenzkarte aus. Überlegen Sie zu den einzelnen Fragen, wie es Ihnen beim Lernen mit den Lernkarten ergangen ist, und bestimmen Sie so Ihren momentanen Lernstand. Setzen Sie sich neue Ziele und lernen Sie wiederholt mit den entsprechenden Karten oder dem ganzen Set. Viel Erfolg!

	Es fällt mir leicht	Ich habe noch Schwierigkeiten	Es fällt mir sehr schwer
Wie gut konnte ich die Handlungssituation erfassen und analysieren? (Analyse)			
Wie gut konnte ich Schwerpunkte setzen? (Einschätzung und Bewertung)			
Wie gut konnte ich die Wissensfragen zu den unterschiedlichen Themen ohne Hilfe beantworten? (Kenntnisse)			
Wie gut konnte ich mein Wissen anwenden? (Einschätzung und Entscheidungsfindung)			
Befinden sich Ihre Kreuze schon überwiegend in der **grünen Spalte**? Prima, dann sind Sie auf dem richtigen Weg! Sind noch einige Kreuze in der **gelben Spalte**? Dann wiederholen Sie die Themen und Inhalte. Schauen Sie dazu noch mal in Ihre Lernmaterialien und Bücher. Sie müssen noch ein Kreuz in der **roten Spalte** machen? Nicht den Kopf hängen lassen! Holen Sie sich Unterstützung bei anderen Auszubildenden oder Ihren Lehrkräften. Recherchieren, lesen und lernen Sie gemeinsam und vertieft.			

Tab. 4.1 Meine Kompetenzen

Reflexion des Lernstands

Sich eigene (Lern-)Ziele zu setzen und diese nach und nach zu erreichen kann sehr hilfreich sein, um sich zu strukturieren und neu zu motivieren. Achten Sie aber darauf, dass Ihre Ziele nicht zu hoch gesteckt sind und die Zeit, die Sie sich zur Zielerreichung geben, realistisch bemessen ist. Mit ein wenig Übung gelingt das immer besser. Legen Sie los!

Das will ich erreichen	Bis zum	Erreicht am

Tab. 4.2 Meine Ziele

Versorgungskontext ambulante Langzeitpflege, älterer Mensch

Aufgabe Lesen Sie die handlungsleitende Fallsituation und analysieren Sie diese auf mögliche Wissensbereiche und Schwerpunkte, die Sie zur Bewältigung der Situation benötigen.

Fallsituation 3

Pflegeprozesssteuerung im Rahmen der ambulanten Pflege

Sie arbeiten als Pflegefachperson im ambulanten Pflegedienst „Pflege Aufwärts" und betreuen seit zwei Wochen eine 82-jährige verwitwete Dame. Frau Salin zog in den 1970er-Jahren mit ihrem Mann nach Deutschland und hat seitdem mit kürzeren Unterbrechungen hier gelebt und gearbeitet. Sie hat eine sehr fürsorgliche Tochter und einen Sohn, eine dreijährige Enkelin und zwei Enkel im Alter von 7 und 10 Jahren, die häufiger zum Spielen vorbeikommen. Frau Salin hat seit einigen Jahren einen insulinpflichtigen Diabetes mellitus Typ 2. Aufgrund von Schmerzen in den Beinen ist sie in ihrer Bewegung eingeschränkt. Seit auch ihre Sehbeeinträchtigung zugenommen hat, ist sie nicht mehr so aktiv wie zuvor. Da beide Kinder familiär und beruflich eingebunden sind, musste ein Pflegedienst eingeschaltet werden, um die Versorgungskontinuität zu gewährleisten. Der MD prüft die Pflegegradeinstufung. Eine Nachbarin hilft beim Einkauf und Kochen.

Beim Betreten der Wohnung bittet Frau Salin Sie, Schuhüberzieher überzustreifen, da ihre Wohnung mit Teppichen ausgelegt ist und grundsätzlich alle Besucher ihre Schuhe ausziehen. In den Räumen ist es sehr beengt, und Sie bemerken, dass Frau Salin gerade so mit ihrem Rollator durch die Zimmertür passt. Daher lässt sie ihn auch häufiger stehen und hangelt sich lieber ohne Hilfsmittel von Zimmer zu Zimmer. Sie stößt dabei an und bleibt häufiger mit ihren Kleidern hängen. Dann braucht sie Hilfe, um sich von diesem Hindernis wieder zu lösen.

Frau Salin benötigt Hilfestellung bei der Körperpflege, vor allem bei der Pflege der Beine und beim Anziehen ihrer Kompressionsstrümpfe. Danach erhält sie vom Pflegedienst ihre Medikamente und die s. c. Insulininjektion. „Haben Sie heute wenigstens Zeit, mir ein bisschen beim Frühstück zu helfen? Meine

Die Mindmap kann wie folgt aussehen:

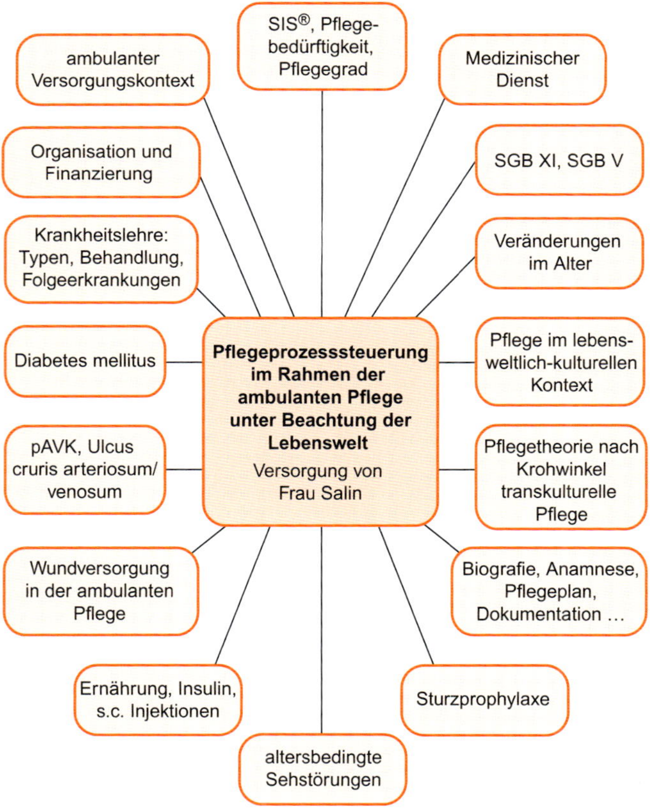

[P1471, L143]

Notwendiges Wissen zur Bewältigung der Situation

Aufgabe Entwerfen Sie eine Mindmap auf Mikroebene.

Pflegeprozesssteuerung im Rahmen der ambulanten Pflege unter Beachtung der Lebenswelt

Versorgung von Frau Salin

Kinder haben die Sachen ganz oben in den Schrank gestellt. Da komm' ich doch nicht dran", klagt Frau Salin.
Bei der Pflege der Beine bemerken sie, dass die Haut am rechten Unterschenkel stark gerötet, überwärmt und geschwollen ist. Bei genauerem Hinsehen sieht es so aus, als wäre zwischen den Zehen ein Riss. „Ja, das hab' ich schon gemerkt und meiner Tochter gesagt, sie soll Salbe auftragen. Aber es wird immer schlimmer. Es tut weh, und gestern war es noch nicht so rot", berichtet Frau Salin.
Sie erheben weitere notwendige Informationen und planen das weitere Vorgehen.

5.1 Ambulanter Versorgungskontext

Im ambulanten Versorgungskontext arbeiten Pflegefachpersonen meist im **häuslichen Umfeld** des Pflegeempfängers. Sie unterstützen ihn und seine Angehörigen in der alltäglichen Lebensführung, indem sie notwendige pflegerische und teils auch hauswirtschaftliche Leistungen übernehmen. Die Selbstständigkeit des Pflegeempfängers soll in der vertrauten Umgebung gefördert werden und möglichst lange erhalten bleiben. Dabei werden der mobile **ambulante Pflegedienst** („Tourenpflege"), die **häusliche 24-Stunden-Intensivpflege** und die ambulante häusliche **Intensivpflege in Wohngruppen** unterschieden. In allen Fällen versorgt die Pflegefachperson die Pflegeempfänger allein und meist ohne direkten Zugang zu einem ärztlichen Dienst. Sie muss täglich neu prüfen, ob die Pflege- und Behandlungssituation sich verändert hat und ein Arzt hinzugezogen werden muss.

1. Nennen Sie die Voraussetzungen für die Gründung eines ambulanten Pflegedienstes.

2. Definieren Sie die Abkürzungen GbR und GmbH und legen Sie die Vor- und Nachteile beider Gesellschaftsformen dar.

5.1 Ambulanter Versorgungskontext

Zu 1.

Ambulante Pflegedienste können von Pflegefachpersonen, die bestimmte Voraussetzungen erfüllen müssen, gegründet und geführt werden. Die Pflegekassen schließen jeweils einen **Versorgungsvertrag** mit dem Pflegedienst ab. Der Versorgungsvertrag gilt gleichzeitig als Zulassung, um tätig zu werden.

- **Persönliche Voraussetzungen (§ 71, 72 SGB XI):**
  - Abgeschlossene berufliche Ausbildung in der Pflege (Pflegefachfrau/mann, Altenpfleger/in, Gesundheits- und Krankenpfleger/in, Gesundheits- und Kinderkrankenpfleger/in)
  - Mindestens 2 Jahre Berufserfahrung in den letzten 8 Jahren
  - Mit Weiterbildung für leitende Funktionen (Mindestumfang 460 Stunden)
- **Allgemeine Voraussetzungen:**
  - Pflegedienstleitung und Stellvertretung
  - Ausreichend Personal für die Versorgung (Angaben des Bundeslands beachten), Einsatz der Mitarbeiter nach Qualifikation und gerechte Entlohnung
  - Sorge für Fortbildungen
  - Erreichbarkeit 24/7
  - Erstellung einrichtungsangepasster Hygienepläne
  - Einhaltung gesetzlicher Qualitätsstandards mittels Qualitätsmanagement

Zu 2.

- **GbR:** Gesellschaft bürgerlichen Rechts. **Einfachste Unternehmensform** ohne juristische Person, d. h., die Rechtsgeschäfte geht jede Pflegefachperson persönlich mit dem Klienten ein. Das bedeutet, dass jede Pflegefachperson bei allen Ansprüchen gegen die GbR persönlich mit dem Privatvermögen haftet.
- **GmbH:** Gesellschaft mit beschränkter Haftung. Für die Gründung erforderlich ist ein Mindeststartkapital von 25.000 Euro, und es sind eine notarielle Beurkundung und die Eintragung ins Handelsregister vorzunehmen. Die GmbH ist eine **juristische Person,** d. h., Rechtsverträge werden nicht mehr mit jedem einzelnen Mitarbeiter geschlossen und die GmbH haftet mit dem Gesellschaftsvermögen.

5.2 Leistungen der Pflege

Ambulante Pflegedienste sind **selbstständig wirtschaftende Unternehmen** und stehen unter mindestens einer verantwortlichen ausgebildeten Pflegefachperson. Sie müssen eine kontinuierliche pflegerische Versorgung gewährleisten und dabei die Qualitätsansprüche der **vertraglichen Rahmenvereinbarungen der Pflegeversicherung** erfüllen. Wenn ein Versorgungsvertrag mit einer Pflegekasse geschlossen wurde, werden unterschiedliche Leistungen von dieser finanziert. In der häuslichen Pflege werden daher Leistungen der Grund- und der Behandlungspflege unterschieden. Leistungen der Grundpflege werden nicht medizinisch angeordnet und von der Pflegekasse bezahlt, Leistungen der Behandlungspflege werden dagegen ärztlich verordnet, von der Krankenkasse übernommen und durch fachlich qualifiziertes Personal erbracht (§ 37 Abs. 2 SGB V), z. B. Medikamentenverabreichung oder Schulung und Anleitung von Angehörigen.

1. Differenzieren Sie Pflegesachleistungen von Pflegegeldleistungen nach SGB XI.

2. Ergänzen Sie die Tabelle und ordnen Sie die Pflegesachleistungen den aufgeführten Beispielen zu.

Körperbezogene Pflegemaßnahmen, Pflegerische Betreuungsmaßnahmen, Häusliche Krankenpflege als Leistung der GKV, Beratungsangebote und Hilfen, Hilfen bei der Haushaltsführung

Leistungen	Beispiele
	Kochen, Reinigen der Wohnung
	Medikamentengabe, Verbandwechsel
	Körperpflege, Förderung der Bewegung
	Hilfen zur Gestaltung des Alltags und sozialer Kontakte
	Unterstützung bei Fragen, Vermittlung von Hilfen, z. B. Essen auf Rädern, Organisation von Transportdiensten

Tab. 5.1a Pflegesachleistungen

5.2 Leistungen der Pflege

Zu 1.

Unter **Pflegesachleistungen** versteht man die Inanspruchnahme von Leistungen in der häuslichen Pflege, die durch zugelassene ambulante Dienste, ambulante Betreuungsdienste oder Einzelkräfte erbracht werden. Darunter sind z. B. körperbezogene Pflegemaßnahmen, pflegerische Betreuungsmaßnahmen und Hilfen zur Haushaltsführung durch die entsprechenden professionellen Pflegedienste zu verstehen. Das **Pflegegeld** hingegen kann als geldwerte Leistung ab Pflegegrad 2 vom Pflegeempfänger bezogen werden. Dann müssen die erforderlichen pflegerischen Unterstützungsangebote selbst sichergestellt werden. Auch eine Kombination von Pflegesachleistungen und Pflegegeld ist möglich.

Zu 2.

Leistungen	Beispiele
Hilfen bei der Haushaltsführung	Kochen, Reinigen der Wohnung
Häusliche Krankenpflege als Leistung der GKV	Medikamentengabe, Verbandwechsel
Körperbezogene Pflegemaßnahmen	Körperpflege, Förderung der Bewegung
Pflegerische Betreuungsmaßnahmen	Hilfen zur Gestaltung des Alltags und sozialer Kontakte
Beratungsangebote und Hilfen	Unterstützung bei Fragen, Vermittlung von Hilfen, z. B. Essen auf Rädern, Organisation von Transportdiensten

Tab. 5.1b Pflegesachleistungen

5.3 Pflegebedürftigkeit und Pflegegrad

Leistungen der Pflegeversicherung nach SGB XI müssen durch den Betroffenen selbst oder durch Familienangehörige oder Bezugspersonen beantragt werden. Ob und inwieweit der Mensch leistungsberechtigt ist, wird nach **Prüfung und Feststellung der Pflegebedürftigkeit** durch Gutachter des **Medizinischen Dienstes (MD)** oder andere unabhängige Gutachter bestimmt. Dabei sind Begutachtungen und Prüfungen nach bundesweit einheitlichen Kriterien und Richtlinien zu erbringen, um so zur Qualitätssicherung beizutragen. Der Antrag auf Leistung der Pflegeversicherung muss in der Regel in 25 Arbeitstagen bearbeitet werden, kann aber auch schneller erfolgen, wenn die Versorgungskontinuität z. B. nach einem Krankenhausaufenthalt gefährdet ist. Nach angekündigter Terminvergabe besucht der durch die Pflegekasse beauftragte Gutachter den Antragsteller in seinem häuslichen Umfeld. Angehörige und Bezugspersonen sind bei diesem Besuch willkommen, da sie den Antragsteller unterstützen und das Gesamtbild durch wertvolle Informationen ergänzen können.

1. Definieren Sie den Begriff Pflegebedürftigkeit.

2. Beschreiben Sie das Vorgehen zur Pflegegradbestimmung im Neuen Begutachtungsinstrument und geben Sie die sechs Module an, mittels derer, ausgehend vom Grad der Selbstständigkeit, der Pflegegrad ermittelt wird.

5.3 Pflegebedürftigkeit und Pflegegrad

Zu 1.

Als pflegebedürftig gelten Menschen, die aufgrund gesundheitlich bedingter **Beeinträchtigungen der Selbstständigkeit** oder ihrer **Fähigkeiten** auf die **Hilfe anderer** angewiesen sind. Die Pflegebedürftigkeit muss voraussichtlich für mindestens 6 Monate und in einer bestimmten Schwere nach § 15 SGB XI, also einem Pflegegrad entsprechend, vorliegen.

TIPP

Um die Schwere oder einen Grad der Pflegebedürftigkeit (Pflegegrad) festzustellen, wird das pflegefachlich begründete Begutachtungsinstrument herangezogen (§ 15 SGB XI). Es gliedert sich in sechs Module, die inhaltlich auf die verschiedenen Grade der Beeinträchtigungen in der Selbstständigkeit und den Fähigkeiten zum jeweiligen Lebensbereich bepunktet werden. Dabei liegen bei 0 Punkten keine Beeinträchtigung und bei der höchsten Punktzahl von 4 schwerste Beeinträchtigungen vor. Hinzu kommt, dass die Module unterschiedlich gewichtet werden, so nimmt z. B. die Selbstversorgung mit 40 % der Wertung die größte Gewichtung ein. Letztlich werden über die addierten Einzelpunkte Gesamtpunkte gebildet, die dann einem der fünf Pflegegrade entsprechen. Der Pflegegrad bestimmt den Umfang der Leistungen und die Höhe der Kostenübernahmen.

Zu 2.

- Mobilität
- Kognitive und kommunikative Fähigkeiten
- Verhaltensweisen und psychische Problemlagen
- Selbstversorgung
- Selbstständiger Umgang mit krankheits- oder therapiebedingten Anforderungen und Belastungen sowie deren Bewältigung
- Gestaltung des Alltagslebens und sozialer Kontakte

5.4 Strukturmodell

In allen Bereichen der Pflege dient die **Dokumentation** der schriftlichen Fixierung und Sicherung der erbrachten pflegerischen Leistungen. Der **strukturierte Pflegeprozess** wird im Rahmen der Dokumentation abgebildet, um Pflege so begründet **nachvollziehbar, überprüfbar** und **auswertbar** zu machen. Der Medizinische Dienst (MD) übernimmt u. a. auch die qualitätssichernde Aufgabe, diese Pflegedokumentation im Rahmen von Begehungen zu überprüfen. In Anbetracht der hohen Kosten für Leistungen und Aufwendungen ist dies auch ein sicherndes Instrument für die Pflegeempfänger. Seit mehreren Jahren hilft die Anwendung des Strukturmodells, den Aufwand der Pflegedokumentation im ambulanten Versorgungsbereich und der vollstationären Langzeitpflege zu minimieren. Es ist angelehnt an den vierphasigen Pflegeprozess nach Yura und Walsh.

Führen Sie die vier Elemente des Strukturmodells auf und nehmen Sie beispielhaft und kritisch Stellung dazu.

5.4 Strukturmodell

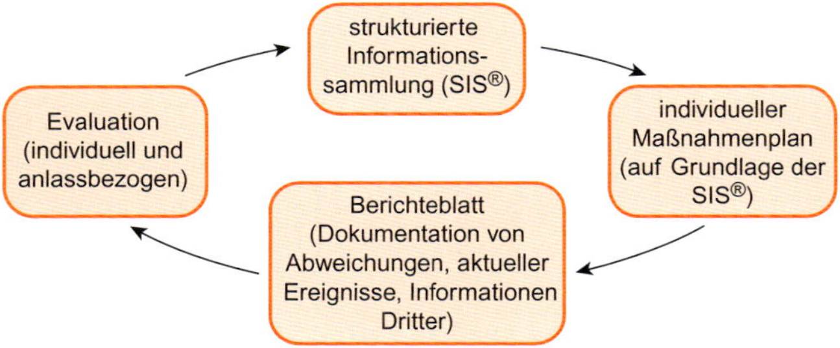

Abb. 5.1 Die vier Elemente des Strukturmodells [L143]

Was spricht dafür?
- Überschaubarkeit und einfaches Vorgehen.
- Die Informationssammlung bündelt gleichzeitig auch Problembereiche, erfasst die Gesamtsituation.
- Weniger Aufwand in der Dokumentation, da immer wiederkehrende Maßnahmen nicht einzeln dokumentiert werden müssen.

Was spricht dagegen?
- Die Zielebene fehlt, daher kann es zu Unstimmigkeiten bezüglich der Zielebene und der Sinnhaftigkeit von Maßnahmen kommen.
- Die Evaluation in regelmäßigen Abständen ist nicht grundsätzlich gesichert, was dazu führen kann, dass auf Basis älterer Informationen und Maßnahmenpläne gehandelt wird.
- Die professionelle Abstimmung der wiederkehrenden Maßnahmen auf alltägliche situative Bedarfe in wiederkehrenden Maßnahmen wird nicht differenziert abgebildet.

5.5 Strukturierte Informationssammlung (SIS®)

Häufig wird das Strukturmodell in seiner Gänze fälschlicherweise mit der Abkürzung SIS® bezeichnet. Doch die SIS® ist nur ein **zentrales Element des Strukturmodells** und steht für die strukturierte Informationssammlung, einem Konzept, welches dem Einstieg in den vierphasigen Pflegeprozess dient. Die Bundesregierung stellt die für die unterschiedlichen Versorgungskontexte geeigneten und einzig erlaubten Versionen zur Verfügung (www.ein-step.de). Die Anwendung der SIS® gehört zu den **Vorbehaltsaufgaben** der Pflege und umfasst vier Abschnitte, die aufeinander aufbauen. In Anlehnung an das Neue Begutachtungsinstrument der Pflege werden die sechs Lebensbereiche und die Beeinträchtigungen der Selbstständigkeit aus subjektiver Sicht und gemäß der Einschätzung durch die Pflegefachperson ergänzt und festgehalten.

Beschreiben Sie die Inhalte der SIS®.

5.5 Strukturierte Informationssammlung (SIS®)

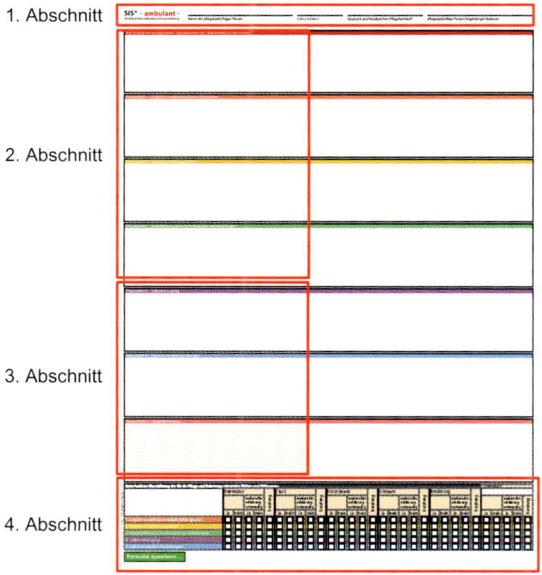

Abb. 5.2 Aufbau der SIS® ambulant [V738, L143]

- **1. Abschnitt:** Name/Geburtsdatum, Erhebungszeitpunkt, Unterschriften der Pflegefachperson und des Pflegeempfängers.
- **2. Abschnitt:** Ausschließlich persönliche Perspektive des Pflegeempfängers zu Selbstständigkeit und Unterstützungsbedarfen. Wörtliche Zitate können eingetragen werden.
- **3. Abschnitt:** Fachliche Einschätzung der Pflegefachperson unter Berücksichtigung der persönlichen Sicht und im Dialog mit dem Pflegeempfänger zu Hilfebedarf, Erhalt der Selbstständigkeit und gesundheitlicher Risiken.
- **4. Abschnitt:** Fachliche Festlegung und Dokumentation von Gesundheitsrisiken und Phänomenen und ggf. der Notwendigkeit vertiefter Assessments.

5.6 Lebenswelt

Wie ein Mensch sich und seine Umwelt wahrnimmt und erlebt, ist individuell verschieden. Daraus ergibt sich seine eigene Lebenswelt. Nach E. Husserl resultiert diese Individualität aus prägenden **Erfahrungen,** der bisherigen **Sozialisation** und den **kulturellen Hintergründen** des Menschen und muss von Pflegenden berücksichtigt werden, da sie unmittelbare Auswirkungen auf dessen Verhalten und Bereitschaft haben kann. Die Lebensweltkonzepte aus der sozialen Arbeit von. Tiersch und als Pflegekonzept von K. Kämmer geben weitere wertvolle Ansätze für die individualisierte und angemessene Pflege.

1. Erklären Sie den Begriff Lebensqualität.

2. Ordnen Sie die vier Eckpfeiler des „Konzepts der Lebensweltorientierung in der Seniorenbetreuung" von Kämmer den verschiedenen Maßnahmen zu.

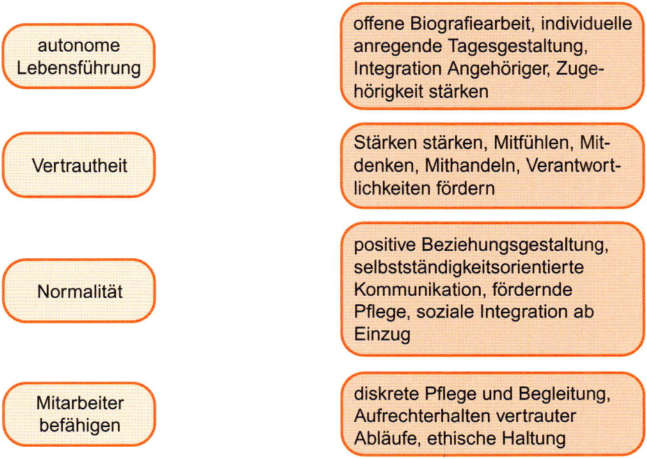

Abb. 5.3a Eckpfeiler und Maßnahmen der Lebensweltorientierung [X410, L143]

5.6 Lebenswelt

Zu 1.

Für den Begriff der **Lebensqualität** gibt es keine allgemeingültige Definition. Lebensqualität ist ein **komplexes Konstrukt** und umfasst **viele verschiedene Komponenten,** die die Lebenssituation darstellbar und bewertbar machen. Die **WHO** definiert Lebensqualität als „subjektive Wahrnehmung der Stellung im Leben im Kontext der Kultur und Wertsysteme, in dem man lebt, und in Relation zu den Zielen, Erwartungen, Standards und Anliegen. Es ist ein breit angelegtes Konzept, das in komplexer Weise durch die körperliche Gesundheit, das psychische Befinden, den Grad der Unabhängigkeit, durch soziale Beziehungen und persönliche Überzeugungen und ihrer Beziehung zu Besonderheiten der jeweiligen Umwelt beeinflusst wird" (Übersetzung gem. WHO 1997, S. 11).

Zu 2.

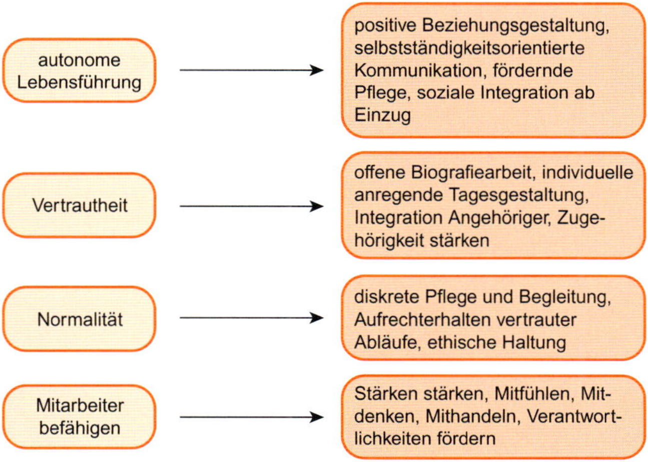

Abb. 5.3b Konzept der Lebensweltorientierung in der Seniorenbetreuung von Karla Kämmer mit Eckpfeilern und den dazugehörigen Maßnahmen [X410, L143]

5.7 Biografiearbeit

Um ein Verständnis für die **individuelle Lebenswelt** und des **Erlebens** zu erhalten und diese gleichzeitig zu fördern, spielt die biografische Arbeit eine wichtige Rolle. Neben der Möglichkeit der gezielteren individuellen Ausrichtung und Ausgestaltung der pflegerischen Handlungen und des unmittelbaren Wohnumfelds ist das gemeinsame Erinnern an die Lebensgeschichte und das Erweitern der Perspektive eine wertvolle Arbeit, mit der sich im aktuellen Kontext Bewältigungsstrategien fördern lassen.

Biografiearbeit wird unterschieden in die **alltägliche Biografiearbeit,** die jeder Mensch täglich leistet, indem er sich an Ereignisse erinnert und ihnen Bedeutungen beimisst oder Ereignisse vergisst und das Verständnis seiner eigenen Lebensgeschichte ausbaut. Die **angeleitete Biografiearbeit** ist die von außen angeregte, unterstützende und begleitende Arbeit mit der eigenen Lebensgeschichte.

1. Stellen Sie die Biografie dem Lebenslauf gegenüber.

2. Geben Sie Ziele und Methoden der angeleiteten Biografiearbeit an.

5.7 Biografiearbeit

Zu 1.

Biografie	Lebenslauf
• Beschreibt das Leben, und wie es erlebt wurde	• Fasst die Lebensentscheidungen zusammen, dazu gehören auch die schulische und berufliche Laufbahn
• Blickt auf das Leben und Lebensabschnitte zurück	• Beinhaltet zeitlich sortierte Eckpunkte und Daten
• Die komplexen Lebensentscheidungen und der individuelle Reifeprozess werden aus subjektiver Sicht abgebildet	• Strukturiert und stellt das Leben in seiner Komplexität in einfachen Daten ohne subjektive Bezüge dar
• Gibt Auskunft über Erfahrungen und Gefühle	• Gibt keine Auskunft über Erfahrungen und Gefühle
• Kann aufgeschrieben oder erzählt werden	• Wird aufgeschrieben und meist für Bewerbungen genutzt

Tab. 5.2 Biografie vs. Lebenslauf

Zu 2.

Ziele: Ereignisse mittels verschiedener Methoden zusammentragen und somit die Lebensgeschichte bewusst machen. Dadurch wird das eigene „Dasein" verdeutlicht und Selbstsicherheit und Sinnfindung werden gefördert. Biografische Erfahrungen können so zu Ressourcen werden, neue Interessen entdeckt und Copingstrategien entwickelt werden.

Methoden:

- Lebensgeschichtliche Gespräche
- Narrative Interviews
- Arbeiten mit Fotografien
- Singen
- Texte lesen und schreiben (Tagebücher)
- Kreatives Gestalten: Stammbaum erstellen, Briefe schreiben
- Backen
- Erinnerungen festhalten (Alben, Collagen, Erinnerungsecke)

5.8 Kultursensibel pflegen

Neben der begrifflichen Komplexität von Lebenswelt und dem Verständnis und der Wertschätzung eines Individuums in seiner ganzen Subjektivität muss auch die **kulturelle Komplexität** verstanden werden. Während früher der Kulturbegriff meist auf die ethnische Herkunft verengt und die damit in Beziehung gesetzten Denk- und Verhaltensweisen für Verallgemeinerungen genutzt wurden, um ein mögliches Vorgehen abzuleiten, weiß man heute, dass einer solchen Herangehensweise vieles widerspricht. Die Zuordnung zu einer bestimmten Kultur mit daraus abgeleiteten Verhaltensweisen auf Basis des Bekannten birgt die Gefahr von Stigmatisierungen und widerspricht einer individualisierten Pflege. Um kultursensibel pflegen zu können, müssen Pflegefachpersonen die genutzte Begrifflichkeit verstehen und eine transkulturelle Kompetenz besitzen.

1. Ordnen Sie die Bilder den Begriffen zu und erläutern Sie diese.

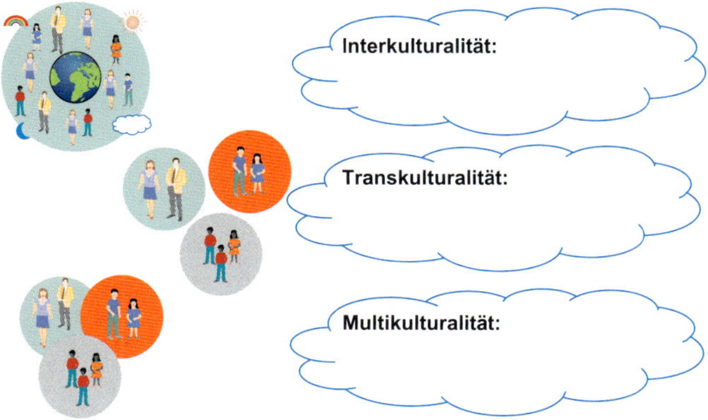

Abb. 5.4a Bilder und Begriffe zur Kulturalität [P1471, L143]

2. Beschreiben Sie, was unter transkultureller Kompetenz verstanden wird.

5.8 Kultursensibel pflegen

Zu 1.

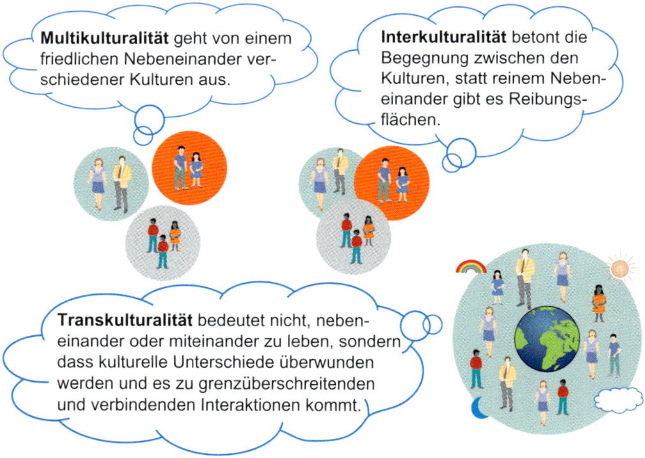

Abb. 5.4b Verschiedene Kulturalitätsbegriffe [P1471, L143]

Zu 2.

Unter transkultureller Kompetenz wird die **Fähigkeit zur Selbstreflexion und zum Perspektivenwechsel** verstanden. Zentral ist, die **menschliche Vielfalt anzuerkennen** und empathisch mit Andersartigkeit umzugehen. Inwieweit Pflegefachpersonen transkulturell kompetent sind, kann unmittelbaren Einfluss auf die Einleitung und Steuerung des Pflegeprozesses nehmen. Fremdes ist als mögliche Variation des Lebens zu werten. Am besten gelingt dies, wenn eigene Wertvorstellungen, mögliche Ängste und Verhaltensweisen ergründet werden, um eine andere Perspektive zuzulassen und einnehmen zu können. So kann eine **vorbehaltlose ganzheitliche und individuelle Pflege,** die an der Lebenswelt des Pflegeempfängers ausgerichtet ist, gelingen.

5.9 System fördernder Prozesspflege

Monika Krohwinkel, Pflegewissenschaftlerin und Hochschulprofessorin, entwickelte Anfang der 1990er-Jahre eine Pflegetheorie, basierend auf Studienergebnissen zum „Pflegeprozess am Beispiel von Apoplexiekranken". Dieses in der Praxis geprüftes Pflegemodell nannte sie „System fördernder Prozesspflege". Die Kernaussage ist, dass Lebens- und Entwicklungsprozesse, Krankheits- und Gesundheitsprozesse und das Leben selbst von den **Fähigkeiten und Ressourcen des Menschen** abhängen, die es ihm möglich machen, seine **Lebensaktivitäten** zu verwirklichen, **soziale Beziehungen und Bereiche** zu sichern und zu gestalten und mit **existenziellen Lebenserfahrungen** umzugehen und sich dabei zu entwickeln (Krohwinkel 2008). Krohwinkel sieht den Pflegeempfänger mit seinen Bezugspersonen als zentral und fordert Pflegende auf, **respektvoll, fördernd** und **unterstützend** mit dem Pflegeempfänger umzugehen. Sie bezeichnet den **Pflegeprozess** bereits als Teil jeder systematischen und reflektierten Pflegehandlung und die Pflegeprozessdokumentation, -organisation und -koordination als pflegerische Aufgaben.

1. Erklären Sie das ABEDL-Strukturierungsmodell, welches eines von fünf Modellen des Systems der fördernden Prozesspflege darstellt.

2. Zählen Sie primäre pflegerische Handlungen im Rahmen der fördernden Prozesspflege auf.

5.9 System fördernder Prozesspflege

Zu 1.

Das ABEDL-Strukturierungsmodell dient der gegliederten Darstellung von **Fähigkeiten zur Bewältigung der täglichen Aktivitäten des Lebens** einer Person. Die 13 **A**ktivitäten, **B**eziehungen und **e**xistenziellen Erfahrungen **d**es **L**ebens werden von Umgebungsfaktoren, der Krankheit und dem Leben beeinflusst und beeinflussen sich gegenseitig.

Aktivitäten des Lebens realisieren können	Beziehungen sichern und gestalten können
• Kommunizieren können • Sich bewegen können • Vitale Funktionen des Lebens aufrechterhalten können • Sich pflegen können • Sich kleiden können • Ausscheiden können • Essen und trinken können • Ruhen, schlafen, sich entspannen können • Sich beschäftigen, lernen, sich entwickeln können • Die eigene Sexualität leben können • Für eine sichere, fördernde Umgebung sorgen können	• In Kontakt sein und bleiben • Fördernde Kontakte und Beziehungen erhalten, erlangen und wiedererlangen • Mit belastenden Kontakten und Beziehungen umgehen können **Mit existenziellen Erfahrungen des Lebens umgehen können** • Fördernde Erfahrungen machen können, unabhängig sein und sich wohlfühlen • Mit belastenden und gefährdenden Erfahrungen umgehen können • Erfahrungen, die die Existenz fördern oder gefährden, unterscheiden können • Lebensgeschichtliche Erfahrungen einbeziehen können

Tab. 5.3 ABEDL-Strukturierungsmodell nach Krohwinkel (2008)

Zu 2.

Primär pflegerische Handlungen zeigen sich in **förderndem kommunikativem Verhalten** der Pflegefachperson. Sie kommuniziert fördernd, indem sie …

- unterstützt,
- anleitet,
- beaufsichtigt,
- informiert und berät,
- begleitet,
- im Sinne des Pflegeempfängers handelt.

5.10 Alter Mensch

Neben einem biografisch orientieren Ansatz, der die subjektive Bewertung und individuelle Wahrnehmung des Lebens und des Alterns in den Blick nimmt, gibt es eine Reihe anderer Theorien und Ansätze zum Altern und den damit einhergehenden körperlichen, psychischen und geistigen Veränderungen sowie den wünschenswerten positiven Unterstützungsmechanismen auf diesen Prozess. Wenn man vom „alten Menschen" spricht, ist häufig das **kalendarische Lebensalter** gemeint. Meist wird ab einem Renteneintrittsalter ab dem 60.–67. Lebensjahr vom Übergang ins Alter gesprochen (WHO 2002). Doch dieses Alter ist nicht gleichzusetzen mit dem **biologischen** oder **psychologischen Alter.** Ganz nach dem Motto „Man ist nur so alt, wie man sich fühlt" kann es hier Abweichungen geben, wenn ein Mensch sich in seinem Körper gesund und fit fühlt. Aber auch das Gegenteil kann der Fall sein, denn die altersbedingten Veränderungen des Körpers und der Organe können zu Krankheiten führen, die den Alterungsprozess beschleunigen und den Menschen älter und gebrechlicher erscheinen lassen.

1. Geben Sie Beispiele für altersbedingte Veränderungen der Organsysteme.

2. Zählen Sie Versorgungsmöglichkeiten älterer Menschen auf.

5.10 Alter Mensch

Zu 1.

- Verlangsamter Herzschlag
- Geringere äußere (z. B. Haut) und innere Gewebselastizität (z. B. Lungen)
- Abnahme der Knochendichte und Abnutzungserscheinungen der Gelenke
- Abnahme der Muskelmasse
- Presbyphagie (altersbedingte Schluckstörung durch Veränderungen der Schluckreflexe und Magenentleerungsstörungen)
- Schwächeres Immunsystem
- Verlangsamte und veränderte hormonelle Steuerungen
- Veränderungen des Sinnessystems
  - Presbyopie (Altersweitsichtigkeit), Katarakt (grauer Star) oder altersbedingte Makuladegeneration
  - Presbyakusis (Altersschwerhörigkeit)
  - Abnahme des Geschmackssinns und der Riechfähigkeit
  - Abnehmender Gleichgewichtssinn
  - Abnehmendes Hunger- und Durstgefühl
- Hautveränderungen

Zu 2.

- **Häusliches Umfeld:** Versorgung durch Angehörige, durch ambulante Pflegedienste, in einer Wohnform mit Hilfsangeboten (Wohnen mit Service) oder Hilfe durch Mitbewohner (Wohnen gegen Hilfe) oder mit Unterstützung durch die Gemeinschaft (Mehrgenerationenhaus oder Senioren-WG)
- **Teilstationäre Einrichtungen:** Betreuung während eines bestimmten täglichen oder nächtlichen Zeitraums
- **Betreutes Wohnen:** Wohnen in eigener Wohnung z. B. in einer Pflegeeinrichtung
- **Vollstationäre Einrichtungen:** Pflegeeinrichtungen mit kompletter Versorgung, z. B. Wohneinrichtungen mit Pflegeabteilungen oder Seniorenresidenzen mit gehobenem Wohnambiente und Freizeitmöglichkeiten

5.11 Veränderungen der Haut

Die Haut ist mit ca. 2 m^2 das größte Organ des menschlichen Körpers. Sie übernimmt zahlreiche wichtige Funktionen und sorgt u. a. für den Schutz und die Abgrenzung der inneren Welt von der Außenwelt. Über die Haut kann die Körpertemperatur reguliert und Schmerz empfunden werden. Auch können Gefühle wie Angst, Wut oder Scham über die Haut zum Ausdruck kommen. Im Alter verliert die Haut an Elastizität und Spannung, sie wird schlechter durchblutet und die Schweiß- und Talgdrüsenfunktion baut ab. Daraus resultiert eine zunehmend **trockene Altershaut.** Die Haut wird deutlich empfindlicher gegen Stöße und Verletzungen, Falten und Altersflecken werden sichtbar. Eine gute **Hautbeobachtung und -pflege** hält die Funktionen der Haut möglichst lange aufrecht und schützt insbesondere den älteren kranken und immungeschwächten Menschen vor zusätzlichen Erkrankungen, Wunden und Infektionen über die Haut.

1. Beschriften Sie die Abbildung.

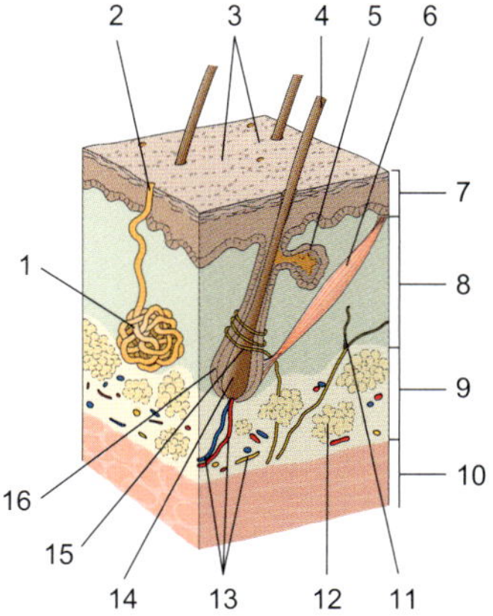

Abb. 5.5 Anatomie der Haut [L190]

2. Zählen Sie die Kriterien der Hautbeobachtung auf.

5.11 Veränderungen der Haut

Zu 1.

1 Schweißdrüse
2 Ausführungsgang einer Schweißdrüse (Hautpore)
3 Felderung
4 Haar
5 Talgdrüse
6 M. arrector pili
7 Oberhaut *(Epidermis)*
8 Lederhaut *(Dermis)*
9 Unterhaut *(Subkutis)*
10 Muskulatur
11 freie Nervenendigung
12 subkutanes Fettgewebe
13 Nerven, Blutgefäße
14 Bulbus
15 Haarfollikelsensor
16 Haarfollikel

Zu 2.

- **Hauttyp:** Status normaler bis trockener *(sebostatischer)* oder fettiger *(seborrhoischer)* Haut, gibt Aufschluss über notwendige Hautpflegeprodukte.
- **Hautkolorit:** Farbe, gibt Aufschluss über Gefühlsleben und Wohlbefinden, Kreislauffunktionen, Krankheiten und Entzündungen.
- **Hautturgor:** Spannung, gibt Aufschluss über Flüssigkeitsstatus und Wassereinlagerungen.
- **Hauttemperatur:** gibt Aufschluss über periphere Durchblutung und Wohlbefinden, z. B. Fieber oder Frieren.
- **Hautoberfläche:** Beschaffenheit und Aussehen, z. B. glatt, weich, rosig und intakt, bei Veränderungen Aufschluss über Verletzungen, Durchblutungsstörungen und Krankheiten.
- **Zustand der Hautanhangsgebilde,** z. B. der Haare und Nägel: gibt Aufschluss über Mängel oder Erkrankungen.
- **Zustand der Schleimhaut,** z. B. an Augen, Ohren, Nase, Mund: Intaktheit, Durchblutung und Feuchtigkeit geben Aufschluss über Flüssigkeitsstatus und Erkrankungen.

5.12 Körperpflege

Die Körperpflege umfasst alle pflegerischen Interventionen zur **Förderung der Selbstpflegefähigkeit,** zur Erfüllung der menschlichen Bedürfnisse bezüglich des äußeren **Erscheinungsbilds und Wohlgefühls** und **zur Aufrechterhaltung gesunder körperlicher Funktion.** Damit nimmt die Körperpflege einen sehr hohen pflegerischen Stellenwert ein. Zum einen kann die Zeit, welche eine Pflegefachperson im Rahmen der Aktivität Körperpflege mit dem Pflegeempfänger verbringt, zum Beziehungsaufbau genutzt werden und über den Informationsgewinn und die Überprüfung der Ergebnisse von Handlungen und Verlauf der **Pflegeprozesssteuerung** dienen. Zum anderen sind pflegerische Interventionen zur Körperpflege zielgerichtet und als mögliche **pflegerisch-therapeutische Behandlungsmaßnahme** im Pflegeprozess zu werten.

1. Nennen Sie Ziele der pflegerischen Interventionen bei der Aktivität Körperpflege.

2. Zeigen Sie Grundsätze auf, die bei der Hilfestellung oder Durchführung der Körperpflege durch die Pflegefachperson zu berücksichtigen sind.

5.12 Körperpflege

Zu 1.

- Selbstpflegefähigkeiten erkennen und fördern
- Förderung der Partizipation am Leben durch Aktivierung und Miteinbezug in Alltagshandlungen
- Prävention von Krankheiten durch Aufrechterhalten der physiologischen Haut- und Schleimhautflora
- Weitere Schutzfunktionen der Haut und Schleimhaut aufrechterhalten und fördern
- Die Bedürfnisse nach einem gepflegten äußeren Erscheinungsbild und innerem Wohlbefinden nachkommen
- Wahrnehmungsförderung, Beziehungsaufbau, Schmerz- und Temperaturregulation über therapeutische Waschungen ermöglichen
- Beobachtung von Herz-Kreislauf-Funktion, Ressourcen, Leistungsfähigkeit und Belastbarkeit sowie des Verhaltens
- Gezielte Integration wesentlicher Prophylaxen in alltägliche Routinen
- Beziehungsaufbau gestalten und Pflegeprozess steuern

Zu 2.

Die Pflegefachperson …

- muss stets die eigenen Vorstellungen reflektieren und die Aktivität „Körperpflege“ als individuelle und intime Situation werten und gestalten,
- handelt nach ethischen Prinzipien und schützt die Persönlichkeitsrechte des Pflegeempfängers. Sie agiert respektvoll, empathisch und wertschätzend,
- bezieht den Pflegeempfänger aktiv mit ein und stellt die Förderung seiner Fähigkeiten und Fertigkeiten, seines Wissens und seiner Selbstbestimmung in den Vordergrund,
- richtet die Körperpflege nach den individuellen Wünschen, Gewohnheiten und Bedürfnissen des Pflegeempfängers aus,
- trifft begründete Entscheidungen zur Art, Umfang und Durchführung der Körperpflege und informiert und berät den Pflegeempfänger dazu,
- plant den Zeitpunkt zur Körperpflege individuell und mit dem Pflegeempfänger abgestimmt,
- wertet Schamgefühle als Pflegephänomene, die besondere Beachtung genießen. Sie schützt den Körper und die Intimsphäre des Pflegeempfängers vor unerwünschten Blicken und Situationen.

5.13 Förderung des Körpergefühls

Normalerweise gelingt dem Menschen der Abgleich zwischen der physischen Rückmeldung zum Körper, z. B. Größenverhältnisse, Meldungen der Tiefensensibilität und Lage im Raum, und der Wahrnehmung, Vorstellungen und Gefühle zu seinem Körper. Bob Price geht in seiner Beschreibung eines **Körperbildmodells** davon aus, dass der Mensch eine Idealvorstellung des Körpers hat, die er über die **Präsentation seines Körpers,** z. B. durch die gewählte Kleidung, Bewegungsmuster oder die Art zu sprechen, mit der **Körperrealität,** also der real präsenten körperlichen Abweichungen zum Ideal in Balance hält. Ein verändertes Körperbild entsteht demnach, wenn Bewältigungsstrategien durch z. B. Einschränkungen im Alter oder Erkrankungen erschwert oder nicht mehr gegeben sind.

1. Zählen Sie mögliche pflegerische Maßnahmen zur Förderung des Körpergefühls auf.

2. Nehmen Sie Stellung zum Stellenwert der Kleidung im pflegerischen Kontext.

5.13 Förderung des Körpergefühls

Zu 1.

- Angebote tageszeitlich angemessener Kleidung
- Möglichkeiten, sich zwischendurch „zurechtzumachen“
- Angebote, sich im Spiegel zu betrachten
- Empathische Äußerungen zum Erscheinungsbild
- Spüren des eigenen Körpers und der Körpergrenzen z. B. durch Basale Stimulation® und Positionierungen
- Schmerzlinderung und Phasen der Ruhe

Zu 2.

Über die Kleidung kann ein Mensch z. B. seine Stimmung, seinen sozialen Status oder seine Religionszugehörigkeit zum Ausdruck bringen. Damit nimmt die Kleidung einen wichtigen Stellenwert in der Lebensgestaltung ein. Sie entscheidet außerdem über das Wohlbefinden oder die Beweglichkeit, je nachdem aus welcher Farbe und welchem Stoff sie besteht und wie sie geschnitten ist. Sie dient dem Schutz vor äußeren Temperaturen, vor Nässe und Austrocknung. Die Kleidung macht dem Menschen die Tages-, Ruhe- und Nachtzeit sowie zum Teil die Aufgaben bewusst (berufstypische Kleidung).
Damit kommt der Wahl der Kleidung im klinischen und ambulanten Bereich **große Bedeutung** zu, da darüber Einfluss auf das Erleben von Körper, Zeit, Gesundheit und Krankheit genommen werden kann. Im ambulanten Kontext und im Kontext der Langzeitpflege ist zu geeigneter Kleidung zu beraten, z. B. bei Inkontinenz oder Sturzgefahr. Pflegeempfänger werden motiviert, tageszeitlich angemessene Kleidung zu tragen, und sie werden bei der Auswahl unterstützt.

5.14 Sehbeeinträchtigungen im Alter

Mit höherem Lebensalter lassen auch die Funktionen der Augen nach. Die sogenannte **Altersweitsichtigkeit** *(Presbyopie)* entsteht durch den Verlust der Eigenelastizität der Linse, was zu einer nachlassenden Brechkraft führt. Das bedeutet, dass der Blick auf Gegenstände in der Nähe nicht mehr scharf gestellt werden kann. Häufig halten Betroffene das Handy oder die Zeitschrift weiter entfernt, um so die Schrift besser lesen zu können. Eine Lesebrille hilft, die Altersweitsichtigkeit zu kompensieren.

Geben Sie an, woran Sie in Pflegesituationen beim Pflegeempfänger eine Beeinträchtigung des Sehens erkennen können.

5.14 Sehbeeinträchtigungen im Alter

- Zusammenkneifen der Augen beim Lesen
- Eine Lesebrille ist vorhanden, wird aber nicht aufgesetzt
- Stehenlassen von Getränken und Essen
- Danebengreifen
- Unsicherheiten und Ängste bei der Mobilisation
- Anstoßen an Kanten oder Wänden beim Gehen
- Herantasten an Haltegriffe
- Bitte, die Lichtverhältnisse zu verändern
- Unsicherheiten und plötzliches Stehenbleiben bei Lichteinfall durch ein Fenster
- Nichterkennen von Absätzen, Kanten, Erhebungen durch verminderte Kontrastwahrnehmung
- Häufige Stürze
- Nichterkennen von Gesichtern/Personen
- Eingeschränkte Kontakte und sozialer Rückzug
- Verhaltensänderungen (Aggression oder Depression)

TIPP

Werden Anzeichen einer Sehbeeinträchtigung beobachtet, muss unbedingt eine genauere Diagnostik initiiert werden, um andere Ursachen für dieses Verhalten und Erkrankungen (z. B. neurologische Erkrankungen) auszuschließen und einen korrekten Behandlungsweg durch den Augenarzt festlegen zu lassen.

5.15 Spezielle Augenpflege

Neben dem grünen Star *(Glaukom)* und der altersbedingten Makuladegeneration trifft der **graue Star** *(Katarakt)* besonders häufig alte Menschen. Dabei begünstigen entzündliche Augenerkrankungen, die Einnahme bestimmter Medikamente und Diabetes mellitus die Erkrankung. Therapie der Wahl ist, die erkrankte Linse in einer ambulanten OP zu entfernen und durch eine **Kunstlinse** zu ersetzen. Je nach Linseneinsatz benötigen Betroffene weiterhin eine Nah- oder Weitsichtbrille. Wenn der Einsatz einer Kunstlinse nicht möglich ist, kann der Pflegeempfänger mit Kontaktlinsen und einer „Starbrille" versorgt werden. **Postoperativ** übernimmt die Pflegefachperson das Einbringen von ärztlich verordneten Augentropfen und -salben, unterstützt die Reinigung des Auges, leitet den Pflegeempfänger zur Selbstapplikation an und rät vor Pressen, Drücken oder Reiben des Auges, starker körperlicher Anstrengung und langem, tiefem Bücken ab.

1. Nennen Sie Regeln zum Umgang mit Augenmedikamenten.

2. Erläutern Sie die Durchführung der Augentropfenapplikation unter hygienischen Gesichtspunkten.

5.15 Spezielle Augenpflege

Zu 1.

- 10-R-Regel der Medikamentenverabreichung gilt auch hier.
- Tropfen genau dosieren, in das richtige Auge applizieren und Zeitabstände einhalten.
- Arzneimittel ggf. mit Patientendaten versehen und personenbezogen verwenden.
- Medikamente achtsam und ohne Kontakt zum Auge applizieren, um eine Kontamination vermeiden.
- Ggf. überschüssige Salbenreste vor neuer Applikation entfernen.
- Ggf. vorhandene Kontaktlinsen vor der Applikation entfernen und eine gewisse Wirkzeit vor dem erneuten Einsetzen abwarten.

TIPP

Abkürzungen von Medikamentennamen, anatomischen Begriffen o. Ä. in ärztlichen Anordnungen sind unbedingt vor aus Ausführung der angeordneten Maßnahme mit dem ärztlichen Personal abzuklären. Insbesondere Fachabteilungen nutzen bestimmte Kürzel, die nicht allen Pflegefachpersonen geläufig sind.

Zu 2.

- Unter aseptischen Bedingungen
- Hygienische Händedesinfektion
- Tragen von Einmalhandschuhen
- Kein Kontakt zum Auge durch Applikator oder Hände
- Sterilen Tupfer nutzen, um das Unterlid am Wimpernrand nach unten zu ziehen
- Arzneimittelapplizierende Hand an Stirn abstützen und Tropfen in den Bindehautsack eintropfen

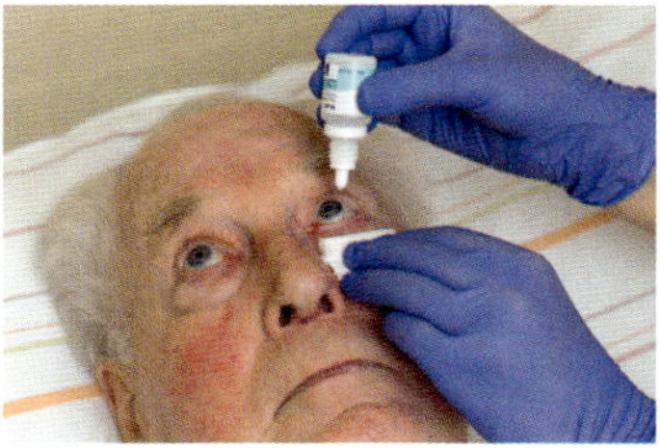

[K115]

- Auge langsam ohne Zukneifen schließen lassen oder das Unterlid mit dem Tupfer leicht nach oben bewegen
- Tropfenbehälter sofort wieder verschließen
- Nach Entfernen von Tupfern und Handschuhen hygienische Händedesinfektion

5.16 Diabetes mellitus

Meist manifestiert sich ein Diabetes mellitus Typ 2, im Volksmund als „Zuckerkrankheit“ bezeichnet, im mittleren bis höheren Lebensalter. Ursache ist eine verminderte Insulinwirkung, auch als **Insulinresistenz** bezeichnet, in den Zellen, was zu einem **chronisch erhöhten Blutzuckerspiegel** führt. Der Körper versucht, diesen durch eine permanent erhöhte Insulinproduktion zu senken. Diese erschöpft sich langsam, aber stetig im Verlauf der Krankheit. Der schleichende Beginn bewirkt, dass ein Diabetes mellitus Typ 2 u. U. lange unentdeckt bleibt und erst bei Auftreten von Folgeerkrankungen diagnostiziert wird. Mittlerweile weiß man, dass dieser Diabetes-Typ durch Gewichtsreduktion, vermehrte körperliche Bewegung und eine kalorienreduzierte, gesunde Ernährung gut in den Griff zu bekommen ist. Reicht das allein nicht aus, kommt zunächst eine medikamentöse Therapie mit oralen Antidiabetika hinzu. Bei Erfolglosigkeit ist erweiternd eine Insulintherapie indiziert.

Geben Sie weitere Diabetestypen an und differenzieren Sie diese.

5.16 Diabetes mellitus

	Diabetes mellitus Typ 1	Diabetes mellitus Typ 3	Gestationsdiabetes
Definition	Stoffwechselstörung mit erhöhtem Blutzuckerspiegel des jüngeren Lebensalters (meist < 40. Lebensjahr)	Stoffwechselstörung mit erhöhtem Blutzuckerspiegel, in jedem Alter möglich	• In Schwangerschaft auftretende Glukosetoleranzstörung • Langfristige Manifestation eines Typ-2-Diabetes bei der Mutter möglich • Stoffwechselstörungen beim Kind möglich
Ursache	Absoluter Insulinmangel aufgrund autoimmun bedingter Zerstörung der insulinproduzierenden Pankreaszellen (B-Zellen); genetische Faktoren und Viruserkrankungen als Auslöser für Autoimmunerkrankung diskutiert	Störungen der Produktion oder Insulinwirkung durch hormonelle Erkrankungen (z. B. Cushing-Syndrom), Arzneimittel (z. B. Glukokortikoide, Thiaziddiuretika) oder genetische Defekte der B-Zell-Funktion	Vorübergehende gestörte Glukosetoleranz während der Schwangerschaft, starke Gewichtszunahme in der Schwangerschaft
Symptome	• Erhöhte BZ-Werte > 250 mg/dl (13,9 mmol/l) • Polyurie • Polydypsie • Gewichtsabnahme • Übelkeit, Bauchschmerzen • Schwäche • Bewusstseinsstörungen bis Koma	• Erhöhte BZ-Werte > 250 mg/dl (13,9 mmol/l) • Polyurie • Polydypsie • Juckreiz • Müdigkeit • Symptome der Grunderkrankung	Keine, meist Zufallsbefund von erhöhten BZ-Werten; Glukosetoleranztest gibt Klarheit
Therapie	• Lebenslange Insulintherapie • Interdisziplinäre Behandlung	• Behebung der Ursache/Behandlung • Vorübergehende medikamentöse BZ-Regulierung	• Ernährungsumstellung, Bewegung • Ggf. Insulin und engmaschige Kontrollen

Tab. 5.4 Weitere Diabetestypen

5.17 Rolle der Ernährung bei Diabetes mellitus

Egal, um welchen Diabetestypen es sich handelt, eine **Lebensstiländerung** zeigt deutliche Verbesserungen des allgemeinen Gesundheitszustands und schützt lange vor Folgeerkrankungen. Dazu gehören in jedem Fall eine **Ernährungsanpassung** und ggf. -umstellung und die Steigerung der **körperlichen Aktivität.** Gleichzeitig sollten weitere Risikofaktoren für Erkrankungen in Augenschein genommen und minimiert werden. So kann eine Nikotinentwöhnung zu mehr körperlicher Fitness führen und das Risiko für Gefäßschäden minimieren. Ziel ist ein **normaler, minimal schwankender Blutzuckerspiegel.**

Erklären Sie die Wirkung von Insulin im Körper.

5.17 Rolle der Ernährung bei Diabetes mellitus

Die **Bauchspeicheldrüse** *(Pankreas)* im Oberbauch übernimmt als Drüse wichtige Funktionen für die **Verdauung** (exokriner Teil) und die **Hormonproduktion** (endokriner Teil). Eines dieser dort produzierten Hormone ist Insulin. Es wird in den sogenannten B-Zellen der Langerhans-Inseln produziert und gelangt von dort aus über das Blut zu seinem Wirkort, den Zellen verschiedener Organe. Dort **steuert** es die für die Energiegewinnung benötigte **Glukoseaufnahme.** Gibt es ernährungsbedingt einen Überschuss an Glukose, wird diese in Form von Glykogen in der Leber und den Muskelzellen gespeichert oder in Fett umgewandelt. Das vorwiegend im Bauch gespeicherte Fett (viszerales Fett) nimmt wiederum Einfluss auf die Insulinfreisetzung und -verwertung, da es Botenstoffe freigibt, die die Insulinempfindlichkeit an den Zellen beeinflussen und eine Glukosespeicherung in Fettdepots fördert. Ein Teufelskreis entsteht.

5.17 Rolle der Ernährung bei Diabetes mellitus

Durch eine Ernährungsanpassung oder -umstellung, bei der Einfach- und Zweifachzucker (kurzkettige Kohlenhydrate) vermieden werden, wird eine normale Insulinproduktion und -verwertung gefördert, die vor allem beim Diabetes Typ 2 zur **Erholung der insulinproduzierenden Zellen** führen kann. Nebenbei entsteht der positive Effekt der **Gewichtsreduktion,** was wiederum bedeutet, dass weniger Botenstoffe über das viszerale Fett auf die Insulinproduktion und-verwertung wirken und ein gesünderer Lebensstil gefördert wird.

Geben Sie Empfehlungen zur Ernährung bei Diabetes mellitus Typ 2.

5.17 Rolle der Ernährung bei Diabetes mellitus

- Auf die Art der Kohlenhydrate achten:
  - Verzicht auf Getränke und Nahrungsmittel mit industriell hergestelltem Zucker und kurzkettigen Kohlenhydraten (Softdrinks, Süßigkeiten, Weißmehlprodukte).
  - Empfohlen werden mageres Fleisch, Fisch, Käse, Nüsse, pflanzliche Öle, Hülsenfrüchte, Gemüse und Vollkornprodukte, da sie den Blutzucker nicht oder nur langsam steigern.
- Auf die Menge der Kohlenhydrate achten:
  - Die tägliche Kohlenhydratmenge sollte ca. 45 % der täglichen Energiezufuhr ausmachen.
  - Zur Orientierung, vor allem bei insulinpflichtigem Diabetes, werden Kohlenhydrate in Kohlenhydrateinheiten (KE) angegeben (1 KE ≙ 10 g Kohlenhydrate).
- Auf die Verteilung der Kohlenhydrate achten:
  - Zeitlich über den Tag
  - Auf drei Hauptmahlzeiten und zwei bis drei Zwischenmahlzeiten verteilen

5.18 Insulintherapie

Beim Krankheitsbild des Diabetes mellitus wird deutlich, wie wichtig und weitreichend eine gesunde Ernährung ist. Viele Menschen mit Diabetes mellitus müssen bei fortschreitender Erkrankung allerdings eine medikamentöse Begleittherapie oder eine Insulintherapie erhalten. Von Diabetes mellitus Typ 1 Betroffene sind von Anfang an auf eine lebenslange Insulinsubstitution angewiesen. Es gibt **kurz wirksame Insuline,** die eine schnelle blutzuckersenkende Wirkung haben, und **Verzögerungsinsuline,** die bis zu 24 Stunden Wirkdauer besitzen. Art und der Dosierung werden in einem **individuellen Therapieschema** festgehalten. Neben der Regulierung des Blutzuckerspiegels muss auch auf plötzliche Entgleisungen in Form der **Hypoglykämie** geachtet und entsprechend interveniert werden.

1. Zählen Sie die gängigen Insulintherapien auf.

2. Stellen Sie die Symptome der Hypoglykämie dar und nennen Sie entsprechende Interventionen.

5.18 Insulintherapie

Zu 1.

- **Konventionelle Insulintherapie:** Mischinsulin (kurz und lang wirksames) wird 1 × morgens und 1 × abends verabreicht.
- **Intensivierte konventionelle Insulintherapie:** Verzögerungsinsulin wird 1–2 × als Basis, kurz wirksames Insulin zu jeder Mahlzeit verabreicht.
- **Insulinpumpentherapie:** Insulin wird per Pumpe s. c. kontinuierlich oder je nach gemessenem Glukosewert in Echtzeit über integrierten Sensor substituiert.
- **Basal unterstützte orale Therapie:** Lang wirksames Insulin wird zusätzlich zu oralen Antidiabetika 1 × abends verabreicht.
- **Supplementäre Insulintherapie:** Kurz wirksames Insulin wird zusätzlich zu oralen Antidiabetika vor jeder Mahlzeit verabreicht.

Zu 2.

Zeichen	Interventionen
• Blutzucker < 50 mg/dl (2,8 mmol) • Heißhunger • Zittern, Unruhe • Schwitzen, Herzklopfen • Erhöhte Reizbarkeit, Angst • Kopfschmerzen • Konzentrationsschwierigkeiten • Bewusstseinstrübung, zerebrale Krämpfe bis hin zum Schock	• Kurzfristig: Einnahme von schnell bioverfügbaren Kohlenhydraten (z. B. Traubenzucker, zuckerhaltige Getränke, Obst) • Nahrungsaufnahme und Bewegung minimieren • Im Anschluss Einnahme von langsam resorbierbaren Kohlenhydraten • Bei schwerer Hypoglykämie: – Orales Glukosegel (z. B. Glucogel®) – Im klinischen Setting nach ärztlicher Anordnung Infusionen mit Glukose 40 % – Bei Bewusstlosigkeit Glukagoninjektion (z. B. GlucaGen®HypoKit) – Engmaschige Blutzuckerkontrolle

Tab. 5.5 Hypoglykämie

5.19 Injektionen verabreichen

Die Verabreichung einer Injektion stellt einen **invasiven Eingriff** dar und darf nur mit Einverständnis des Pflegeempfängers erfolgen. Injektionen müssen ärztlich verordnet werden und fallen so im Rahmen der ambulanten Pflege in den Bereich der Behandlungspflege, die als medizinische Leistung von den gesetzlichen Krankenkassen übernommen wird. Häufig werden auch im klinischen Setting vor allem **subkutane (s. c.)** und **intramuskuläre (i. m.) Injektionen** an Pflegefachpersonen **delegiert.** Pflegefachpersonen mit abgeschlossener Fachweiterbildung im Bereich Anästhesie und Intensivpflege übernehmen auch intravenöse (i. v.) Injektionen. Die Durchführungsverantwortung liegt bei den Pflegefachpersonen. Im Zusammenhang mit dauerhaft notwendigen Injektionsverabreichungen müssen Pflegefachpersonen Pflegeempfänger oder Angehörige dazu schulen.

1. Geben Sie die Vorteile der Medikamentenverabreichung durch Injektionen an.

2. Gehen Sie auf die Voraussetzungen ein, die eine Pflegefachperson erfüllen muss, um eine Injektion durchzuführen.

5.19 Injektionen verabreichen

Zu 1.

- Leicht zu verabreichen, unabhängig von Ort und Fähigkeiten des Pflegeempfängers
- Schneller Wirkeintritt in 20–30 Min.
- Durch Umgehung des Magen-Darm-Trakts keine Wirkstoffverluste und keine Auswirkungen auf diesen
- Genauere Dosierbarkeit
- Bessere Steuerung von Wirkeintritt und -dauer

Zu 2.

- Erworbene Kompetenz durch dreijährige Ausbildung oder zusätzliche Qualifikation durch Weiterbildungen.
- Wissen und Kenntnisse zu Indikationen, Kontraindikationen, Wirkungen, Nebenwirkungen des Medikaments.
- Beherrschen der Technik.
- Reflexionskompetenz: Selbsteinschätzung, ob ausreichend Wissen vorhanden ist, und ggf. eigenständiges Schließen der Wissenslücken. Sind Wissensdefizite vorhanden, muss die Durchführung abgelehnt und durch eine andere Pflegefachperson übernommen werden.
- Geschulte Wahrnehmung und Erkennen von potenziellen Gefahren und Veränderungen des Zustands des Pflegeempfängers, was eine Injektion verbietet.
- Respektvoller und wertschätzender Umgang: Abbruch oder Unterlassen der Injektion, wenn der Pflegeempfänger die Maßnahme ablehnt.
- Beratungskompetenz.

5.20 Insulininjektion

Die meisten Insuline sind als **Fertigpens** erhältlich und vom Pflegeempfänger leicht zu handhaben. Damit das Insulin seine Wirkung zügig entfalten kann, wird es ins **subkutane Fettgewebe** injiziert. Vor allem Bauch, Oberschenkel und Oberarme sind beliebte Injektionsstellen. Besonders wichtig ist, dass die Technik beherrscht wird und die Injektion nicht versehentlich in die Haut oder den Muskel gesetzt wird, da es dort zum einen nicht oder zu schnell resorbiert wird und zum anderen Schmerzen verursachen kann. Die Pflegefachperson übernimmt die Injektion meist zu Beginn der Therapie, oder sofern sich der Pflegeempfänger (noch) nicht dazu in der Lage fühlt oder so schwer krank ist, dass er sie nicht selbst durchführen kann. Neben der Insulininjektion gehören die regelmäßige Blutzuckerkontrolle, Anleitung und Schulung zur Selbstmessung und -injektion, die Dokumentation und angemessene Wahl und die Initiierung von Interventionen zu den Aufgaben von Pflegefachpersonen im Rahmen der Insulintherapie.

1. Erklären Sie das Vorgehen bei der Insulininjektion.

2. Differenzieren Sie die hygienischen Regeln, die bei einer Insulininjektion im häuslichen und im klinischen Bereich zu beachten sind.

5.20 Insulininjektion

Zu 1.

- Hygienische Händedesinfektion
- Pen prüfen: Vorgehen nach der 6- (oder 10-)R-Regel
- Einmal-Nadel (Länge ca. 4–5 mm bei Normalgewichtigen) aufdrehen oder aufstecken
- Bei Mischinsulin Pen 20 × schwenken
- 1–2 Einheiten aufziehen, Pen nach oben halten, dagegen klopfen und Druckknopf ganz durchdrücken, bis Tropfen sichtbar werden
- Dosiseinstellung
- Einstichstelle wählen (täglicher Wechsel der Injektionsstelle nach festem Muster; dazu Unterteilung der Körperregion in mehrere kleine Abschnitte)
  - Lang wirksames Insulin in den Oberschenkel injizieren, da dort längere Resorptionszeit
  - Kurz wirksames Insulin in den Bauch injizieren, da dort schnellere Resorptionszeit
- Einstichstelle mit sterilisiertem Tupfer wischdesinfizieren
- Ggf. Hautfalte bilden (um sicher ins subkutane Fettgewebe zu gelangen)
- Pen senkrecht aufsetzen, zügig einstechen, Druckknopf durchdrücken
- 10 Sek. warten, bis sich das Insulin verteilt hat, Nadel dann herausziehen
- Bei Bedarf Einstichstelle erneut mit Tupfer abwischen oder Pflegeempfänger anweisen, Einstichstelle mit Tupfer ein paar Sekunden abzudrücken
- Abwurf der Nadel ohne Recapping in vorgesehenen Behälter
- Hygienische Händedesinfektion
- Abschlussgespräch
- Dokumentation

Zu 2.

Klinischer Bereich	Häuslicher Bereich
Durch Pflegeempfänger oder Pflegepersonal: Händedesinfektion und Wischdesinfektion der Einstichstelle	Durch Pflegeempfänger: Hände waschen, keine zusätzliche Desinfektion der Einstichstelle
	Durch Pflegepersonal: Händedesinfektion, Wischdesinfektion der Einstichstelle

Tab. 5.6 Zu beachtende Hygieneregeln

5.21 Folgeerkrankungen von Diabetes mellitus

Eine gute Blutzuckereinstellung und ein angepasster Lebensstil können Folgeerkrankungen hinauszögern. Die veränderte Stoffwechsellage und eine chronische Hyperglykämie führen vor allem zu **Schädigungen und Erkrankungen der großen und kleinen Blutgefäße sowie der Nerven.** Daraus resultieren wiederum zahlreiche, zum Teil lebensgefährliche Erkrankungen wie Schlaganfall und Herzinfarkt. Das **diabetische Fußsyndrom** ist eine Bezeichnung für alle krankhaften Veränderungen der Füße, die mit Ulzerationen, Nekrosen oder der Zerstörung von Knochen und Gelenken einhergehen können. Der achtsame Umgang mit den Füßen und der Schutz vor Wunden und Infektionen spielen eine wesentliche Rolle in der Schulung und pflegerischen Versorgung der betroffenen Pflegeempfänger.

1. Nennen Sie mögliche Folgeerkrankungen des Diabetes mellitus.

2. Geben Sie pflegerische Empfehlungen zur Prävention des diabetischen Fußsyndroms.

5.21 Folgeerkrankungen von Diabetes mellitus

Zu 1.

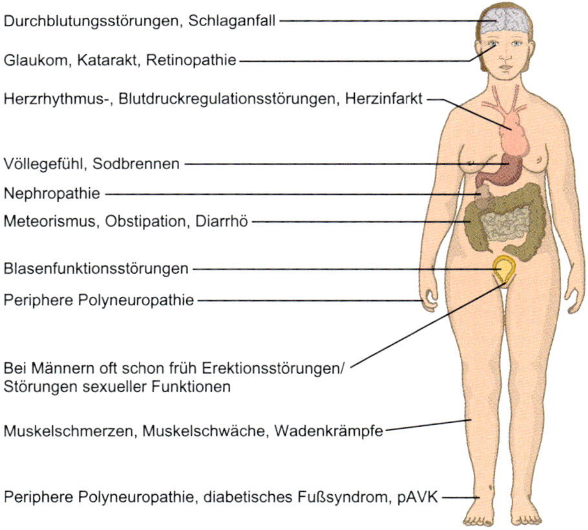

Abb. 5.6 Diabetische Folgeerkrankungen [L138]

Zu 2.

- Regelmäßige, eigenständige Hautinspektion und -beobachtung
- Haut geschmeidig, Nägel kurz halten
- Hornhautpflege (Risse können Eintrittspforte für Krankheitserreger sein)
- Angemessenes Schuhwerk (nicht eng, nicht drückend)
- Intertrigoprophylaxe der Zehenzwischenräume (gut abtrocknen, nicht eincremen)
- Regelmäßige medizinische Fußpflege
- Bei Auffälligkeiten und Verletzungen keine Eigenbehandlung! Unbedingt Arzt oder spezielle Fußambulanz aufsuchen!

5.22 Herz-Kreislauf-System

Das menschliche **Herz** schlägt ca. 60–80 Mal in der Minute, also bis zu 4.800 Mal in der Stunde und wirft mit jedem Herzschlag ca. 80 ml Blut aus. Geht man von einer durchschnittlich vorhandenen Blutmenge von 70 ml pro Kilogramm/KG aus, macht das ca. 5 l Blutmenge im Kreislauf eines Erwachsenen aus. Das Herz pumpt somit täglich ca. 10.000 l Blut durch das Gefäßsystem, um alle Organe mit **Nährstoffen** und **Sauerstoff** zu versorgen. Eine erstaunliche Blutmenge, die über Transportwege zu den Zielorten und zurück ins Herz gelangen muss. Zusammen mit dem Herzen bildet das **Gefäßsystem** das Herz-Kreislauf-System. Dieses wird nochmals in zwei große Bereiche, den Körperkreislauf und den Lungenkreislauf, geteilt.

1. Erklären Sie, was unter dem Körper- und dem Lungenkreislauf zu verstehen ist.

2. Erläutern Sie die Windkesselfunktion und nehmen Sie Bezug auf Veränderungen des Herz-Kreislauf-Systems im Alter.

5.22 Herz-Kreislauf-System

Zu 1.

Der **Körperkreislauf** beginnt in der linken Herzkammer. Das dort ausgeworfene sauerstoffreiche Blut strömt über die Aorta und über das arterielle Gefäßsystem bis zu den Arteriolen und Kapillaren. Von dort aus wird sauerstoffarmes Blut über die Venolen und Venen zurück zum rechten Herzvorhof geführt. Der **Lungenkreislauf** beginnt in der rechten Herzkammer. Von dort wird Blut über Arterien in die Lungenkapillaren geführt, wo es Kohlendioxid an die Ausatemluft abgibt und sich mit Sauerstoff anreichert. Über Lungenvenen gelangt das Blut dann in den linken Vorhof, von dort in die linke Herzkammer, und der Körperkreislauf beginnt.

Zu 2.

Die Windkesselfunktion beschreibt die **Elastizität** und **Speicherfunktion** der **herznahen Arterien.** Durch diese Funktion ist es möglich, den Blutstrom ausgehend vom Herzen in Bewegung zu halten. In der Systole wird Blut ruckartig in die Aorta und Arterien ausgeworfen, diese dehnen sich aus und halten das Blut, um es während der Diastole weiterströmen zu lassen. **Im Alter** nimmt die Elastizität und damit auch die Windkesselfunktion ab. Kompensatorisch kommt es zu einer **Blutdrucksteigerung** und einer **höheren Blutdruckamplitude** (Differenz zwischen systolischem und diastolischem Wert).

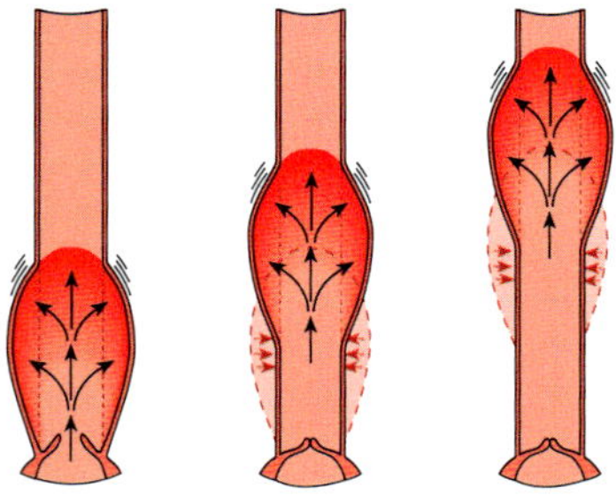

Abb. 5.7 Windkesselfunktion der Arterien [L190]

5.23 Gefäße

Die **Arterien** bilden das **Hochdrucksystem** des Körpers, denn sie halten aufgrund ihrer Wanddicke und Muskulatur einem hohen Druck stand. Herznahe Arterien werden aufgrund ihrer Elastizität und Funktion der gleichmäßigen Blutverteilung auch **Windkesselgefäße** genannt. Herzferne Arterien sind muskulärer aufgebaut und regulieren über Vasokonstriktion und Vasodilatation die Durchblutung der Organe. Die **Venen** bilden das **Niederdrucksystem** und können nicht so großen Drücken standhalten wie Arterien. Ihre Wände sind entsprechend dünner, und ihre innere Schicht bildet mit den Venenklappen eine Art Schutzvorrichtung, die den Rückfluss des Bluts verhindert. Für den Rücktransport des Bluts hin zum Herzen brauchen die Venen die Unterstützung der sie umgebenden Muskulatur. Die Kontraktion dieser **Muskelpumpe** drückt die Venen zusammen, und das Blut wird in Richtung Herz gepresst.

Zählen Sie die großen Arterien des Menschen auf.

5.23 Gefäße

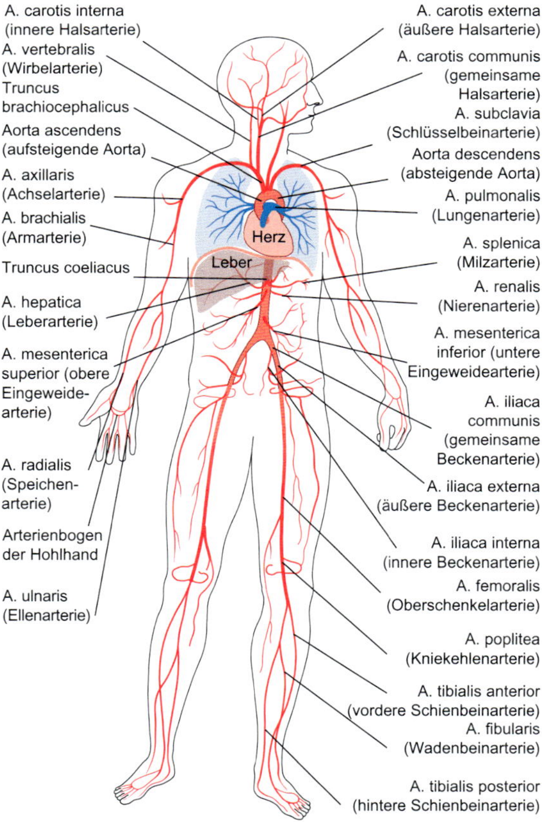

Abb. 5.8 Die großen Arterien [L190]

5.24 Periphere arterielle Verschlusskrankheit (pAVK)

Eine weitere sehr ernst zunehmende **Folgeerkrankung des Diabetes mellitus** ist die pAVK. Die Abkürzung pAVK steht für periphere arterielle Verschlusskrankheit und bezeichnet die Gefäßverengung und Durchblutungsstörungen der Gliedmaßen durch **arteriosklerotische Veränderungen** der Gefäße. Besonders häufig sind die Beine betroffen. Die pAVK wird aufgrund der aufkommenden Schmerzsymptomatik und den Gehpausen, die immer wieder eingelegt werden müssen, auch als Schaufensterkrankheit bezeichnet.
Aufgrund der körperlichen Fähigkeit, bei Gefäßverengungen Umgehungskreisläufe *(Kollaterale)* zu bilden, über welche die Minderdurchblutung kompensiert wird, wird die pAVK meist erst in einem fortgeschrittenen Stadium erkannt.

1. Führen Sie die Stadien der pAVK nach Fontaine auf.

2. Zählen Sie die pflegerischen Beobachtungskriterien und Interventionen bei vorliegender pAVK auf.

5.24 Periphere arterielle Verschlusskrankheit (pAVK)

Zu 1.

- **Stadium I**
  - Arteriosklerose und geringe Engstellen vorhanden.
  - Kompensation durch arterielle Umgehungskreisläufe, daher noch keine Beschwerden.
- **Stadium II** Claudicatio intermittens (zeitweiliges Hinken oder Stehenbleiben)
  - Belastungsabhängige Waden-, Oberschenkel- und Gesäßschmerzen beim Gehen, schmerzfreie Gehstrecke > 200 m.
  - Belastungsabhängige Waden-, Oberschenkel- und Gesäßschmerzen beim Gehen, schmerzfreie Gehstrecke < 200 m.
- **Stadium III**
  - Schmerzen treten bereits in Ruhe, z. B. im Liegen, auf.
  - Wunden heilen schlechter.
- **Stadium IV**
  - Minderdurchblutung und Sauerstoffunterversorgung, sodass Gewebe abstirbt.
  - Meist an den Zehen beginnend.
  - Nekrosen treten als Ulkus (hier meist Ulcus cruris arteriosum oder Mischformen bei zusätzlicher Venenkrankheit) oder Gangrän auf.
  - Amputationen können die letzte Behandlungsoption sein.

Zu 2.

- Schmerzabfrage und Erfassen von Sensibilitätsstörungen
- Hautbeobachtung (Farbe, Temperatur, Beschaffenheit)
- Inspektion auf Wunden oder verzögerte Heilung
- Unbedingte Druckentlastung sowohl im Liegen (angepasste Kleidung) als auch im Gehen (angepasstes Schuhwerk)
- Beintieflagerung (dadurch erhöht sich der Perfusionsdruck und es kommt zu besserer Durchblutung)
- Adäquate Wundversorgung

5.25 Formen des Ulcus cruris

Ulcus cruris ist die medizinische Bezeichnung für ein **Unterschenkelgeschwür.** Diese geschwürartig offene Wunde entsteht häufig durch eine chronische Venenschwäche, eine sogenannte **chronisch-venöse Insuffizienz (CVI),** durch eine **pAVK** oder Mischformen beider Erkrankungen. Im Gegensatz zur pAVK, bei der das arterielle Gefäßsystem betroffen und die Sauer- und Nährstoffzufuhr ins Gewebe und die Zellen unterbrochen ist, handelt es sich bei der CVI um den mangelhaften Abtransport des Bluts aus der unteren Extremität. Da die Venen zu schwach sind, sammelt sich Gewebsflüssigkeit an. Durch Ödembildung und Druck auf die kleinen Gefäße kommt es ebenfalls zur Minderdurchblutung der Haut und bei Einrissen zu schlechtem Heilungsverlauf und zu krankhaften Wunden. Ein **Ulcus cruris venosum** entsteht. Die Behandlung erfolgt meist medikamentös und mit individueller Wundversorgung, ausgerichtet am Verlauf und der Wundheilungsphase, sowie mit einer angepassten Kompressionstherapie.

1. Zählen Sie die Symptome des Ulcus cruris venosum auf.

2. Beschreiben Sie die Wundheilungsphasen.

5.25 Formen des Ulcus cruris

Zu 1.

- Besenreißer in der Knöchelregion, Krampfadern
- Schwellungen an Knöcheln, Füßen und Unterschenkeln
- Veränderte Hautfarbe, gelblich oder bläulich bis bräunlich
- Tastbare und schmerzhafte Gewebsverhärtungen
- Spannungsgefühle, Kribbeln oder Krämpfe

Zu 2.

Im Groben können drei Wundheilungsphasen beschrieben werden:

- **Exsudationsphase** (1.–4.Tag): Reinigungsphase; es kommt zur Blutstillung, Blutgerinnung und Einwanderung von Abwehrzellen ins Gewebe, die Exsudation ist hoch.
- **Proliferationsphase** (4.–14.Tag): Granulationsphase; es kommt zum Aufbau von Gewebe und Kapillarnetzen, die Exsudation nimmt ab, die Wunde ist sauber, leicht feucht und gut durchblutet.
- **Regenerationsphase** (5.–21.Tag): Epithelisierungsphase; die Wunde verschließt sich von den Wundrändern aus mit einer neuen Hautschicht, Narben bilden sich, das Gewebe ist meist rosa.

5.26 Versorgung von chronischen Wunden

Die Versorgung von akuten und chronischen Wunden gehört zum Aufgabenbereich der Pflegeperson. Nach dem Expertenstandard „Pflege von Menschen mit chronischen Wunden" geschieht diese Versorgung unter Berücksichtigung des individuellen Krankheitsverständnisses mit dem Ziel, die **Lebensqualität zu fördern, die Wundheilung zu unterstützen** und eine **Rezidivbildung zu vermeiden.** Dazu gehört u. a., dass die Pflegefachperson über umfangreiches Wissen zu Wundursachen, Entstehungsmechanismen und Behandlungsstrategien verfügt. Dazu gehören u. a. auch Kenntnisse von der Wundreinigung und den Wundauflagen, die je nach Wundheilungsphase Verwendung finden.

1. Ordnen Sie die nachfolgenden Wundauflagen deren Eigenschaften zu.

Silber-Aktivkohle-Verband, Alginate, Wunddistanzgitter, Polyurethanschaumverbände, Silberhaltige Wundauflagen, Transparentfolien, Hydrokolloidverbände

Wundauflage	Eigenschaften
	Wundreinigend, granulationsfördernd, blutstillend, saugfähig, für tiefe Wunden
	Feucht haltend, granulationsfördernd, Aufnahme von überschüssigem Exsudat
	Granulationsreizsetzend, Aufnahme von überschüssigem Exsudat, Zelltrümmern und Keimen
	Wasser- und keimdicht, fixierend, als Duschverband geeignet
	Bakterizid und fungizid
	Bakterizid, geruchs- und toxinbindend
	Schützen den Wundgrund und verhindern Verklebungen

Tab. 5.7a Wundauflagen und deren Eigenschaften

2. Geben Sie Beispiele für Wundspüllösungen und Antiseptika.

5.26 Versorgung von chronischen Wunden

Wundauflage	Eigenschaften
Alginate	Wundreinigend, granulationsfördernd, blutstillend, sehr saugfähig, für tiefe Wunden
Hydrokolloidverbände	Feucht haltend, granulationsfördernd, Aufnahme von überschüssigem Exsudat
Polyurethanschaum-verbände	Granulationsreizsetzend, Aufnahme von überschüssigem Exsudat, Zelltrümmern und Keimen
Transparentfolien	Wasser- und keimdicht, fixierend, als Duschverband geeignet
Silberhaltige Wundauflagen	Bakterizid und fungizid
Silber-Aktivkohle-Verband	Bakterizid, geruchs- und toxinbindend
Wunddistanzgitter	Schützen den Wundgrund und verhindern Verklebungen

Tab. 5.7b Wundauflagen und deren Eigenschaften

Zu 2.

Beispiele für Lösungen:

- NaCl 0,9 %
- Ringerlösung
- Mit Polihexanid konservierte und wirkstoffhaltige Lösungen:
  - Lavanid®
  - Prontosan®
  - HydroClean®Solution
- Mit Octenidin konservierte und wirkstoffhaltige Lösungen:
  - Octenilin® Wundspüllösung

Beispiele für Antiseptika:

- Octenisept®
- Serasept®

TIPP

Wundspüllösungen dienen der Reinigung nicht infizierter Wunden und müssen immer steril sein!

5.27 Wundassessment und -dokumentation

Die Pflegefachperson besitzt Kommunikations-, Informations- und Schulungskompetenz und **organisiert, steuert** und **evaluiert den Pflegeprozess** im Rahmen der **komplexen Wundversorgung.** Informationen müssen im Rahmen des Wundmanagements gezielt aufgenommen, verarbeitet und dokumentiert werden. Die Vorgehensweise hat reflektiert unter Koordination eines interprofessionellen Teams zu erfolgen. Bei neu aufgetretenen Wunden muss ein umfassendes Wundassessment erfolgen. Um eine Verordnung zur therapeutischen Behandlung zu erhalten, müssen Ärzte hinzugezogen werden. Die Koordination von weiteren Fachexpertinnen, Physiotherapeuten, Podologinnen oder Diabetesberatern erfolgt dem Bedarf entsprechend. Pflegefachpersonen können darüber hinaus eine **Weiterbildung** im Wundmanagement z. B. zum/r **Wundexperten/-expertin** absolvieren, um sich auf diese Aufgaben detailliert zu spezialisieren.

1. Zählen Sie auf, welche Informationen im Rahmen der Wundanamnese erhoben werden müssen.

2. Geben Sie die zu dokumentierenden Informationen und Daten an.

5.27 Wundassessment und -dokumentation

Zu 1.

Zur Wundanamnese nach **DNQP-Expertenstandard** „Pflege von Menschen mit chronischen Wunden" gehören folgende Informationen:

- Wissen und Vorstellungen des Pflegeempfängers und der Angehörigen z. B. zur Entstehung, zu Maßnahmen oder Verläufen
- Einschränkungen in den Aktivitäten oder Beschwerden, die wund- oder therapiebedingt sind, z. B. Schwierigkeiten bei der Körperhygiene oder Mobilität, Schmerzen, Schwellungen, Juckreiz u. a.
- Psychosoziale Auswirkungen, z. B. Schlafstörungen, soziale Isolation und Ängste
- Vorhandene Hilfsmittel, z. B. orthopädische Schuhe, medizinische Kompressionsstrümpfe
- Selbstpflegekompetenzen, z. B. der Umgang mit Einschränkungen, die Einstellung zur Ernährung, eine gute Blutzuckereinstellung, eine gute Hautpflege, geförderte körperliche Aktivität, regelmäßige Inspektion und Wahrnehmung von Veränderungen, Wahrnehmung von unterstützenden Maßnahmen wie medizinische Fußpflege

Zu 2.

- Wundart und Schweregrad (medizinische Diagnose, z. B. Ulcus cruris venosum)
- Erstmanifestation (Datum der ersten Beobachtung und Kenntnisnahme)
- Lokalisation, Größe und Tiefe der Wunde (Vermessung der Wunde, Fotodokumentation nach Einverständnis und unter Beachtung des Datenschutzes)
- Wundbeschreibung
  - Wundgrund: z. B. Fibrin, Granulation, Nekrose etc.
  - Wundexsudation: z. B. Menge, Farbe, Geruch
  - Wundumgebung: z. B. gerötet, mazeriert, unterminiert
  - Bestehende Infektionszeichen: z. B. langsame Heilung, Schwellung, Rötung, Schmerz, starker Geruch, Eiter, Überwärmung bis hin zu Fieber
- Schmerzen
- Verwendete Materialien für Reinigung, Auflage und Verband
- Anordnung des Verbandwechselintervalls
- Bei chronischen Wunden: erneutes Wundassessment und -vermessung spätestens nach 4 Wochen oder bei akuten Veränderungen

5.28 Medizinprodukte

Medizinprodukte sind Produkte, die für die **Anwendung am Menschen** bestimmt sind und einen **medizinischen Zweck** erfüllen. Zu ihnen gehören auch Wundauflagen und Verbände. Medizinprodukte werden je nach Anwendung und Aufbereitungsnotwendigkeit in **unkritische, semikritische** und **kritische Produkte** unterteilt. Während unkritische Produkte auch von ungeschulten Mitarbeitenden in der Pflege nach vorliegendem Hygieneplan und Hygienestandards aufbereitet werden dürfen, ist die Aufbereitung semikritischer und kritischer Medizinprodukte fachlich qualifiziertem Personal vorbehalten, sofern sie nicht Einmalprodukten entsprechen. Medizinprodukte unterliegen in Deutschland dem **Medizinprodukterecht-Durchführungsgesetz (MPDG)** und der **Medizinprodukte-Betreiberverordnung (MPBetreibV).** Diese bestimmen und regeln u. a. verbindliche Vorgaben und Pflichten für die Hersteller, Betreiber und Anwender von Medizinprodukten.

1. Definieren Sie unkritische, semikritische und kritische Medizinprodukte, geben Sie je zwei Beispiele und beschreiben Sie die jeweilige Aufbereitung für jede Kategorie.

2. Grenzen Sie die Begriffe Betreiber und Anwender voneinander ab.

5.28 Medizinprodukte

Zu 1.

Kategorie	Beispiele	Aufbereitung
Unkritische Medizinprodukte kommen nur mit intakter Haut in Kontakt	Blutdruckmessgeräte, Stethoskope, Elektroden, Kompressionsstrümpfe, Verbandschere, Nierenschalen, Positionierungsschienen	Reinigung und Desinfektion mit geeigneten Mitteln; Produkte müssen abschließend inspiziert werden und optisch sauber sein
Semikritische Medizinprodukte kommen mit krankhaft veränderter Haut oder Schleimhaut in Kontakt	Spezielle Wundauflagen, Pinzetten, Endoskope, Mundspiegel, Atemmasken, Trachealkanülen	Ggf. Vorreinigung unmittelbar nach der Anwendung, z. B. durch Tauchdesinfektion, im Anschluss thermische Desinfektion und Sterilisation
Kritische Medizinprodukte durchdringen Haut und Schleimhaut	Katheter, Sonden, OP-Instrumente, Kanülen	Maschinelle Reinigung, Desinfektion und Sterilisation, zum Teil durch speziell zertifizierte Einrichtungen

Tab. 5.8 Beispiele für Medizinprodukte und deren Aufbereitung

Zu 2.

Ein **Betreiber** ist jede natürliche oder juristische Person. Betreiber sind Einrichtungen wie Kliniken, Pflegeeinrichtungen oder ambulante Pflegedienste, die Medizinprodukte vorhalten und durch Beschäftige anwenden lassen. Betreiber ist auch immer derjenige, der ein eigenes Medizinprodukt mitbringt, z. B. medizinische Fußpfleger, ambulante Wundmanager oder Hausärztinnen. Als **Anwender** werden Personen bezeichnet, die das Medizinprodukt eigenverantwortlich einsetzen, z. B. Pflegefachpersonen, Pflegeempfänger oder deren Angehörige. Anwender haben eine Einweisungsholpflicht, d. h., sie dürfen ein Medizinprodukt nicht ohne Einweisung bedienen. Außerdem müssen sie u. a. über theoretisches Wissen zu Inbetriebnahme/Anwendung, Fehlerquellen und Instandhaltung verfügen.

5.29 Prävention

Durch den Arzt können **Heilmittel** für die Behandlung, Therapiesicherung und Prävention verordnet werden. Die gesetzlichen Krankenkassen übernehmen nach § 32 SGB V die dafür anfallenden Kosten. Heilmittel sind alle **nicht medizinischen Dienstleistungen** wie z. B. Physiotherapie, Ergotherapie, Sprachheil- und Logotherapie. **Arzneimittel** wie z. B. Insulin, **Medizinprodukte** wie z. B. Insulinpens, spezielle Wundauflagen und Kompressionsstrümpfe sowie **Hilfsmittel** wie Seh- oder Hörhilfen werden ebenfalls ärztlich verordnet und nach Prüfung ggf. von den gesetzlichen Krankenkassen getragen. Der Pflegefachperson kommt im arztfernen häuslichen Versorgungskontext die besondere Aufgabe zu, individuelle Bedarfe zu erkennen und entsprechende Hilfen begründet zu initiieren. Somit wird sie präventiv wirksam. Unter **Prophylaxe** werden im medizinisch-pflegerischen Bereich alle Interventionen zur Vorbeugung und Vermeidung einer bestimmten Erkrankung zusammengefasst.

1. Definieren Sie den Begriff Prävention.

2. Führen Sie exemplarisch Prophylaxen in der Pflege auf.

5.29 Prävention

Zu 1.

Unter Prävention versteht man alle „zielgerichteten Maßnahmen und Aktivitäten, um Krankheiten oder gesundheitliche Schädigungen zu vermeiden, das Risiko der Erkrankungen zu verringern oder ihr Auftreten zu verzögern" (Bundesministerium für Gesundheit 2019). Dabei kommen diese Maßnahmen und Aktivitäten zu unterschiedlichen Zeitpunkten zur Anwendung. So wird Prävention aufgeteilt in:

- **Primäre Prävention** zur Vermeidung von Krankheiten. Hierzu gehören z. B. die Gesundheitserziehung, Impfungen, Ernährungsberatung, Stressbewältigungskonzepte.
- **Sekundäre Prävention** dient der Früherkennung und einem frühestmöglichen Therapiebeginn, z. B. durch Vorsorgeuntersuchungen.
- **Tertiäre Prävention** zur Minderung von Krankheitsfolgen, Vermeidung von Rückfällen und Verschlechterung, z. B. durch Rehabilitation.

Zu 2.

- Sturzprophylaxe
- Dekubitusprophylaxe
- Thromboseprophylaxe
- Kontrakturenprophylaxe
- Pneumonieprophylaxe
- Infektionsprophylaxe
- Soor- und Parotitisprophylaxe
- Aspirationsprophylaxe
- Obstipationsprophylaxe
- Dehydratations- und Exsikkoseprophylaxe
- Deprivationsprophylaxe
- …

5.30 Sturzprophylaxe im Alter

Stürze im Alter können zum Teil schwerwiegende Folgen haben. Der Sturz selbst und seine Folgen können ein **traumatisches Ereignis** für den Betroffenen darstellen. Die dabei zugezogenen Wunden und Frakturen können die bisherige Alltagsführung beeinträchtigen und Auslöser für zusätzliche Bewegungseinschränkungen und Schmerzen sein. Die Pflegefachperson hat im Rahmen der Sturzprophylaxe die Aufgabe, das **individuelle Sturzrisiko** anhand vorliegender Faktoren einzuschätzen und geeignete Maßnahmen zu ergreifen, um dieses Risiko zu minimieren und den Betroffenen vor Stürzen zu schützen.

1. Geben Sie Beispiele für mögliche personenbezogene, medikamentenbezogene und umgebungsbezogene Sturzrisikofaktoren.

2. Zählen Sie mögliche Einzelinterventionen zur Sturzprophylaxe auf.

5.30 Sturzprophylaxe im Alter

Zu 1.

Personenbezogene Faktoren	Medikamentenbezogene Faktoren	Umgebungsbezogene Faktoren
• Beeinträchtigungen funktionaler Fähigkeiten, z. B. im Bereich der Körperpflege und Mobilität • Sensibilitätseinschränkungen • Gleichgewichtsstörungen • Motorische Einschränkungen • Kognitive Beeinträchtigungen • Sehstörungen • Kreislauferkrankungen, die z. B. mit Schwindel oder Hypotonie einhergehen • Neurologische Erkrankungen wie Demenz oder Epilepsie • Angst aufgrund vorangegangener Stürze	• Polypharmazie • Psychopharmaka • Analgetika • Antihypertensiva	• Freiheitsentziehende Maßnahmen • Hindernisse, Stolperfallen • Mangelnde Lichtverhältnisse und schwache Kontraste • Fehlende Haltemöglichkeiten • Ungeeignetes Schuhwerk und unpassende Kleidung • Fehlende Hilfen oder unsachgemäße Anwendung

Tab. 5.9 Mögliche Sturzrisikofaktoren

Zu 2.

- Beratung zu Wohnungsanpassung und Hilfsmitteln
- Motivieren zum Tragen von Sehhilfen
- Übungen zur Stärkung der Muskelkraft, Koordination und Gleichgewicht
- Anleitung zu Bewegungsabläufen, Transfers und Einsatz von Mobilitätshilfen
- Beratung zu geeigneten Schuhen und Kleidung
- Medikamentenkontrolle und Einsatz nicht medikamentöser Maßnahmen, z. B. bei Schmerz, und Rücksprache mit Ärztin zur Medikamentenumstellung
- Hindernisse erkennen und entfernen
- Für ausreichende Lichtverhältnisse und Kontraste sorgen
- Anwendung wahrnehmungsfördernder Konzepte

6.1 Situation erfassen und in Zusammenhängen denken

Analysieren Sie die Gesamtsituation und stellen Sie die daraus resultierenden Problembereiche von Frau Salin im Zusammenhang dar.

6.1 Situation erfassen und in Zusammenhängen denken

Bezug auf → LK 115, → LK 118, → LK 124, → LK 127

Mögliche Analyse:
Frau Salin hat einige Grunderkrankungen und die daraus resultierenden Symptome bereiten ihr Schwierigkeiten.

- Sie hat einen insulinpflichtigen Diabetes mellitus Typ 2. Das bedeutet, dass eine Ernährungsumstellung und medikamentöse Therapie in ihrem Fall nicht ausgereicht hat.
- Sie hat Schmerzen in den Beinen und ist in ihrer Bewegung eingeschränkt. Dies kann eine Folge des Diabetes mellitus und langjähriger chronischer Hyperglykämie sein.
- Sie hat eine zunehmende Sehbeeinträchtigung. Dies kann eine altersbedingte Sehschwäche sein, die sich aufgrund des Diabetes mellitus verschlechtert hat. Es kann aber auch eine neue Sehbeeinträchtigung als Folgeerkrankung des Diabetes mellitus vorliegen.
- Durch die beengten Räume und die Gehbeeinträchtigung ist sie sturz- und verletzungsgefährdet.
- Durch diverse Einschränkungen (nicht näher bezeichnet) kann sie die Körperpflege nicht mehr voll- und selbstständig durchführen.
- Die verordneten Kompressionsstrümpfe weisen auf eine mögliche (chronische) Venenschwäche hin.
- Aufgrund der benötigten Hilfe vom ambulanten Pflegedienst im Bereich Medikamentenverabreichung und s. c. Injektion ist von Defiziten, z. B. im Wissen oder in der Handhabung, auszugehen.
- Aktuell kommen Hautveränderungen im Bereich des rechten Unterschenkels hinzu, die Entzündungszeichen aufweisen und schmerzhaft sind.

6.3 Biografisch arbeiten

Sie benötigen weitere biografische Informationen, um individuell auf Salin eingehen zu können. Beschreiben Sie Ihr Vorgehen unter Berücksichtigung kultureller Vielfalt.

6.3 Biografisch arbeiten

Bezug auf → LK 102, → LK 103

Mögliches Vorgehen:

- Einbindung von bereits vorhandenen lebensgeschichtlichen Informationen in Alltagsgespräche (z. B. Migrationsgeschichte oder Enkelkinder)
- Durch offene Fragen Frau Salin zum Erzählen motivieren
- Durch Gegenstände oder Fotografien Erinnerungen an die persönliche Lebensgeschichte fördern (z. B. die Bedeutung der ausliegenden Teppiche, die ohne Schuhe betreten werden)
- Gemeinsam Interessen erkunden, z. B. Vorlieben wie Singen oder Backen, um Anreize für Aktivitäten zu schaffen
- Aktiv zuhören und Erzählungen nicht werten
- Fragen zu möglichen Stärken und Bewältigungsmechanismen, die sich aus der Lebensgeschichte ergeben, stellen und auf diese Stärken hinweisen, um sie gezielt einsetzen zu können
- Eigenständige Beurteilungen und Sinngebungen zulassen und aufgreifen (z. B. Tod des Ehemanns, eigene Erkrankung und Verlauf des Alterns)
- Individuelle (Be-)Deutungen gezielt erfragen (z. B. Wohnumfeld, Familie und Heimatgefühl)

6.3 Biografisch arbeiten

Sie benötigen weitere biografische Informationen, um individuell auf Salin eingehen zu können. Beschreiben Sie Ihr Vorgehen unter Berücksichtigung kultureller Vielfalt.

6.3 Biografisch arbeiten

Bezug auf → LK 102, → LK 103

Mögliches Vorgehen:

- Einbindung von bereits vorhandenen lebensgeschichtlichen Informationen in Alltagsgespräche (z. B. Migrationsgeschichte oder Enkelkinder)
- Durch offene Fragen Frau Salin zum Erzählen motivieren
- Durch Gegenstände oder Fotografien Erinnerungen an die persönliche Lebensgeschichte fördern (z. B. die Bedeutung der ausliegenden Teppiche, die ohne Schuhe betreten werden)
- Gemeinsam Interessen erkunden, z. B. Vorlieben wie Singen oder Backen, um Anreize für Aktivitäten zu schaffen
- Aktiv zuhören und Erzählungen nicht werten
- Fragen zu möglichen Stärken und Bewältigungsmechanismen, die sich aus der Lebensgeschichte ergeben, stellen und auf diese Stärken hinweisen, um sie gezielt einsetzen zu können
- Eigenständige Beurteilungen und Sinngebungen zulassen und aufgreifen (z. B. Tod des Ehemanns, eigene Erkrankung und Verlauf des Alterns)
- Individuelle (Be-)Deutungen gezielt erfragen (z. B. Wohnumfeld, Familie und Heimatgefühl)

6.4 Strukturiert Probleme erfassen

Ordnen Sie exemplarisch die pflegerischen Probleme bei Frau Salin in das ABEDL-Strukturierungsmodell nach Krohwinkel ein.

6.4 Strukturiert Probleme erfassen

Bezug auf → LK 105

Mögliche Einordnung:

Pflegerische Probleme	ABEDL
• Eingeschränkte Bewegung und Gehfähigkeit in beengten Räumen • Eingeschränkte Bewegungsfähigkeit beim Erreichen der oberen Schrankbereiche	Sich bewegen können
Einschränkungen der Selbstversorgung im Bereich der Körperpflege	Sich pflegen können
Kein eigenständiges Anziehen der Kompressionsstrümpfe, evtl. aufgrund von Bewegungseinschränkungen und eingeschränkten Kraftressourcen	Sich kleiden können
Anstoßen an Gegenstände und Hängenbleiben sowie Verzicht auf Schuhe in der Wohnung, dadurch steigende Verletzungsgefahr	Für eine sichere, fördernde Umgebung sorgen können
• Einschränkung bei der eigenständigen Versorgung mit Lebensmitteln und Kochen • Unter Umständen Einschränkungen bei der Nahrungsaufnahme durch den insulinpflichtigen Diabetes	Essen und trinken können
Wissensdefizite beim Umgang mit der neu aufgetretenen Wunde, was die Gefahr von Verschlechterungen bis hin zum diabetischen Fußsyndrom birgt	Mit existenziellen Erfahrungen des Lebens umgehen können

Tab. 6.1 Einordnung der pflegerischen Probleme in das ABEDL-Strukturierungsmodell

6.5 Mit neu auftretenden Wunden umgehen

Beschreiben Sie das weitere Vorgehen im Wundassessment, nachdem Sie Frau Salins neu aufgetretene Wunde gesehen haben.

6.5 Mit neu auftretenden Wunden umgehen

Bezug auf → LK 97, → LK 123, → LK 124

Mögliche Vorgehensweise:

- Ich führe das Wundassessment durch und gebe eine Einschätzung.
  - Ich erhebe weitere Informationen, z. B. subjektive Daten zu Beginn und bisherigem Verlauf.
  - Ich informiere mich über bereits angewendete Behandlungsstrategien, in diesem Fall zur genutzten Salbe.
  - Ich prüfe die Wundumgebung auf Entzündungszeichen und erhebe den allgemeinen Hautstatus.
  - Ich beobachte den Fuß auf zusätzliche Erscheinungen wie Schwellungen und Besenreißer als Zeichen einer venösen Schwäche oder Hauttemperatur, Schmerzstatus beim Gehen und blässlich marmorierte bis bläuliche Verfärbung bei möglicher pAVK.
  - Ich befrage Frau Salin zu subjektiven Begründungszusammenhängen zur Wundursache und -entstehung.
  - Ich prüfe die vorhandenen und genutzten Kompressionsstrümpfe und das Schuhwerk auf die verwendete Größe und mögliche Verunreinigungen.
  - Ich prüfe die vorhandenen Pflegemittel.
  - Ich prüfe die bisherige Dokumentation auf Hinweise und Informationen.
- Ich dokumentiere den Wundstatus.
  - Ich berücksichtige dabei die Kriterien Lage, Größe, Tiefe, Exsudat, Wundbelag und Schmerzen.
  - Ich führe mit Einverständnis von Frau Salin und einer dienstlichen Kamera oder einer Kamera, die Frau Salin selbst gehört, eine Fotodokumentation durch.
- Ich versorge die Wunde aseptisch mit den mir zur Verfügung stehenden Materialien (z. B. Notfallset oder Erste-Hilfe-Kasten und Abdeckung der Wunde mit steriler Auflage), bis der Hausarzt diese begutachtet und eine Verordnung getroffen hat.
- Ich erhebe die aktuellen Werte, z. B. Körpertemperatur und Blutzuckerwert.

6.6 Informationen im ambulanten Dienst handhaben

Beschreiben Sie die weitere Handlungskette, um eine individuell angepasste und adäquate Wundversorgung bei Frau Salin zu gewährleisten.

6.6 Informationen im ambulanten Dienst handhaben

Bezug auf → LK 97, → LK 98, → LK 123

Mögliche Handlungskette:

- Mit Einverständnis von Frau Salin Information der Tochter oder einer Bezugsperson nach Wunsch über den Wundstatus und die Notwendigkeit einer ärztlichen Verordnung
- Anruf beim behandelnden Hausarzt, Information zum Wundstatus und Wundheilungsphase und aktuellen Werten, Hinweis auf Dringlichkeit der Sichtung und Versorgung
- Ggf. Terminabsprache oder Aufforderung zum Hausbesuch
- Falls der Pflegedienst darüber verfügt: Information an und Rücksprache mit der internen Wundmanagerin
- Ggf. vorläufige Beschaffung von Verbandmaterial über das interne Wundmanagement (nach Verordnung) und Initiierung weiterer Beschaffung durch Tochter oder nahe Bezugspersonen
- Evtl. Anforderung orthopädischer Hilfsmittel wie geeignetes Schuhwerk für zu Hause und zum Rausgehen

6.7 Entscheidungen treffen – der erste Wundverband

Entscheiden Sie, welche Art der Reinigung, Wundauflage und der Fixierung bis zur endgültigen ärztlichen Verordnung bei Frau Salin infrage kommt, und begründen Sie Ihre Entscheidung.

6.7 Entscheidungen treffen – der erste Wundverband

Bezug auf → LK 123

Möglicher Wundverband:

- Reinigung z. B. nur mit steriler NaCl 0,9 %, um Verunreinigungen durch Salben zu entfernen
- Anwendung von Octenidin im Wundbereich durch Aufsprühen, um die Keimflora insbesondere im Bereich der Füße (auf Strümpfen laufen, anfällige Zehenzwischenräume) zu minimieren
- Aufbringen eines sterilen Distanzschutzgitters in geeigneter Größe zum Schutz vor Verklebungen durch Exsudation und Vermeidung des erneuten Aufreißens der Wunde
- Sterile Kompressen und zirkulären Verband zur Fixierung anlegen, um weitere Hautverletzungen durch Fixierpflaster zu vermeiden
- Kompressionsstrumpf nach Absprache mit dem Arzt ggf. vorerst durch einen Kompressionsverband ersetzen

6.8 Hintergrundwissen abrufen

Bei Ihrem Besuch äußert Frau Salin: „Das ist so schlimm, wenn man sich nicht mehr alleine helfen kann und meine Kinder alles bezahlen müssen. Meinen Sie, dass meine Kinder da entlastet werden, wenn ich einen Pflegegrad bekomme?“

Gehen Sie auf die Frage ein.

6.8 Hintergrundwissen abrufen

Bezug auf → LK 99

Mögliche Antwort:
„Auf jeden Fall, werden Ihre Kinder die finanzielle Erleichterung spüren, denn je nach Pflegegrad haben Sie Anspruch auf bestimmte Pflegesachleistungen wie z. B. die Finanzierung der pflegerischen Leistungen, die von einem professionellen und anerkannten ambulanten Pflegedienst erbracht werden. Außerdem können Sie haushaltsnahe Leistungen wie in Ihrem Fall Essen auf Rädern in Anspruch nehmen. Auch die Versorgung mit Verbandmaterial für Ihre Wunde wird durch die gesetzliche Krankenversicherung getragen. Sie können auch Pflegegeld beantragen, mit dem Sie unterschiedliche Leistungen der Selbstversorgung finanzieren können. So könnten Sie selbst Pflegekräfte oder einen Pflegedienst engagieren, aber auch günstigere Hilfen durch nicht qualifizierte Kräfte, z. B. für einfache pflegerische Tätigkeiten oder Besorgungen.“

6.9 Besondere Pflegesituationen bewältigen – Sturzrisikofaktoren identifizieren und handeln

Identifizieren Sie Frau Salins Sturzrisiken und benennen Sie mögliche Interventionen.

6.9 Besondere Pflegesituationen bewältigen – Sturzrisikofaktoren identifizieren und handeln

Bezug auf → LK 127

Personenbezogene Faktoren	Medikamentenbezogene Faktoren	Umgebungsbezogene Faktoren
• Beeinträchtigungen funktionaler Fähigkeiten, z. B. im Bereich der Körperpflege und Mobilität • Sensibilitätseinschränkungen • Motorische Einschränkungen • Sehstörungen	Polypharmazie	• Hindernisse, Stolperfallen • Unzureichende Lichtverhältnisse und schwache Kontraste • Ungeeignetes/Kein Schuhwerk und unpassende Kleidung • Fehlende Hilfen oder unsachgemäße Anwendung

Tab. 6.2 Mögliche Sturzrisikofaktoren

Beispiele für mögliche Einzelinterventionen:

- Übungen zur Stärkung der Eigenaktivität und Muskelkraft
- Förderung der Ressourcen bei der Körperpflege
- Motivation zur ärztlichen Kontrolle und Behandlung der Sehbeeinträchtigung, ggf. Terminabsprache mit Augenarzt durch Frau Salin oder ihre Tochter initiieren
- Beratung zu geeigneten Schuhen und Kleidung
- Ggf. Rücksprache mit orthopädischem Dienst zur Anpassung des Rollators
- Besprechen der Optimierungsmöglichkeiten im Wohnumfeld, z. B. Fixierung von Teppichkanten, ggf. Entfernung und Anbringung zusätzlicher Haltegriffe
- Bei auffallenden Veränderungen und Äußerungen seitens Frau Salin, die in Bezug zu einer Hyper- oder Hypoglykämie stehen könnten, Blutzuckerkontrolle durchführen

6.10 Besondere Pflegesituationen bewältigen – Geräteeinsatz reflektieren

Während Ihres Einsatzes bei Frau Salin kommt deren Tochter zu Besuch. Sie hat ihrer Mutter online ein günstiges Blutzuckermessgerät gekauft und möchte nun, dass Sie dieses bei ihrer Mutter zur Blutzuckerkontrolle einsetzen. Beim Auspacken bemerken Sie, dass weder eine Betriebsanleitung noch sonstige Hinweise des Herstellers vorhanden sind.

Positionieren Sie sich zum Umgang mit dieser Situation.

6.10 Besondere Pflegesituation bewältigen – Geräteeinsatz reflektieren

Bezug auf → LK 125

Möglicher Umgang:

- Ich erkläre der Tochter, dass ich ein Gerät nur anwenden darf, wenn ich ausreichendes Wissen über den korrekten Umgang damit einholen kann.
- Der Hersteller macht keine Angaben dazu, sodass nicht davon auszugehen ist, dass das Gerät dem deutschen Medizinproduktegesetz entspricht.
- Von einer Nutzung ist aus professioneller Sicht abzuraten, da eine falsche Nutzung oder fehlende Informationen zur Instandhaltung zur Folge haben können, dass falsche Blutzuckerwerte erhoben werden und dementsprechend durchgeführte Interventionen schaden können (z. B. zu hohe Insulingabe bei falsch hoch gemessenem Wert).
- Ich kann ggf. als Anwender Geräte des ambulanten Pflegedienstes zur Verfügung stellen.
- Ich erkläre die Möglichkeit der teilweisen Kostenübernahme regelmäßiger Kontrollen durch die gesetzliche Krankenversicherung bei Pflegegradbestimmung und ärztlicher Verordnung.

Reflexion des Lernstands

Aufgabe Füllen Sie die Kompetenzkarte aus. Überlegen Sie zu den einzelnen Fragen, wie es Ihnen beim Lernen mit den Lernkarten ergangen ist, und bestimmen Sie so Ihren momentanen Lernstand. Setzen Sie sich neue Ziele und lernen Sie wiederholt mit den entsprechenden Karten oder dem ganzen Set. Viel Erfolg!

	Es fällt mir leicht	Ich habe noch Schwierigkeiten	Es fällt mir sehr schwer
Wie gut konnte ich die Handlungssituation erfassen und analysieren? (Analyse)			
Wie gut konnte ich Schwerpunkte setzen? (Einschätzung und Bewertung)			
Wie gut konnte ich die Wissensfragen zu den unterschiedlichen Themen ohne Hilfe beantworten? (Kenntnisse)			
Wie gut konnte ich mein Wissen anwenden? (Einschätzung und Entscheidungsfindung)			
Befinden sich Ihre Kreuze schon überwiegend in der grünen Spalte? Prima, dann sind Sie auf dem richtigen Weg! Sind noch einige Kreuze in der gelben Spalte? Dann wiederholen Sie die Themen und Inhalte. Schauen Sie dazu noch mal in Ihre Lernmaterialien und Bücher. Sie müssen noch ein Kreuz in der roten Spalte machen? Nicht den Kopf hängen lassen! Holen Sie sich Unterstützung bei anderen Auszubildenden oder Ihren Lehrkräften. Recherchieren, lesen und lernen Sie gemeinsam und vertieft.			

Tab. 6.3 Meine Kompetenzen

Podoreski: LK Prüfung Pflegefachperson Tag 1 – schriftlich. 1. Aufl.

Reflexion des Lernstands

Sich eigene (Lern-)Ziele zu setzen und diese nach und nach zu erreichen kann sehr hilfreich sein, um sich zu strukturieren und neu zu motivieren. Achten Sie aber darauf, dass Ihre Ziele nicht zu hoch gesteckt sind und die Zeit, die Sie sich zur Zielerreichung geben, realistisch bemessen ist. Mit ein wenig Übung gelingt das immer besser! Legen Sie los!

Das will ich erreichen	Bis zum	Erreicht am

Tab. 6.4 Meine Ziele

Versorgungskontext ambulante Langzeitpflege, Erwachsener

Aufgabe Lesen Sie die handlungsleitende Fallsituation und analysieren Sie diese auf mögliche Wissensbereiche und Schwerpunkte, die Sie zur Bewältigung der Situation benötigen.

Fallsituation 4

Pflegeprozesssteuerung im Rahmen der Langzeitpflege

Sie arbeiten als Pflegefachperson in der Wohngruppe „Herzblume" für körperlich beeinträchtigte Menschen. In dieser Wohngruppe betreuen Sie im Zwölf-Stunden-Dienst u. a. Martina Gruber. Frau Gruber ist vor 15 Jahren an Multipler Sklerose erkrankt, und ihr Zustand hat sich mittlerweile so verschlechtert, dass sie nicht mehr ohne fremde Hilfe auskommt. Um ihrer Tochter, die selbst verheiratet ist und Kinder hat, nicht zusätzlich zur Last zu fallen, entschloss sie sich nach ihrem letzten Krankenhausaufenthalt, in die pflegerisch betreute Wohngruppe zu ziehen. Frau Gruber ist alleinstehend, hat jedoch über die Jahre enge Freunde in einer Selbsthilfegruppe gefunden. Anfangs fiel es ihr sehr schwer, mit ihrer chronischen Erkrankung und Behinderung umzugehen. Ihre Bekannten und Arbeitskollegen distanzierten sich von ihr, und letztlich musste sie ihren Beruf als Reiseverkehrskauffrau aufgeben. Mittlerweile ist Frau Gruber 53 Jahre alt und hat sich damit abgefunden, auf einen Rollstuhl angewiesen zu sein und ihr Leben darauf abgestimmt zu gestalten. Sie hat eine Paraparese und einschießende Spastiken in der unteren Extremität, sodass sie an guten Tagen noch kurze Zeit stehen kann. Aufregung und Stress, besonders zeitlicher Druck verstärken ihre Symptome. Da Frau Gruber mit einem BMI von 29 übergewichtig ist, fällt es ihr zunehmend schwerer, aktiv zu bleiben. Mittlerweile ist auch ihre Blasenfunktionsstörung so ausgeprägt, dass sie immer wieder unter Restharn und Harnretentionen leidet und Harnwegsinfekte ausbildet. Während ihres letzten Krankenhausaufenthalts wurde sie zum intermittierenden Selbstkatheterismus angeleitet und angehalten, diesen unbedingt mehrmals am Tag durchzuführen. Der kurze Krankenhausaufenthalt und diese neuen Informationen bereiteten ihr großen Stress. Zeitweise war sie zeitlich und örtlich desorientiert, und dem Pflegeverlegungsbericht

Die Mindmap kann wie folgt aussehen:

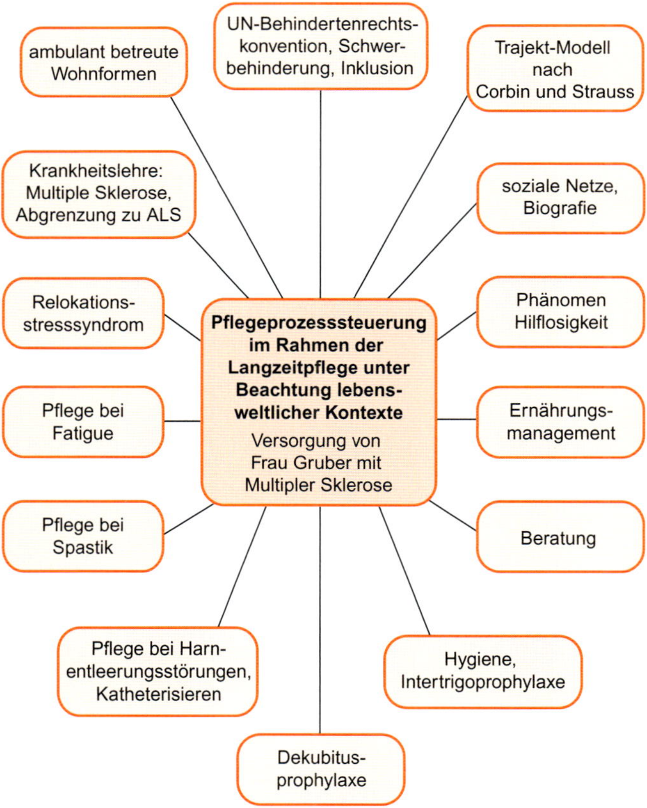

[P1471, L143]

Notwendiges Wissen zur Bewältigung der Situation

Aufgabe Entwerfen Sie eine Mindmap auf Mikroebene.

Pflegeprozesssteuerung im Rahmen der Langzeitpflege unter Beachtung lebensweltlicher Kontexte

Versorgung von Frau Gruber mit Multipler Sklerose

entnehmen Sie, dass sich die Zusammenarbeit mit dem Pflegepersonal teilweise als sehr schwierig erwies.
Als Sie heute Frau Grubers Zimmer betreten, begrüßt Sie diese weinend: „Es wird immer schlimmer, ich fühle mich so hilflos. Sie müssen mir jetzt erst mal aus dem Bett helfen!" Im Rahmen der Körperpflege, bei der Sie Frau Gruber unterstützen, fällt Ihnen beidseits im Leistenbereich eine starke Rötung und Mazeration auf. Und bei der Inspektion der rechten Ferse sehen Sie eine nicht wegdrückbare Rötung. Sie nehmen sich vor, im Anschluss den Pflegeplan an die neuen Gegebenheiten anzupassen.

7.1 Ambulant betreute Wohngemeinschaften als Form der Langzeitpflege

In einer ambulant betreuten Wohngruppe werden bis zu zwölf Bewohner **gemeinschaftlich an einem Ort betreut.** Eine der Voraussetzungen für eine betreute Wohngemeinschaft ist, dass eine organisatorische Leitung überstellt ist und mindestens drei Bewohner Pflegegrad 5 besitzen. Neben Pflegeleistungen erhält jeder der pflegebedürftigen Bewohner einen **pauschalen monatlichen Zuschlag** von derzeit 214 Euro (Stand: Oktober 2024) zur Deckung von außerordentlichen Kosten, die im Rahmen der Versorgung entstehen. In Deutschland sichern unterschiedliche Gesetze der Bundesländer das **Recht auf selbstbestimmtes Wohnen** im Alter oder bei Behinderung und Pflegebedürftigkeit, z. B. in Nordrhein-Westfalen und Berlin das Wohn- und Teilhabegesetz (WTG) oder in Bayern das Pflege- und Wohnqualitätsgesetz (PfleWoqG).

1. Erklären Sie die Finanzierung der Pflegeleistungen in einer betreuten Wohngruppe.

2. Geben Sie an, inwieweit wohnumfeldverbessernde Maßnahmen in vorhandenen Pflegewohngruppen nötig werden können und wie diese finanziert werden können.

7.1 Ambulant betreute Wohngemeinschaften als Form der Langzeitpflege

Zu 1.

- Nach SGB XI übernimmt die Pflegeversicherung die Kosten für Pflegesachleistungen gemäß dem jeweiligen Pflegegrad.
- Darüber hinaus anfallende Kosten muss der Pflegeempfänger privat tragen.
- Kann der Pflegeempfänger zusätzliche Kosten nicht tragen, kann er einen Antrag auf Unterstützung beim zuständigen Sozialamt stellen.
- Im ambulanten Bereich wird zu Abrechnungszwecken zwischen **Grund-** und **Behandlungspflege** unterschieden. Die Behandlungspflege, z. B. Beatmung, Trachealkanülenmanagement, Wundmanagement, wird nach SGB V über die Krankenkassen abgerechnet.

Zu 2.

- Ist am Wohn- und Standort der Wohngruppe eine bauliche Anpassung nötig, weil z. B. Türen nicht breit genug sind, Schwellen die Fortbewegung behindern, die bauliche Gestaltung der Bäder keine adäquate Pflege möglich macht, dadurch die selbstständige Lebensführung erheblich beeinträchtigt ist oder das Pflegepersonal nicht rückenschonend und akkurat arbeiten kann, können die Bewohner einen Antrag auf Bezuschussung von wohnumfeldverbessernden Maßnahmen bei der Pflegekasse stellen.
- Menschen mit Pflegegrad 1–5 erhalten jeweils bis zu 4.000 Euro Zuschuss, jedoch maximal 16.000 Euro pro Wohngruppe. Leben mehr als vier Personen in einer Wohngruppe, wird die maximale Summe von 16.000 Euro auf die Personenzahl aufgeteilt.
- Der Zuschuss kann bei einer veränderten Pflegesituation und einem erneuten Anpassungsbedarf ein zweites Mal bewilligt werden.

7.2 Relokationsstresssyndrom

Das Relokationsstresssyndrom wird nach NANDA als „Risiko einer **physiologischen und/oder psychosozialen Störung** infolge eines **Umgebungswechsels**" (Doenges et al 2013, S. 595) definiert. Es handelt sich also um ein ortsgebundenes Stresssyndrom, das im Zusammenhang mit einem einschneidenden lebensverändernden Ereignis auftritt. Entscheidend für die Bewältigung eines Ortswechsels ist nicht der Umzug an sich, sondern die **Bedingungen** und **Begleitumstände,** unter denen dieser stattfindet, sowie die qualitativen Veränderungen, welche sich danach einstellen. Die Gründe für einen Umzug können unterschiedlich sein. Zum Beispiel rechnet ein Mensch nicht damit, einmal nicht mehr selbstständig leben zu können, oder ist der festen Überzeugung, alle Lebensgewohnheiten im Alter oder mit einer Erkrankung uneingeschränkt weiterführen zu können, oder ein chronisch erkrankter Mensch muss plötzlich in ein anderes Wohnumfeld, weil ein Leben in der eigenen Wohnung nicht mehr möglich ist. Manchmal geschieht es auch, dass jemand unter Druck in einen Umzug einwilligt, weil Angehörige oder Bezugspersonen die Pflege nicht übernehmen können. Das Relokationsstresssyndrom kann **Krankheitszeichen auf körperlicher und psychischer Ebene** nach sich ziehen. Das Risiko ist daher bereits vorbeugend durch gezielte Maßnahmen zu minimieren.

Geben Sie Beispiele für körperliche und psychische Symptome des Relokationsstresssyndroms.

7.2 Relokationsstresssyndrom

Körperliche Symptome	Psychische Symptome
• Appetitlosigkeit • Schmerzen • Schlaflosigkeit, Müdigkeit • Magen-Darm Störungen, z. B. Obstipation • Inkontinenz • Atem- und Kreislaufbeschwerden	• Sozialer Rückzug, Vermeidung von Kontakten • Unzufriedenheit, Inaktivität, Apathie • Verschlossenheit und Misstrauen gegenüber Mitbewohnern und Pflegenden • Unruhiges Umherwandern • Zunehmende Traurigkeit, Weinen

Tab. 7.1 Beispiele für Symptome des Relokationsstresssyndroms

7.2 Relokationsstresssyndrom

Zählen Sie Möglichkeiten auf, um einen Umzug in ein neues Lebensumfeld so angenehm wie möglich zu gestalten.

7.2 Relokationsstresssyndrom

- Zeit geben für die gedankliche Auseinandersetzung, zum Trauern und Abschiednehmen vom Umfeld und ggf. von Dingen, die nicht mitgenommen werden können
- Neue Wohnumgebung mehrfach vorher besuchen, an dortigen Veranstaltungen teilnehmen, ein Kennenlernen oder Probewohnen ermöglichen
- Eine Bezugspflegefachperson zur Seite stellen, um Sicherheit zu geben
- Vertrauenspersonen einbeziehen sowie Angehörige und Bezugspersonen motivieren, bereits bei Vorbesuchen dabei zu sein und so oft wie möglich Besuche zu gestalten
- Vertrauenspersonen und Angehörige beraten, da häufig Verständnis und Einfühlungsvermögen in die Situation und die individuellen Bedürfnisse fehlen
- Frühzeitig mit der Biografiearbeit beginnen, um möglichst viel über den Bewohner zu erfahren und ihn rückblickend an Bewältigungsstrategien in schwierigen Situationen denken zu lassen
- Gefühle wie Trauer, Heimweh und Zorn zulassen und diese nicht persönlich auf sich beziehen
- Stress und Überforderung vermeiden
- Motivieren, so viel wie möglich aktiv mitzugestalten, Mitbestimmung und Selbstverantwortung in der Gestaltung des Wohnumfelds geben
- Informationen und Impulse zur Gestaltung von Raum und Zeit und zur Förderung der Selbstpflege geben durch Angebote (z. B. Besuch des Friseursalons in der Nähe)
- Begrüßungsritual mit anderen Bewohnern durchführen, Rituale und Gewohnheiten aufrechterhalten
- Geborgenheit vermitteln, Fragen stellen, Gefühle ansprechen und zulassen

7.3 Biografische Informationen

Die Biografiearbeit mit einem Menschen erfolgt immer auf der Basis eines Vertrauensverhältnisses. Es geht dabei nicht um ein Erfassen der Eckdaten und Zeitpunkte der schulischen oder beruflichen Laufbahn, wie dies in einem Lebenslauf der Fall ist, oder der Auflistung von Freizeitaktivitäten. Die angeleitete Biografiearbeit ermöglicht dem Pflegeempfänger vielmehr eine durch Impulse von außen unterstützte **Rückschau auf sein Leben** und die **Beschreibung seiner Sichtweise.** Die Pflegefachperson begegnet jeder Biografie sensibel und geht diskret mit dieser um. Für unterschiedliche pflegerische Konzepte, z. B. die Basale Stimulation®, werden Informationen aus der Biografie zur gezielten Maßnahmenplanung und Aktivierung genutzt. Besonders wichtig ist, bereits **vorhandene Bewältigungsstrategien** ins Bewusstsein des Pflegeempfängers zu rufen und zu fördern. Auch kann durch die Erinnerungsarbeit das Selbstwertgefühl gesteigert und Ängste können durch den Einbezug von Gewohnheiten minimiert werden.

1. Nennen Sie weitere Ziele der Biografiearbeit.

2. Geben Sie beispielhaft relevante biografische Informationen an.

7.3 Biografische Informationen

Zu 1.

- Ein vertrautes Milieu kreieren
- Sicherheit und Vertrautheit schaffen
- Interesse am Umfeld wecken
- Identität stärken und Sinn stiften
- Eine positive Beziehung zwischen Pflegeempfänger und Pflegefachperson gestalten
- Vertieftes Verständnis für das Verhalten des Pflegeempfängers fördern
- Signale richtig deuten können, z. B. bei an Demenz Erkrankten
- Perspektivenwechsel stärken
- Persönliche Akzeptanz stärken, vorhandene Copingstrategien fördern

Zu 2.

- Elternhaus, Kindheit und Jugend, Herkunft, Erziehung, Entwicklung in der Adoleszenz, Beziehungen zu Freunden oder Partnern
- Persönliche Normen und Werte, Glaubenssätze, Zugehörigkeit zu einer Glaubensgemeinschaft
- Besondere Interessen, Vorlieben, Engagements, beliebte Gesprächsthemen
- Persönliche Rituale und Gewohnheiten, Lieblingsplätze/-orte
- Wichtige Menschen, vertraute Personen oder Vorbilder
- Bedeutsame Lebensereignisse und damit verbundene Emotionen
- Lieblingskleidungsstücke, -gegenstände, -düfte, -musik …

7.4 Soziale Netzwerke

Als soziale Netzwerke werden soziale **Beziehungen** eines Menschen **zu anderen Personen und/oder Institutionen** und deren wechselseitige Bezüge zueinander verstanden. Jeder Mensch ist z. B. über Kontakte, Begegnungen, Bindungen oder Abhängigkeiten mit Personen, Gruppen oder Organisationen verbunden und gehört zu jeder Zeit verschiedenen kommunikativen Netzwerken an. Entscheidend ist allerdings nicht die Anzahl der Verbindungen, sondern deren **Qualität.** So kann ein kleines soziales Netzwerk, welches auf Freiwilligkeit, Austausch oder gar Zuneigung und Liebe basiert, eine größere Qualität besitzen als ein größeres Netzwerk, welches zu großen Teilen auf Unfreiwilligkeit und Pflichten gründet. Netzwerke werden auch als „Social Support" im Sinne von **Unterstützungssystemen** bezeichnet und als **Ressource** angesehen. Dabei wird hervorgehoben, dass Menschen auf andere Menschen und Einrichtungen angewiesen sind, um die Gesundheit zu erhalten oder Krankheiten zu bewältigen. Das direkte Umfeld kann aus dieser Sicht als aktivierbare Ressource betrachtet und nutzbar gemacht werden. Bei der Darstellung eines individuellen sozialen Netzwerks können Lücken und Brüche erkannt und neue Unterstützungsmöglichkeiten sowie hilfreiche Interventionen gefunden werden. Netzwerke verändern sich im Lauf der Zeit, und die subjektive Betrachtung ist nur eine Momentaufnahme.

1. Geben Sie Beispiele für Personen oder Institutionen, die das soziale Netzwerk einer Person bilden können.

2. Skizzieren Sie exemplarisch ein soziales Netzwerk und geben Sie Nähe und Qualität der Verbindungen an.

7.4 Soziale Netzwerke

Zu 1.

- Wichtige Bezugspersonen/Nahe Verwandte, z. B. Großeltern, Eltern, Geschwister
- Wichtige Personen, z. B. Partner, Freunde
- Nachbarn, Kontakte im Stadtteil
- Personen in Schule und Beruf, z. B. Mitschüler, Lehrerinnen, Kollegen und Chefinnen
- Kontakte zu Vereinen, Kursen und anderen Beschäftigungs- und Glaubensgemeinschaften
- Kontakte durch ehrenamtliche Arbeit
- Kontakte zu Gesundheits- oder Pflegeeinrichtungen, zu Sozial- oder Pflegeberaterinnen, Ärzten, Therapeutinnen und ambulanten Einrichtungen
- Kontakte zu Ämtern und Behörden, z. B. im Rahmen unterschiedlicher Anträge und Leistungsbezüge

Zu 2.

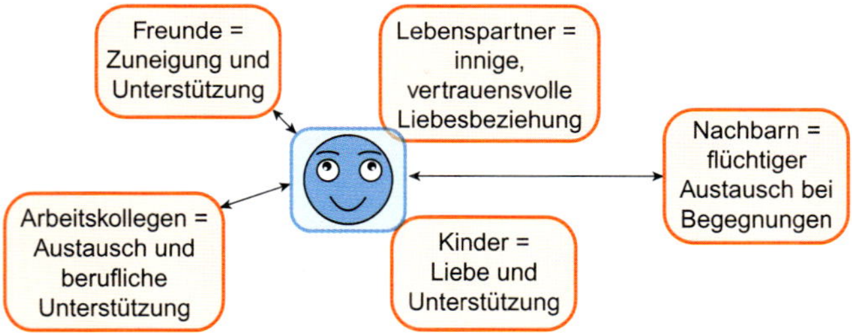

Abb. 7.1 Beispiel für ein soziales Netzwerk [L143]

Während hier der Lebenspartner und die Kinder ganz nah und in intensiver Beziehung zu der Person stehen, wird durch die entferntere Positionierung z. B. der Freunde, Kollegen und Nachbarn eine andere Nähe und letztlich auch Verbindungsqualität deutlich. Beziehungen können nun gezielt gefördert und Lücken und Brüche gemeinsam geschlossen werden.

7.5 Phänomen Hilflosigkeit

Silvia Käppeli beleuchtet in ihrem dreibändigen Werk „Pflegekonzepte" (1997–2000) Phänomene, die im Erleben von Krankheit und Umfeld entstehen, aus unterschiedlichen Perspektiven. Damit gibt sie professionell Pflegenden das notwendige Grundlagenwissen an die Hand, um pflegerische Situationen besser erkennen und letztlich durch eine reflektierte Vorgehensweise bewältigen zu können. Eines der Pflegekonzepte betrifft das Phänomen „Hilflosigkeit" (Zeller-Forster 1997). Diese wird als **vorübergehende oder andauernde schwer zu bewältigende Situation** beschrieben, die einhergeht mit Gefühlen wie Angst, Machtlosigkeit und Hoffnungslosigkeit. Die Aussagen folgen der Theorie der „erlernten Hilflosigkeit" des Psychologen Martin E. P. Seligman. Dieser bezeichnet Hilflosigkeit als psychologischen Zustand, in welchem sich ein Mensch befindet, wenn er Ereignisse als nicht willentlich beeinflussbar und kontrollierbar erlebt und sich deshalb hilflos fühlt. Durch den **Kontrollverlust** kommt es auch dazu, dass die Motivation, aktiv zu handeln, verloren geht, die Lernfähigkeit nachlässt und Erfolge nicht mehr wahrgenommen werden. Es kommt zu **emotionalen Störungen** wie Schock, Angst, Depression oder Rückzug. Lebensumstände, die mit einem Kontrollverlust einhergehen, sind z. B. akute oder chronische Erkrankungen, Umgebungswechsel, Verluste von Menschen oder materieller Sicherheit sowie andere Lebenskrisen. Pflegerische Interventionen sollen den Pflegeempfänger unterstützen, Selbstwirksamkeit und Kontrolle erfahren zu können, und dadurch dessen Kompetenzen fördern, um kritische Situationen und Gefühle bewältigen zu können.

1. Zählen Sie Merkmale auf, die auf einen Zustand der Hilflosigkeit hinweisen können.

2. Beschreiben Sie exemplarisch pflegerische Interventionen im Umgang mit von Hilflosigkeit betroffenen Pflegeempfängern.

7.5 Phänomen Hilflosigkeit

Zu 1.

Subjektive Merkmale	Objektive Merkmale
• Verbalisierung von Kontrollverlust und Hilflosigkeit oder Gefühlen wie Machtlosigkeit und Unsicherheit • Äußerungen, die Situation nicht beeinflussen zu können • Äußerungen, nichts mehr wert zu sein und versagt zu haben oder Angst vor dem Versagen zu haben • Anzeichen oder Verbalisierung von Scham • Eigene Schuldzuweisungen • Traurigkeit	• Teilnahmslosigkeit oder zögerliches Verhalten • Hektisches und chaotisches Verhalten • Weinen • Verlangsamung in Sprache und Gang • Angst und Rückzug • Entscheidungsunfähigkeit • Schlafstörungen • Vernachlässigung des äußeren Erscheinungsbilds

Tab. 7.2 Merkmale, die auf den Zustand der Hilflosigkeit hinweisen

Zu 2.

- Sorgfältige Einschätzung der vorhandenen Kompetenzen, Sichtweise und Bewertung des Pflegeempfängers aufgreifen
- Ursachen und Auslöser identifizieren
- Ermittlung des Ausmaßes der wahrgenommenen Hilflosigkeit
- Erfassung der Selbstpflegedefizite
- Unterstützung bei der Identifizierung von Bereichen, über die der Pflegeempfänger Kontrolle hat und über die er sich Kontrolle wünscht
- Wertschätzende Beziehung aufbauen, Zeit für Gespräche und Fragen einräumen
- Aktiv zuhören und Räume schaffen für Aktivitäten, Bewegung, Entscheidungen
- Akzeptanz signalisieren und Pflegeempfänger nicht korrigieren
- Dem Pflegeempfänger helfen, selbst zu erkennen, wozu er in der Lage ist
- Aktiv in Entscheidungen, z. B. zum Tagesablauf, einbeziehen
- Helfen, sich realistische Ziele zu setzen und schrittweise daran zu arbeiten
- Positiv bestärken

7.6 Definition von Behinderung

Das **SGB IX** umfasst die Regelung für Menschen, denen eine Behinderung droht oder die bereits eine Behinderung haben. Dort sind u. a. Leistungen, Leistungsträger und deren Aufgaben sowie Qualitätssicherungsinstrumente definiert.
Angelehnt an Art. 1 Satz 2 der UN-Behindertenrechtskonvention und die ICF (→ LK 9) beschreibt § 2 SGB IX Menschen mit Behinderung, als

[…] Menschen, die körperliche, seelische, geistige oder Sinnesbeeinträchtigungen haben, die sie in Wechselwirkung mit einstellungs- und umweltbedingten Barrieren an der gleichberechtigten Teilhabe an der Gesellschaft mit hoher Wahrscheinlichkeit länger als sechs Monate hindern können.

Der Antrag auf Festlegung des Grads der Behinderung (GdB) muss beim Versorgungsamt oder der je nach Landesrecht zuständigen Behörde erfolgen.

1. Erklären, Sie unter welchen Bedingungen von Schwerbehinderung gesprochen wird.

2. Erläutern Sie Ziele und mögliche Inhalte des Schwerbehindertenausweises.

7.6 Definition von Behinderung

Zu 1.

- Wenn der GdB bei mindestens 50 liegt und der Wohnsitz, Aufenthalt oder die Beschäftigung auf einem Arbeitsplatz in Deutschland und unter den im SGB IX vorgegebenen Bedingungen besteht.
- Wenn der GdB weniger als 50, aber mindestens bei 30 liegt, der Wohnsitz oder gewöhnliche Aufenthalt in Deutschland ist, aber infolge der Behinderung ohne eine Gleichstellung der Schwerbehinderung der Arbeitsplatz nicht behalten werden kann.

TIPP

In § 156 SGB IX wird der Begriff des Arbeitsplatzes für Menschen mit einer Schwerbehinderung definiert.

Zu 2.

- Der Schwerbehindertenausweis ist ein bundesweit einheitlicher Nachweis über die Schwerbehinderung.
- Darin sind GdB, Merkzeichen und Dauer der Gültigkeit festgehalten.
- Ziel ist es, über die Vorlage des Nachweises bei bestimmten Ämtern und Behörden gesetzlich festgelegte Nachteilsausgleiche und Rechte in Anspruch zu nehmen.
- Eine einer schwerbehinderten Person gleichgestellte Person mit einem GdB < 50 hat keinen Anspruch auf einen Ausweis.

7.7 Inklusion – eine Begriffsbestimmung

Die UN-Behindertenrechtskonvention hält fest, dass das Verständnis von Behinderung nicht statisch ist, sondern als flexibles Konzept verstanden und in Abhängigkeit mit der jeweiligen gesellschaftlichen Entwicklung entsteht. Hierbei wird deutlich, dass die **Sichtweise auf Menschen mit Behinderung** und das Umfeld **aktiv** durch gesellschaftliche Prozesse **gestaltet** werden kann und soll. Oberstes Ziel ist, Behinderung als eine **Form der menschlichen Vielfalt** anzusehen und entsprechende Normalität im zwischenmenschlichen Umgang, aber auch gesellschaftlich gleiche Chancen zu gewährleisten. Die universellen Menschenrechte werden aus der Perspektive der Menschen mit Behinderung konkretisiert, und Inklusion in allen Lebensbereichen, Teilhabe und Gleichberechtigung sowie Nichtdiskriminierung werden in den Mittelpunkt gestellt.

Definieren Sie die Begriffe und ordnen Sie diese den Bildern in der Tabelle zu.

Integration, Exklusion, Inklusion, Separation

		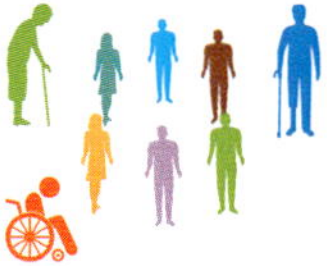
		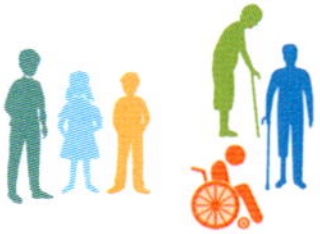
		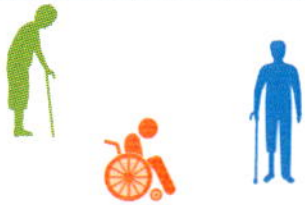
		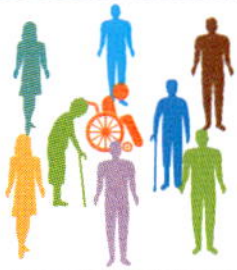

Tab. 7.3a Abstufungen der Teilhabe von Menschen mit Behinderung [L143]

7.7 Inklusion – eine Begriffsbestimmung

Exklusion	Ausgrenzung aus der Gesellschaft; Betreuung oder Förderung obliegt allein den Familien, Menschen mit einer Behinderung werden ausgeschlossen und nicht als Teil der Gesellschaft betrachtet	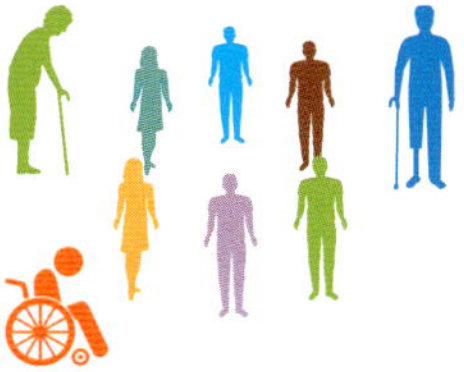
Separation	Aussonderung von Menschen mit einer Behinderung in Gruppen; Gründung spezieller Institutionen, um Versorgung oder Förderung sicherzustellen, Lebensbereiche werden außerhalb der Gemeinschaft organisiert	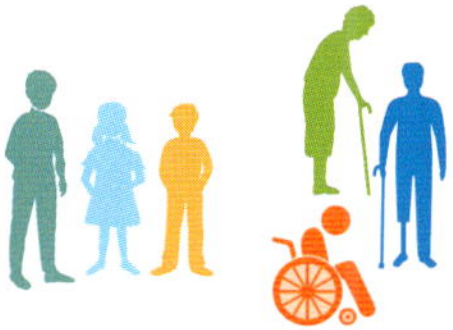
Integration	Menschen mit einer Behinderung gehören dazu und werden als Teil der Gesellschaft gesehen und in diese eingefügt, müssen sich aber selbst den Gegebenheiten anpassen; fehlende Unterstützungsangebote führen dazu, dass Teilhabe nicht immer möglich ist	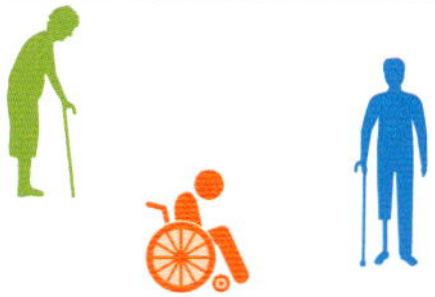
Inklusion	Die Gesellschaft passt sich allen Menschen mit ihren Bedürfnissen an und gestaltet sich so, dass jeder gleichberechtigt ist; jeder Mensch ist einbezogen und kann selbstbestimmt und uneingeschränkt in allen Lebensbereichen teilhaben	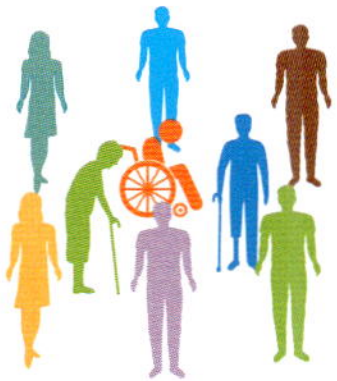

Tab. 7.3b Abstufungen der Teilhabe von Menschen mit Behinderung [L143]

7.8 Trajekt-Modell (Trajectory Illness Model)

Mit dem Trajekt-Modell (Trajectory Illness Model) schufen Juliet Corbin und Anselm Strauss eine Grundlage für eine gezielte und individuelle Begleitung von chronisch kranken Menschen in jeder Phase ihres Seins. Das Modell dient Pflegefachpersonen als Bezugsrahmen in Form einer **Pflege- und Krankheitsverlaufskurve.** Unter anderem werden neun Phasen und Subphasen beschrieben, in denen sich der Betroffene im Verlauf seiner chronischen Erkrankung wiederfinden kann. Diese Phasen werden in einer Verlaufskurve abgebildet. Diese ist immer individuell und kann in Art, Dauer und Reihenfolge variieren. Entlang dieser Phasen muss der Betroffene in seiner aktiven Rolle **Bewältigungsarbeit** im Bereich der Krankheit, seiner Biografie und im Alltagsleben leisten. Pflegefachpersonen können durch die Anwendung des Modells weiteren **Komplikationen vorbeugen** sowie neue Lebensentwürfe und Bewältigungsstrategien fördern und damit die **Lebensqualität erhalten** und eine **größtmögliche Unabhängigkeit und Selbstbestimmung sichern.** Dies erfolgt im Rahmen des Pflegeprozesses und ist eine zentrale Aufgabe der Pflege.

Geben Sie für jede Phase des Seins mögliche pflegerische Interventionen an.

Vor der Erkrankung *(Pretrajectory)*	
Auftreten der Erkrankung *(Trajectory Onset)*	
Akut *(Acute)*	
Krise *(Crisis)*	
Instabil *(Unstable)*	
Stabil *(Stable)*	
Rückkehr *(Comeback)*	
Verfall oder Phase der Abwärtsbewegung *(Downward)*	
Sterben *(Dying)*	

Tab. 7.4a Exemplarische Zuordnung möglicher Interventionen zu den jeweiligen Phasen

Podoreski: LK Prüfung Pflegefachperson Tag 1 – schriftlich. 1. Aufl.

7.8 Trajekt-Modell (Trajectory Illness Model)

Vor der Erkrankung *(Pretrajectory)*	Identifizierung von Risikofaktoren, Prävention und Beratung zur Lebensstiländerung, z. B. Rauchentwöhnung
Auftreten der Erkrankung *(Trajectory Onset)*	Begleitung bei Diagnosestellung, Auseinandersetzung mit der Bedeutung, Gespräche anbieten, Arbeiten im interprofessionellen Team, Stärkung von Motivation, Bewältigung von Schock, Schulung von Wissen
Akut *(Acute)*	Intensive Behandlung während der Akutphase und Therapie von Komplikationen in der Klinik, Übernahme von Pflege und Prophylaxen, Einbezug und Förderung der Ressourcen, Hilfsmittelversorgung
Krise *(Crisis)*	Lebenszeichen sichern und aufrechterhalten, Notfallhandeln und intensivmedizinische Behandlung, Übernahme aller pflegerischen Handlungen, psychologische Begleitung, Informationsweitergabe an Angehörige
Instabil *(Unstable)*	Pflegerisch angepasste Unterstützung im häuslichen Versorgungskontext, Anpassung von Hilfen, Einbezug aller Systeme (z. B. Rollstuhl, Wohnungsanpassung), psychologische Begleitung
Stabil *(Stable)*	Unterstützung bei Selbstpflege, Anpassung von Hilfen, Begleitung, Schulung und Prävention von Komplikationen, z. B. Sturzprophylaxe
Rückkehr *(Comeback)*	Beobachtung der Verlaufskurve und Aufgreifen eines Behandlungsschemas, Stärkung der Identität, Biografiearbeit, individuelle Kompensation fördern
Verfall oder Phase der Abwärtsbewegung *(Downward)*	Übernahme aller pflegerischen Tätigkeiten bei zunehmenden Einschränkungen, Strukturierung von außen, Förderung der Akzeptanz, Begleitung von Angehörigen, Symptombehandlung, z. B. Schmerzreduktion
Sterben *(Dying)*	Begleitung am Lebensende, Palliative Care, Auseinandersetzung mit dem Tod, Sterben begleiten, Gespräche, Basale Stimulation®, letzter Wille, Angehörigenberatung

Tab. 7.4b Exemplarische Zuordnung möglicher Interventionen zu den jeweiligen Phasen

Podoreski: LK Prüfung Pflegefachperson Tag 1 – schriftlich. 1. Aufl.

7.9 Multiple Sklerose (MS)

Die Multiple Sklerose (MS) gehört zu den **neurodegenerativen Erkrankungen** des zentralen Nervensystems (ZNS). Bei der MS kommt es aufgrund einer Autoimmunreaktion zur **Demyelinisierung von Nervenzellen** im Gehirn und Rückenmark sowie häufig des Nervus opticus. Der Abbau der Myelinscheiden führt zu verminderten bis gänzlich **gestörten Impulsweiterleitungen über die Nervenzellen.** Entsprechend vielseitig können die Symptome der MS sein. Die Ursache für die Reaktionen des Körpers, die sich gegen die eigenen Nervenzellummantelungen richten, ist unbekannt, jedoch wird ein Zusammenhang mit einer früheren Epstein-Barr-Virusinfektion angenommen sowie eine genetische Prädisposition diskutiert. Frauen sind häufiger betroffen als Männer, das durchschnittliche Erkrankungsalter liegt bei 20–40 Jahren. Die MS verläuft mit **Remissionen** (Rückgang der Symptomatik) und wiederkehrenden **Exazerbationen** (Schüben mit Verschlechterungen). Die Behandlung erfolgt mit Kortikosteoriden und Immunmodulatoren, um Exazerbationen zu vermindern, und Medikamenten zur Symptomlinderung.

1. Beschreiben Sie die drei Verlaufsformen der MS.

2. Zählen Sie häufige MS-Symptome auf.

7.9 Multiple Sklerose (MS)

Zu 1.

Schubförmig remittierendes Muster: Schübe und Remissionen im Wechsel, wobei die Symptome sich zurückbilden oder stabil bleiben. Über Monate oder Jahre kann ein Rückgang oder Stillstand beobachtet werden. Dieser wird durch plötzlich auftretende Schübe, z. B. bei Grippeinfektionen, unterbrochen.

- **Primär progredientes Muster:** Verlauf ist langsam voranschreitend ohne Remissionen, aber auch ohne eindeutige Exazerbationen.
- **Sekundär progredientes Muster:** schubförmig mit Exazerbationen und Remissionen, aber fortschreitendem Verlauf.

Zu 2.

- Parästhesien und Missempfindungen
- Schwäche oder Schwerfälligkeit eines Beins oder einer Hand bis hin zur plötzlichen Lähmung
- Spastiken beider Beine
- Sehstörungen
- Gangstörungen bis hin zur Ataxie
- Schwindel
- Blasen- und Darmentleerungsstörungen, Inkontinenz
- Fatigue
- Neuropathische Schmerzen
- Teilnahmslosigkeit
- Sprachstörungen
- Charcot-Trias (Intentionstremor, stockende Sprache, Nystagmus)
- Affektive Störungen
- Euphorie oder Depression
- Krampfanfälle
- Verschlechterung der Symptome bei hohen Temperaturen, z. B. Hitzewetter, heißem Bad, Fieber

7.10 Erregung von Nervenzellen

Nervenzellen *(Neurone)* bilden die Basis der **Informationsweiterleitung und -verarbeitung** im zentralen und peripheren Nervensystem. Die Kommunikationsfähigkeit zwischen den Neuronen basiert auf elektrischen Impulsen und biochemischen Vorgängen. Unter anderem sorgt die Natrium-Kalium-Pumpe dafür, dass Neurone stets eine gewisse Ionenkonzentration aufweisen, diese je nach Reizstärke verschieben und so ein Ruhepotenzial der elektrischen Spannung in ein Aktionspotenzial umwandeln. Über Axone und Synapsen werden die Reize in Form von Aktionspotenzialen schnell weitergeleitet. Damit das funktionieren kann und der Stromfluss nicht abebbt, sobald er einen benachbarten Nervenabschnitt mit geringerer Ladung erreicht, helfen u. a. die **Markscheiden** *(Myelin)* der **Nervenfasern.** Bei der MS ist diese Myelinschicht angegriffen, was zur Störung dieses Vorgangs führt und somit die Erregungsleitungsgeschwindigkeit zum Teil stark einschränkt.

Differenzieren Sie die kontinuierliche von der saltatorischen Erregungsleitung.

7.10 Erregung von Nervenzellen

Marklose Nervenfasern haben mit ca. 0,5–3 m/Sek. eine geringere Nervenleitgeschwindigkeit, da das Aktionspotenzial schrittweise über Depolarisierungen der Axone und erneuten Aufbau des Potenzials weitergeleitet wird. Diesen Vorgang nennt man **kontinuierliche Erregungsleitung,** er findet vor allem im vegetativen Nervensystem, z. B. in der Versorgung des Magen-Darm-Trakts, statt.
Markhaltige Nervenfasern haben eine hohe Nervenleitgeschwindigkeit mit bis zu 80 m/Sek., da die Aktionspotenziale von Schnürring zu Schnürring weitergeleitet werden. Diesen Vorgang, der vor allem dem schnellen Reiz-Reaktion-Mechanismus dient, nennt man **saltatorische Erregungsleitung.**

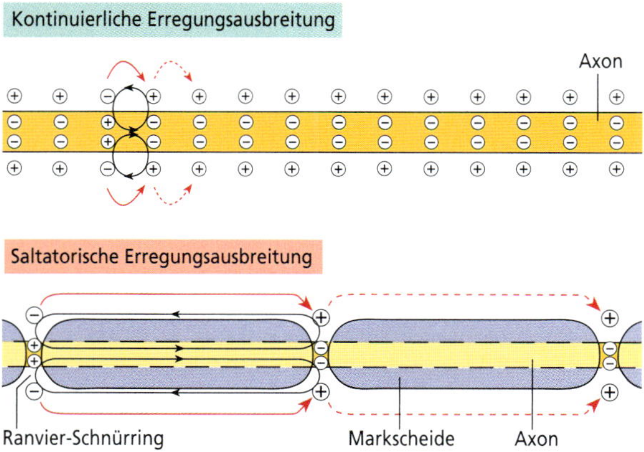

Abb. 7.2 Erregungsausbreitung [L190]

7.11 Abgrenzung der MS von der amyotrophen Lateralsklerose (ALS)

Bei der amyotrophen Lateralsklerose (ALS) handelt es sich ebenfalls um eine unheilbare Erkrankung. Im Gegensatz zur Multiplen Sklerose kommt es bei der ALS vor allem zur **Schädigung der Motoneurone.** Diese für die Motorik zuständigen Nervenzellen im Hirnstamm und Rückenmark gehen aus noch unbekannter Ursache unter. Entdeckt wurde, dass bei Vorliegen einer bestimmten Genmutation **(ALS-Genmutation)** die Krankheit sicher ausbricht. Eine erbliche Form ist ebenfalls nicht ganz auszuschließen. Bei der ALS kommt es ähnlich wie bei der MS zur individuell unterschiedlichen Ausprägung der Symptome. Generell ist die ALS eine Erkrankung des mittleren bis höheren Lebensalters und schreitet schnell voran: Betroffene versterben im Mittel nach ca. 3–5 Jahren an der Erkrankung.
Der weltweit bekannte Astrophysiker Stephan Hawking wurde jedoch mit der seltenen chronisch juvenilen ALS-Form über 50 Jahre alt und hatte keine kognitiven Einschränkungen und Verluste, was ihn zu einem Ausnahmefall macht.

Unterscheiden Sie die drei Formen der ALS.

7.11 Abgrenzung der MS von der amyotrophen Lateralsklerose (ALS)

- **Spinale Verlaufsform:** Mit einem Anteil von etwa 70 % die häufigste Verlaufsform. Durch die Schädigung der Motoneurone im Rückenmark zeigen sich die ersten Symptome als Muskelschwäche, Muskelschwund und feine Muskelzuckungen *(Faszikulationen)* in den Extremitäten. Durch die Schädigung von Motoneuronen im Hirn kann es zu Spastik, gesteigerten Reflexen und auch Muskelkrämpfen kommen. Bei manchen Betroffenen beginnt die ALS in einer Hand (z. B. mit zunehmender Ungeschicklichkeit beim Schreiben), greift dann auf die andere Hand und schließlich auf Arme und Beine über. Bei anderen Erkrankten sind zuerst die Oberarme und Schultern betroffen, oder die Erkrankung beginnt mit einer Muskelschwäche in Unterschenkel und Fuß, z. B. mit Gangunsicherheit.
- **Bulbäre Verlaufsform:** Bei etwa 20–30 % der Erkrankten sind zuerst die Motoneurone im Hirnstamm betroffen, was eine Schwäche der Sprech-, Kau- und Schluckmuskulatur auslöst. Erste Krankheitssymptome sind daher Sprech- oder Schluckstörungen. Die Schluckstörungen können zu einem verminderten Schlucken von Speichel führen, der dann aus dem Mund läuft. Die verminderte Kontrolle der mimischen Muskulatur kann unkontrollierbares Lachen und Weinen zur Folge haben.
- **Respiratorische Verlaufsform:** Selten ist die Atemmuskulatur am Anfang der Erkrankung am stärksten betroffen. Erste Symptome sind zunehmende Atemprobleme, z. B. beim Treppensteigen oder Sport.

7.12 Fatiguesyndrom

Unter Fatigue wird ein Syndrom verstanden, welches bei Menschen **nach erfolgreicher Tumortherapie,** bei Menschen mit **neurologischen Erkrankungen** wie MS oder bei Menschen **nach Coronainfektionen** im Zusammenhang mit Long Covid beschrieben wird. Das Fatiguesyndrom wird als **chronisch quälender Erschöpfungszustand** auf der körperlichen, kognitiven und emotionalen Ebene definiert. Aufgrund der Vorerkrankung sind die Nervenzellen diversen Belastungen und Funktionseinschränkungen ausgesetzt (gewesen), und die zur Verfügung stehende Energie ist ausgeschöpft. Dabei handelt es sich um einen subjektiven Zustand, der in Stärke und Form unterschiedlich ausgeprägt sein kann, was die Diagnosestellung meist schwierig und langwierig macht. Dazu kommt, dass die **Symptome unspezifisch** sind und auch bei anderen Erkrankungen, z. B. Depressionen, auftauchen. Für Familienangehörige oder Laien ist es häufig schwer nachvollziehbar, wenn beispielsweise die Leistungsfähigkeit absinkt und alltägliche Aktivitäten nicht bewältigt werden können. Hier gilt es, einer Stigmatisierung entgegenzuwirken und den Menschen mit seinem subjektiven Erleben und seinen Energiereserven ernst zu nehmen und gezielt zu begleiten.

1. Ordnen Sie den jeweiligen Formen (körperlich, kognitiv und emotional) der Fatigue die Symptome zu.

2. Zählen Sie mögliche pflegerische Interventionen und Unterstützungsangebote für Menschen mit Fatigue auf.

7.12 Fatiguesyndrom

Zu 1.

Formen	Symptome
Körperlich	• Schwäche, Kraftlosigkeit • Reduzierte körperliche Belastbarkeit und Leistungsminderung • Erhöhte Müdigkeit, erhöhtes Schlafbedürfnis
Kognitiv	• Konzentrationsschwierigkeiten • Verminderte Aufmerksamkeit • Verlangsamtes Denken, Denkstörungen
Emotional	• Antriebslosigkeit, Motivationslosigkeit • Niedergeschlagenheit, Hoffnungslosigkeit • Angst

Tab. 7.5 Fatiguesymptome

Zu 2.

- Empathisch und aktiv zuhören und ernst nehmen
- Anwendung des Brief-Fatigue-Inventory-(BFI)-Assessmentbogens, um subjektives Empfinden zu objektivieren
- Gemeinsam Aktivitäten und Pflege entsprechend vorhandener Energie strukturiert im Tagesverlauf planen
- Energietagebuch einführen
- Ausreichend Schlaf, dabei auf Schlaf-wach-Rhythmus achten, z. B. tagsüber gezielte Ruhephasen einräumen, aber in Dauer begrenzen
- Ausreichend Bewegungsphasen, z. B. Teilnahme an Sportkursen
- Positives Gefühlsmanagement durch Gespräche, Motivation und bewusste Nutzung vorhandener Skills anregen
- Persönliche Ressourcen erkennen und nutzbar machen
- Zu komplementärer Unterstützung, z. B. Einnahme von Vitamin D_3 bei Mangel, beraten
- Angehörige und Bezugspersonen informieren und einbeziehen
- Über Selbstmanagementseminare und Selbsthilfegruppen informieren und ggf. Kontakt herstellen

7.13 Harnentleerungsstörungen

Je nach Ort und Ausprägung der MS-Entzündungsherde sind die Symptome vielfältig und schränken die Lebensqualität teils erheblich ein. Zu den pflegerischen Aufgaben zählen die **individuelle** und **bedürfnisorientierte Unterstützung** in den Aktivitäten des täglichen Lebens sowie die **Minimierung von Gefahren** und die **Prävention sekundärer Komplikationen.** Dabei ist zu beachten, dass die Selbstständigkeit und eine selbstbestimmte Lebensführung in möglichst vielen Bereichen erhalten und gefördert wird. Im Lauf der Erkrankung kommt es häufig zu Blasenentleerungsstörungen, welche unterschiedliche Form annehmen können und zu diversen Komplikationen wie Restharnbildung, Retention und Harnwegsinfektionen führen können. Um die Entleerungsstörungen zu behandeln und zusätzliche Komplikationen zu vermeiden, ist ein gesichertes **Ausscheidungsmanagement** erforderlich. Der Expertenstandard „Förderung der Harnkontinenz in der Pflege" gibt dazu erforderliches Wissen auf aktuellem wissenschaftlichem Stand.

1. Beschreiben Sie die bei der MS häufig vorkommenden drei Formen der Harnentleerungsstörung.

2. Geben Sie pflegerische Interventionen zur Förderung der Harnkontinenz bei Menschen mit MS an.

7.13 Harnentleerungsstörungen

Zu 1.

- **Detrusor-Hyperreflexie** (spastische neurogene Blase): Die Blase ist überaktiv und zieht sich unkontrolliert zusammen, sodass es zu häufigem Harndrang und Inkontinenz kommt.
- **Detrusor-Hyporeflexie** (schlaffe neurogene Blase): Die Blase zieht sich nicht zusammen und füllt sich bis zum Überlaufen, die Entleerung erfolgt verzögert und unvollständig, sodass Restharn in der Blase verbleibt.
- **Kombination aus beiden Störungen:** Harndrang und Inkontinenz bei Überlauf und Restharnbildung.

Zu 2.

- Ersteinschätzung und regelmäßige Folgeeinschätzung der vorliegenden Störungen
- Anleitung zum Beckenbodentraining (hilfreich zu Beginn der Erkrankung und bei leichten Störungen einer überaktiven Blase)
- Regelmäßige Restharnkontrolle, z. B. mittels Sonografie initiieren oder durchführen (ärztlich delegierbare Maßnahme)
- Intermittierender Einmalkatheterismus (ggf. Anleitung zum Selbstkatheterismus)
- Auf erhöhte Trinkmenge achten (mind. 2 l/Tag), bei Bedarf Ernährung mit erhöhtem Wasseranteil zur Ergänzung anbieten
- Ein- und Ausfuhrprotokoll führen
- Intervall- und Toilettentraining
- Versorgung mit angepasstem Inkontinenzmaterial
- Beratung zu angemessener Kleidung (z. B. leicht und zügig ausziehbar)

7.14 Harnblase

Die dehnbare, im kleinen Becken liegende Harnblase ist die letzte Komponente des **ableitenden Harnsystems** und dient der Sammlung und Ausscheidung des Urins. Die **Miktion** (Blasenentleerung) ist ca. ab dem 3. Lebensjahr willentlich beeinflussbar. Dabei spielt die Koordination der Kontraktion der glatten Blasenwandmuskulatur bei gleichzeitiger Entspannung des äußeren Harnröhrenschließmuskels eine entscheidende Rolle. Voraussetzung dafür ist, dass Dehnungsreize im zentral gelegenen Miktionszentrum im Gehirn ankommen und Informationen für die reflexartige Entleerung über Nervenbahnen zurück ins Sakralmark geleitet werden. Außerdem wird über Nervenfasern aus dem Lumbalmark die Kontraktion des Harnröhrenschließmuskels veranlasst, um einen unwillkürlichen Harnabgang zu verhindern. Durch Schädigung von Nervenfasern, z. B. beim Querschnittssyndrom oder bei MS, kann es abhängig von der Höhe der Rückenmarkschädigung zu einer Störung der Weiterleitung von Signalen an höhere Zentren oder einer Störung des Reflexbogens der Miktion kommen, sodass ein **intermittierendes Katheterisieren** unabdingbar werden kann. Dabei ist darauf zu achten, dass die Blase bei einer Füllmenge von max. 500 ml katheterisiert wird, um eine Überfüllung zu vermeiden. Eine Restharnmenge von 50 bis 100 ml ist tolerierbar.

1. Beschriften Sie die Abbildung.

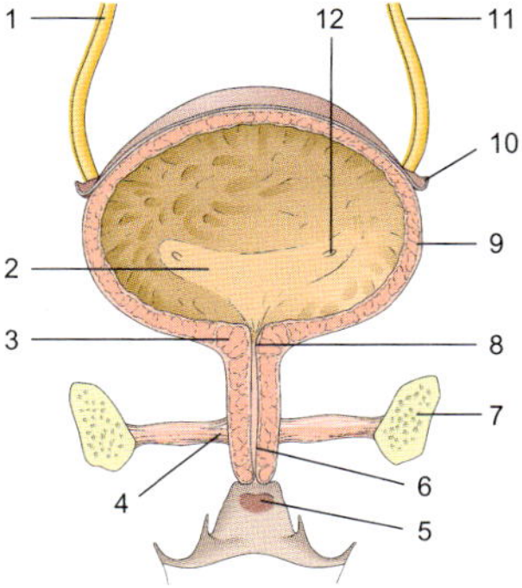

Abb. 7.3 Harnblase und untere Harnwege der Frau [L190]

2. Zählen Sie mögliche Miktionsstörungen auf.

7.14 Harnblase

Zu 1.

1 rechter Harnleiter
2 Blasendreieck *(Trigonum vesicae)*
3 innerer Harnröhrenschließmuskel
4 äußerer Harnröhrenschließmuskel (Teil des Beckenbodens)
5 Scheidenöffnung
6 Harnröhre *(Urethra)*
7 Schambein *(Os pubis)*
8 Austrittsstelle der Harnröhre
9 glatte Muskulatur der Blasenwand *(M. detrusor vesicae)*
10 Peritoneum
11 linker Harnleiter *(Ureter)*
12 Einmündungsstelle des linken Harnleiters

Zu 2.

- Harninkontinenzen, z. B. Stressinkontinenz, Dranginkontinenz, Reflexinkontinenz, Harnretention mit Inkontinenz
- Algurie (schmerzhafte Miktion)
- Dysurie (erschwerte oder gestörte Miktion mit Missempfindungen)
- Pollakisurie (häufig auftretender Harndrang und kleine Harnmengen)
- Nykturie (vermehrtes nächtliches Wasserlassen)
- Polyurie (stark erhöhte tägliche Harnmengen)
- Oligurie (stark reduzierte tägliche Harnmengen)
- Anurie (keine oder max. 100 ml Harnausscheidung beim Erwachsenen → urologischer Notfall!)

7.15 Urinbeobachtung

Der Harn ist durch Pflegefachpersonen immer auf mögliche pathologische Veränderungen zu beobachten. Dadurch können Rückschlüsse auf mögliche Ursachen und diverse Erkrankungen gezogen werden. Der **physiologische Harn** ist klar und geruchslos, hell bis dunkelgelb, je nach Flüssigkeitsmenge und Ernährung. Die **Miktion** ist willentlich steuerbar, schmerzlos, im Strahl sowie vollständig. Der physiologische pH-Wert des Urins ist leicht sauer und liegt zwischen 5 und 6. Gerade **bakterielle Entzündungen** können den Geruch und das Aussehen des Urins verändern und sind frühzeitig zu erkennen und zu behandeln, um renale Komplikationen zu vermeiden. Insbesondere eine sorgfältige Intimhygiene, das achtsame, aseptische Katheterisieren (sofern nötig) und eine ausreichende Flüssigkeitseinfuhr von 2 l täglich können **Harnwegsinfekten** vorbeugen.

1. Geben Sie die Kriterien für die Urinbeobachtung an.

2. Beschreiben Sie mögliche Zeichen einer Harnwegsentzündung.

7.15 Urinbeobachtung

Zu 1.

- Harnmenge, ggf. auch Einfuhrmenge, um Störungen der Ein- und Ausfuhr zu erkennen
- Miktionshäufigkeit
- Aussehen (Farbe, Transparenz und Beimengungen)
- Geruch
- pH-Wert
- Beschwerden und Störungen

Zu 2.

- Mikro- oder Makrohämaturie (nicht sichtbare oder sichtbare Blutbeimengungen)
- Flockiger und trüber Urin *(Pyurie)*
- Übel riechender Urin
- Ggf. konzentrierter Urin
- Häufiger Harndrang mit geringen Urinmengen *(Pollakisurie)*
- Schmerzen oder Brennen bei der Miktion
- Evtl. Blasentenesmen (krampfartige Schmerzen oberhalb des Schambeins)
- Abgeschlagenheit, Unwohlsein
- Evtl. Fieber

7.16 Katheter zur Harnableitung

Eine künstliche Harnableitung nach außen wird immer dann nötig, wenn aufgrund einer Erkrankung die Blase auf physiologischem Wege nicht eigenständig und ohne Restharn entleert werden kann. Dann kann ein **vorübergehendes Ableitungssystem** in Form eines transurethralen Einmalkatheters oder ein **dauerhaftes Ableitungssystem** in Form eines transurethralen Blasendauerkatheters oder eines suprapubischen Katheters Abhilfe schaffen. Eine **Inkontinenz,** bei der es zur unwillkürlichen vollständigen Harnentleerung kommt, ist dagegen **keine Indikation** für die Anlage eines dauerhaften Harnableitungssystems. Denn dadurch kann – besonders im klinischen Setting – die Gefahr der (nosokomialen) Harnwegsinfektionen steigen. Daher sollte bei Inkontinenz immer auf eine individuell angemessene und den Bedürfnissen und Hautverhältnissen angepasste Versorgung mit Inkontinenzmaterial und Hilfen sowie nicht invasiven Maßnahmen, z. B. bei männlichen Pflegeempfängern die Anlage von Urinalkondomen, zurückgegriffen werden.

Geben Sie Informationen zu den Aspekten Kathetermaterial, -arten, -spitzen und -größen.

7.16 Katheter zur Harnableitung

Material	• Wahl des Materials ist abhängig von Liegedauer • Es muss biostabil (in Kontakt mit Urin und Sekreten geschmeidig und borkenfrei) und biokompatibel (in Kontakt mit Schleimhäuten nicht schädigend) sein • Silikon bei Langzeitliegedauer (> 5 Tage bis max. 4 Wochen) • Latex oder Polyurethan (PU) bei kurzzeitiger Liegedauer (max. 1–2 Wochen) • Polyvinylchlorid (PVC) bei Einmalkathetern
Arten	• Nicht blockbare Einmalkatheter (einlumig) • Blockbare Dauerkatheter (zweilumig) • Blockbare Spülkatheter (dreilumig)
Spitzen	Bei Frauen: Nelaton mit abgerundeter Spitze Bei Männern: vorwiegend Tiemann mit gebogener Spitze, auch Nelaton möglich
Größen	• Angabe des Katheterdurchmessers in Charrière (Ch) • Bei Männern: 14–18 Ch • Bei Frauen: 12–14 Ch • Bei Kindern und Jugendlichen: 8–10 Ch

Tab. 7.6 Kathetermaterial, -arten, -spitzen und -größen

7.17 Hygiene und intermittierender Selbstkatheterismus (ISK)

Das Katheterisieren stellt einen Eingriff in die höchste Privatsphäre dar. Es handelt sich um einen **invasiven Eingriff** in eine Körperhöhle, noch dazu in einem hochsensiblen, intimen Körperbereich. Geschlechterunabhängig ist vorab immer das Einverständnis des Pfegeempfängers zum Katheterisieren einzuholen. Nach Wunsch und Möglichkeit sollte das Katheterisieren bzw. die Anleitung zum Selbstkatheterismus von einer gleichgeschlechtlichen Pflegefachperson durchgeführt werden, um Schamgefühle zu minimieren. Neben der durch die Erkrankung selbst bedingten Bewältigungsmechanismen und Emotionen können Gefühle der Hilflosigkeit (→ LK 145) und Abhängigkeit Ängste potenzieren. Daher ist es unbedingt erforderlich, dem Thema sowie daraus resultierenden Fragen und Ängsten besonders einfühlsam zu begegnen. Um möglichst lange die größtmögliche Selbstständigkeit der Betroffenen zu erhalten, wird der **intermittierende Selbstkatheterismus (ISK)** thematisiert und ggf. geschult werden. Wenn dieser z.B. aufgrund feinmotorischer Einschränkungen oder starken Spastiken nicht mehr möglich ist, ist der suprapubische Blasenkatheter aufgrund geringer Komplikationen und Gefahren dem transurethralen Blasenkatheter vorzuziehen.

1. Erklären Sie wichtige hygienische Prinzipien, die zur Vorbereitung und beim Legen eines transurethralen Katheters bei einer Frau unbedingt beachtet werden müssen.

2. Beschreiben Sie die Besonderheiten des intermittierenden Selbstkatheterismus (ISK) im häuslichen Setting.

7.17 Hygiene und intermittierender Selbstkatheterismus (ISK)

Zu 1.

- Intimpflege durchführen (lassen)
- Hände und Ablageflächen desinfizieren
- Kathetersets nach Angaben öffnen und Material auf sterilen Tüchern bereitlegen
- Mit sterilen Handschuhen arbeiten
- Desinfektion der großen und kleinen Schamlippen und der Harnröhrenöffnung mit sterilen, mit Desinfektionsmittel getränkten Tupfern und Pinzette; Wischrichtung von der Symphyse zum Anus
- Mit einer Hand steril arbeiten und nur mit dieser oder einer Pinzette Katheter greifen, mit der anderen die Schamlippen spreizen
- Ggf. anästhesierendes (steriles) Gleitgel auf den Katheter auftragen
- Unbedingt darauf achten, dass der Katheter nicht in Richtung Harnröhre geschoben und zurückgeschoben wird!

Zu 2.

- Durchschnittlich ca. 6 × tgl. (bei max. 500 ml Blasenfüllung) durchführen
- Im **häuslichen Bereich** darauf achten, dass sauber gearbeitet wird:
  - Hände sind zu desinfizieren, Handschuhe nicht nötig
  - Harnröhreneingang mit einem Einmalwaschlappen reinigen (eine ständige Schleimhautdesinfektion im häuslichen Setting kann zu Hautirritationen und Verschiebungen des pH-Werts und der physiologischen Keimflora führen)
- Kompakte sterile Polyurethankatheter (auch mit bereits angeschlossenem Beutel erhältlich) verwenden
- Es kann im Liegen mit einem Beinspiegel oder im Sitzen auf der Toilette vor einem Spiegel gearbeitet werden

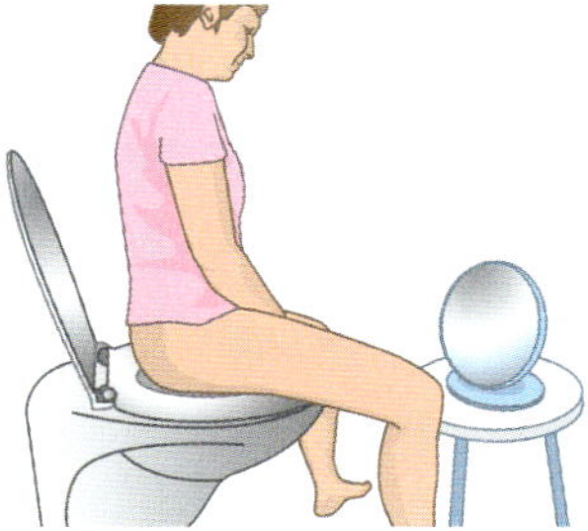

[L138]

7.18 Spastik

Eine Spastik tritt auf, wenn die absteigenden motorischen Bahnen infolge von Erkrankungen wie der MS Läsionen aufweisen. Die Spastik wird als **„erhöhter geschwindigkeitsabhängiger Dehnungswiderstand der Skelettmuskulatur"** (Heim 2023) definiert. Häufig ist die Spastik nicht das einzige Symptom, vielmehr finden sich auch Paresen und Plegien, verlangsamte Eigenbewegungen oder gesteigerte Muskeleigenreflexe. Über aufsteigende Bahnen im Rückenmark kann jeder Muskel den Status seiner Dehnung melden und über reflektorische Rückmeldungen (dem spinalen Reflexbogen) reguliert werden. Durch Läsionen und Schädigungen im Rückenmark und Gehirn (ZNS) fehlen die notwendigen inhibitorisch regulierenden Impulse und so kommt es vor, dass es bereits bei geringsten Reizen von außen durch kurze Dehnungen der Muskeln zu einem ungebremsten **„Einschießen" von Muskelspannungen,** also zu einer Spastik, kommt. Zur Messung von Grad oder Ausprägung der Spastik können auch Skalen herangezogen werden.

Beschreiben Sie zwei Skalen zur Erhebung des Muskeltonus und beurteilen Sie diese.

7.18 Spastik

Ashworth-Skala:

- Gibt die Ausprägung der Muskelspannung bei passiver Bewegung in bis zu sechs Graden an.
  - Grad 0: kein erhöhter Muskeltonus bei passiver Bewegung.
  - Grad 1: leicht erhöhter Muskeltonus, meist am Anfang oder am Ende einer passiven Bewegung.
  - Grad 2: leicht erhöhter Muskeltonus, meist während der gesamten Bewegung.
  - Grad 3: stärker ausgeprägter Muskeltonus bei gesamter Bewegung, passive Bewegungen möglich.
  - Grad 4: erheblich erhöhter Muskeltonus, passive Bewegungen erschwert durchführbar.
  - Grad 5: extrem rigider Muskeltonus in Flexion und Extension, passive Bewegungen nicht mehr möglich.
- Hilfreich zur Einschätzung, inwieweit der Muskeltonus passive Bewegungen zulässt oder entsprechende Aktivitäten einschränkt.
- Kritik: Misst nur Widerstand oder Geschwindigkeit; wiederholte Messungen können zu unterschiedlichen Ergebnissen führen.

Tardieu-Skala:

- Misst das Bewegungsausmaß bei sehr langsamer und schnellstmöglicher Bewegung bei einer bestimmten Winkelstellung der Gelenke und gibt diese in fünf Graden an.
- Gemessen werden muss immer in gleicher Ausgangsstellung des Körpers.
  - Grad 0: kein Widerstand bei passiver Bewegung.
  - Grad 1: leichter Widerstand bei passiver Bewegung, aber kein Stopp.
  - Grad 2: Widerstand und klarer Stopp in einer bestimmten Winkelstellung bei passiver Bewegung.
  - Grad 3: erschöpflicher Klonus in einer bestimmten Winkelstellung, der nach 10 Sek. Halten in dieser Position nachlässt.
  - Grad 4: unerschöpflicher Klonus in einer bestimmten Winkelstellung, der länger als 10 Sek. andauert, wenn die Position gehalten wird.
- Vorteil: Spastik lässt sich differenzierter darstellen, leichtere Anpassung therapeutischer Maßnahmen und Messung deren Wirksamkeit.
- Komplex und vor allem durch klinische Untersucher und Physiotherapeuten anwendbar.

7.19 Bedeutung spastikauslösender Reize

Inwieweit ein Mensch mit einer ausgeprägten Spastik auf unterschiedlich starke Reize reagiert, ist **individuell.** Pflegefachpersonen behalten die möglichen inneren und äußeren Reizursachen im Auge, denn die einschießende Spastik ist nicht nur ein Symptom der Erkrankung, sondern kann auch als möglicher wichtiger Hinweisgeber und **Signal des Körpers** verstanden werden, dass ggf. etwas nicht in Ordnung ist. So kann es vorkommen, dass Pflegeempfänger, die keine Empfindung bezüglich der Blasen- oder Darmfüllung (z. B. bei Paraplegie) haben, über eine zunehmende Spastik zeigen, dass Blase oder Darm gefüllt sind. In manchen Fällen kann ein Missachten der spastikauslösenden Faktoren sogar lebensbedrohlich werden. Spastik ist also zu beobachten und zu identifizieren, und das korrekte und rechtzeitige Vorgehen ist im Pflegeprozess abzubilden.

1. Zählen Sie mögliche äußere Reize (umgebungsbedingt) und innere Reize (körperlich) auf, die eine Spastik auslösen oder verstärken können.

2. Erklären Sie den Begriff autonome Dysreflexie und nennen Sie zwei mögliche Auslöser.

7.19 Bedeutung spastikauslösender Reize

Zu 1.

Äußere Reize	Innere Reize
• Plötzliche Berührungen und Bewegungsabläufe • Unerwartete Änderungen von Licht und Geräuschen • Plötzliche Wärme und Kälte • Sich verändernde Bodenverhältnisse (z. B. Türschwellen) • Bestimmte Tageszeiten (frühmorgens oder abends nach Erschöpfung?) • Bestimmte Positionen (z. B. in Rückenlage stärker als in Seitenlage?)	• Gefüllte Blase • Obstipation • Infekte/Entzündungen • Fieber • Schmerzen • Stress • Unwohlsein

Tab. 7.7 Beispiele für Reize, die eine Spastik auslösen oder verstärken können

Zu 2.

Unter autonomer Dysreflexie versteht man eine Überreaktion des vegetativen Nervensystems nach Rückenmarksverletzungen, die mit einer lebensbedrohlichen hypertensiven Krise einhergeht. Mögliche Ursachen sind z. B. eine überfüllte Blase bei Harnverhalt und Retention oder ein überdehnter Darm bei Stuhlverhalt.

7.20 Pflegerische Interventionen bei Spastikbetroffenen

Je nach Ausprägung können Betroffene sehr unter der Spastik ihrer Extremitäten leiden. Durch den pathologisch erhöhten Muskeltonus sind die **Bewegungen massiv eingeschränkt** und Stehen und Gehen bei Betroffenheit der unteren Extremitäten nicht mehr möglich, und auch das Sitzen kann eingeschränkt sein. Zudem kann die Spastik zusätzliche **Schmerzen** verursachen. Die Einschränkungen ziehen sich durch viele Lebensbereiche, z. B. können sich Körperpflege und An- und Auskleiden sehr schwierig gestalten. Auch ist der Kalorienbedarf durch die permanente Muskelarbeit stark erhöht und muss durch entsprechende Ernährungsanpassung kompensiert werden. Generell können **Medikamente,** z. B. Baclofen oder Botulinumtoxin, zur Behandlung herangezogen werden. Insbesondere **physiotherapeutische,** aber auch **pflegerische Maßnahmen** ergänzen diese Therapie und sind wichtig, um die Lebensqualität der Betroffenen zu erhöhen.

Geben Sie Beispiele für die pflegerischen Interventionen bei Spastikbetroffenen an.

7.20 Pflegerische Interventionen bei Spastikbetroffenen

- Einsatz von Hilfsmitteln, z. B. Rollstuhlanpassungen oder Esshilfen
- Dekubitusprophylaxe
- Antispastische Positionierungen, z. B. Froschpositionierungen oder Schneidersitz
- In Rücken- und Seitenlage auf leichte Beugungen der Knie- und Hüftgelenke achten
- Größtmögliche Auflage- und Unterstützungsfläche für die Extremitäten bieten (nicht hohl lagern)
- Dehnung der Hüftbeuger, z. B. in Bauchlage
- Vorsichtige, langsame und minimale Positionsveränderungen schnellen und abrupten Bewegungen vorziehen
- Anwendung eines Spreizkissens z. B. beim intermittierenden Katheterismus
- Anwendung der pflegerischen Konzepte nach Bobath, Kinästhetik und Basale Stimulation®, z. B. Ausstreichungen und Waschungen vorziehen, die den Muskelverlauf (Strecker und Beuger) berücksichtigen und die Spastik nicht weiter fördern, sondern bestenfalls reduzieren
- Achtsame Berührung besonders empfindlicher Stellen, z. B. von Kniekehlen oder Fußsohlen
- Auf rechtzeitige und regelmäßige Urin- und Stuhlausscheidung achten
- Plötzliche Reize von außen vermeiden
- Auf Temperaturwechsel angemessen reagieren, auf angenehme Raumtemperatur und angemessene Kleidung achten
- Autogenes Training und Atemübungen fördern
- Auf angemessenes Schuhwerk, z. B. Turnschuhe mit fester Sohle, achten, ggf. diese auch im Liegen tragen lassen
- Auf keinen Fall im Liegen Kissen gegen die Fußsohlen drücken!
- Beratung und Schulung im Umgang mit einschießender Spastik wie Reizreduzierung, Klonus z. B. durch erneutes Anheben und Aufsetzen des Beines minimieren, Technik für die Stabilisierung beim Transfer finden und einüben

7.21 Mazeration und Intertrigo

Kommt es durch lang anhaltende Feuchte der Haut zu deren **Aufweichung,** wird dies als **Mazeration** bezeichnet. Die äußere Hautschicht quillt auf und verliert ihre natürliche Schutzfunktion. Insbesondere an Stellen, die bereits rein physiologisch ein höheres Risiko einer dauerhaften Feuchtigkeitsexposition haben, kann es zu Mazerationen und in deren Folge zu Infektionen und Entzündungen tieferer Gewebsschichten kommen. Das Risiko erhöht sich entsprechend im Intimbereich, wenn eine Harninkontinenz für ein ständig feuchtes Milieu sorgt, in dem Pilze und Bakterien einen geeigneten Nährboden finden. Durch Bewegungseinschränkungen oder Spastiken der Extremitäten kann das Risiko noch verstärkt werden. Insbesondere im Intimbereich sind daher eine **gute Beobachtung** und eine **adäquate Hautpflege** unbedingt notwendig, um eine Verschlechterung des Hautzustands und eine Intertrigo zu vermeiden.

Definieren Sie Intertrigo und zählen Sie besonders gefährdete Körperstellen auf.

7.21 Mazeration und Intertrigo

Unter Intertrigo versteht man die Infektion mazerierter Haut mit Bakterien und/oder Pilzen. Die Haut ist stark gerötet und feucht, zum Teil ist die Epidermis geschädigt und es kommt zu schmerzhaftem Brennen bei Berührung. Dieser Wundzustand der Haut kann infolge einer inkontinenzassoziierten Dermatitis (IAD) und durch Schädigung immer tieferer Hautschichten zu einem Dekubitus führen. Daher ist sie durch präventive Maßnahmen unbedingt zu vermeiden sowie bei Entstehung frühzeitig zu erkennen und umgehend zu behandeln.

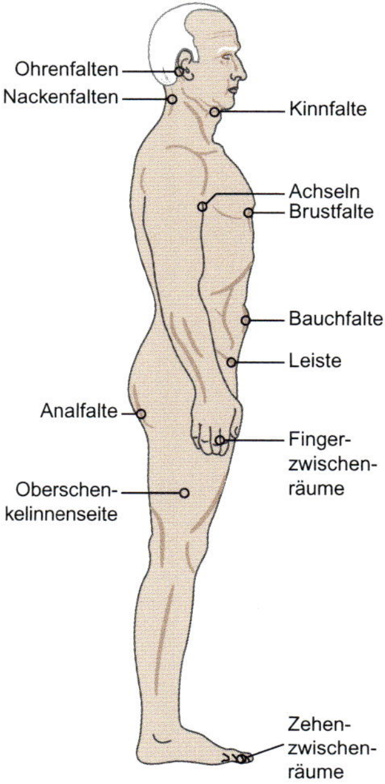

Abb. 7.4 Intertrigogefährdete Körperstellen [L231]

7.22 Mazerations- und Intertrigoprophylaxe

Die Pflege der Haut ist ein wichtiger Bestandteil pflegerischer Interventionen zum **Schutz vor Hautschäden, -komplikationen und Folgeerkrankungen.** Allein durch die Grunderkrankung, ein geschwächtes Immunsystem oder die **Zerstörung des Säureschutzmantels** kann die Haut bereits angegriffen sein und ihre physiologische Schutzfunktion nicht aufrechterhalten. Durch Mazerationen und Intertrigo können Keime auch in tiefere Gewebsschichten eindringen und Folgeschäden verursachen. Weisen Pflegeempfänger einen ineffektiven Selbstschutz auf und können den Hautschutz nicht selbst aufrechterhalten, muss die Pflegefachperson gezielte Interventionen einplanen, um das Risiko für Mazerationen und Intertrigo zu minimieren.

Beschreiben Sie prophylaktische Maßnahmen, um das Risiko für Hautirritationen zu mindern und Mazerationen und Intertrigo zu vermeiden.

7.22 Mazerations- und Intertrigoprophylaxe

- Regelmäßige Hautinspektion der gefährdeten Stellen
- Reinigung mit pH-neutraler Waschlotion
- Nach dem Waschen gut abtrocknen und die Haut trocken halten
- Ggf. Kompressen einlegen und diese regelmäßig und ggf. engmaschig wechseln, da feuchte Kompressen einen gegenteiligen Effekt haben können
- Atmungsaktive und schweißabsorbierende Kleidung wählen
- Frauen zum Tragen eines BHs anhalten; bei eng stehenden Zehen offene Schuhe, Baumwollsocken empfehlen
- Ggf. Gewichtsreduktion; zur Ernährungsanpassung beraten
- Regelmäßig Inkontinenzmaterial wechseln, offene oder atmungsaktive Systeme (z. B. Ein- und Vorlagen mit Baumwollunterhose) geschlossenen Systemen (z. B. Inkontinenzwindeln und -hosen) vorziehen; nach Möglichkeit Kontinenztraining durchführen
- Haut sorgfältig mit geeigneten Hautpflegeprodukten, z. B. ätherisches Johanniskrautöl, pflegen; auf gefährdete Hautbereiche keine Cremes auftragen

TIPP

Bei einer bereits vorhandenen Intertrigo sind die prophylaktischen Maßnahmen weiter fortzuführen. Das Abtrocknen erfolgt tupfend, um zusätzliche Reizung und Schmerzen zu minimieren. Bei Pilzbefall werden nach ärztlicher Anordnung antimykotische Lotionen oder Salben aufgetragen.

7.23 Dekubitusentstehung

Unter einem Dekubitus versteht man ein **Druckgeschwür.** Vor allem infolge des Auflagedrucks oder in Verbindung mit Scherkräften kann es zu **lokal begrenzten Schädigungen der Haut und darunterliegender Gewebe** kommen. Dabei spielen insbesondere Druckdauer und -intensität sowie die Empfindlichkeit der Gewebe eine Rolle. Das Risiko ist unabhängig vom Alter besonders hoch, wenn der Pflegeempfänger in seiner Mobilität eingeschränkt ist, Störungen der arteriellen Durchblutung aufweist oder der Hautzustand bereits beeinträchtigt ist. Im Prinzip kann es an allen **Körperstellen, die aufliegen und auf die über eine gewisse Zeit Druck einwirkt,** zur Dekubitusentstehung kommen, wobei besonders Stellen mit Knochenvorsprüngen gefährdet sind. Schon nach 1–2 Stunden kann der Auflagedruck je nach Gewebetoleranz einen Sauerstoffmangel im Gewebe verursachen, der zum Zelltod führt.

Erklären Sie den Mechanismus der Dekubitusentstehung durch Druck und Scherkräfte.

7.23 Dekubitusentstehung

Durch zu lang einwirkenden **Druck** (je nach Gewebetoleranz) werden Gefäße komprimiert, und es kommt zu einer Minderdurchblutung des Gewebes mit irreversiblen Schäden in letzter Konsequenz. **Scherkräfte** und die **Verschiebung von Gewebsschichten** verursachen Dehnungen oder Reißen der versorgenden Gefäße, was ebenfalls zu einer Minderdurchblutung mit entsprechenden Folgen führt.

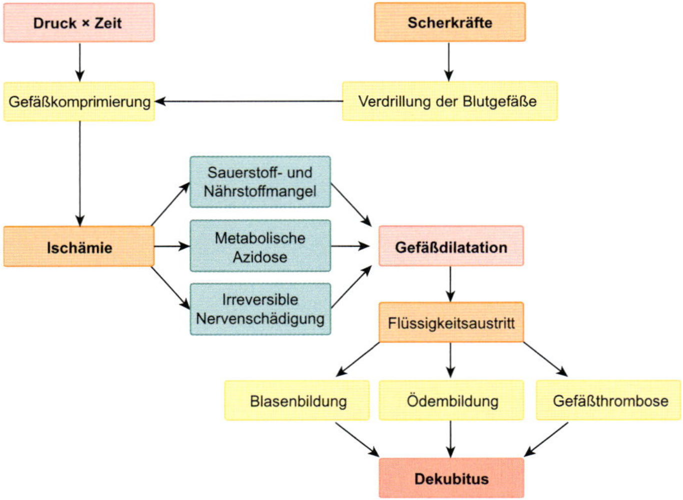

Abb. 7.5 Dekubitusentstehung [L143]

7.24 Gewebetoleranz

Insbesondere durch Einschränkungen der Mobilität und Selbständigkeit in der Aktivität und Bewegung, bei zu geringem *(Kachexie)* oder zu hohem Gewicht *(Adipositas)* des Pflegeempfängers, bei bereits bestehenden Hautirritationen und erhöhter Hautfeuchtigkeit, bei Störungen des Schmerzempfindens und der Wahrnehmung und je nach Körperposition und Schwerkrafteinwirkung steigt das Risiko für einen Dekubitus. Je nachdem wie ausgeprägt die Gewebetoleranz ist, also die **Fähigkeit der Haut und des Unterhautfettgewebes, Druckbelastungen** ohne Folgen **standzuhalten,** kann ein Dekubitus auch schon in kürzester Zeit entstehen. Das bedeutet, dass eine regelmäßige Beobachtung und Einschätzung in kurzen Intervallen notwendig sein kann. **Zur Unterstützung** der pflegefachlichen Expertise können **Skalen,** z. B. die Braden-Skala, herangezogen werden. Allerdings gibt es keine Evidenz, dass mit deren Hilfe das Risiko und die Einschätzung valide gelingt. Vielmehr ist nach einem ersten Screening eine differenzierte Einschätzung möglicher Risiken und beeinflussender Faktoren vorzunehmen. Somit ist die Risikoausprägung irrelevant, denn sobald sich entsprechende Faktoren ergeben, müssen umgehend alle prophylaktischen Maßnahmen zum Schutz der Hautintegrität erfolgen.

Geben Sie die beeinflussenden Faktoren der Gewebetoleranz gegenüber Druck und Sauerstoff an.

7.24 Gewebetoleranz

Druckrelevante Faktoren	Sauerstoffrelevante Faktoren
Gewebemasse (z. B. bei Kachexie oder Adipositas)	Fieber (Schwitzen erhöht Sauerstoffbedarf)
Lebensalter (nachlassende Physiologie der Haut im höheren Alter, unreife Haut bei Frühchen)	Hohe Raumtemperatur (Wärme erhöht Sauerstoffbedarf)
Dehydratation	• Betablocker (reduzieren die Hautdurchblutung) • Hypotonie
Einnahme von Glukokortikoiden (behindert Kollagenbildung und Regenerationsfähigkeit)	Eiweißmangel (führt zu Ödemen und dadurch zu Sauerstoffunterversorgung)
• Eiweißmangel (verstärkt Wirkung von Glukokortikoide) • Vitamin-C-Mangel (unzureichender Kollagenaufbau)	Nikotinabusus (begünstigt Arteriosklerose)
Stress (Kortisol vermindert Kollagenbildung)	Krankheiten wie Lungenerkrankungen, Anämie, Diabetes mellitus …

Tab. 7.8 Beeinflussende Faktoren der Gewebetoleranz

7.25 Dekubitusprophylaxe

Der DNQP-Expertenstandard „Dekubitusprophylaxe in der Pflege“ fasst bisherige wissenschaftliche Ergebnisse und Belege zur Dekubitusentstehung und den Prophylaxen zusammen. Die bisher in der pflegerischen Praxis oftmals verwendeten Skalen wie Braden- oder Norton-Skala zur Erfassung des Dekubitusrisikos sind als alleiniges Assessmentinstrument nicht zu empfehlen. Vielmehr wird die **systematische klinische Einschätzungsfähigkeit** der Pflegefachpersonen hervorgehoben, bei welcher die individuellen Risikofaktoren und Aspekte der Entstehung umfangreich erhoben werden. Neben dem **initialen Screening** erfolgt eine **differenzierte Beurteilung,** wenn eine Gefährdung nicht gänzlich ausgeschlossen werden kann. Die Folgeeinschätzung muss in individuell festgelegten Zeiträumen durchgeführt werden. Bei aufkommenden Veränderungen der Mobilität oder Versorgung nimmt die Pflegefachperson eine erneute Beurteilung vor. Insbesondere sind entsprechende **individuell abgestimmte vorbeugende Maßnahmen** zu planen und durchzuführen. Eine Beratung zu Risiken, Folgen und erforderlichen Maßnahmen erfolgt in jedem Setting. Dabei berücksichtigt die Pflegefachperson die Besonderheiten des Versorgungskontexts.

1. Erklären Sie das Vorgehen beim Fingerdrucktest und geben Sie mögliche Ergebnisse der Testung wieder.

2. Zählen Sie Maßnahmen zur Dekubitusprophylaxe auf.

7.25 Dekubitusprophylaxe

Zu 1.

- Alle dekubitusgefährdeten oder geröteten Hautstellen werden in regelmäßigen Abständen beobachtet: in jeder Schicht bei Lageveränderungen, Mobilisierungen oder integriert in pflegerische Handlungen wie der Körperpflege.
- Dabei mit dem Finger auf die gerötete Stelle drücken und wieder loslassen.
- Lässt sich die Rötung nicht wegdrücken (Abb. 7.6 c), liegt eine Hautschädigung vor (Dekubitus Kategorie I).

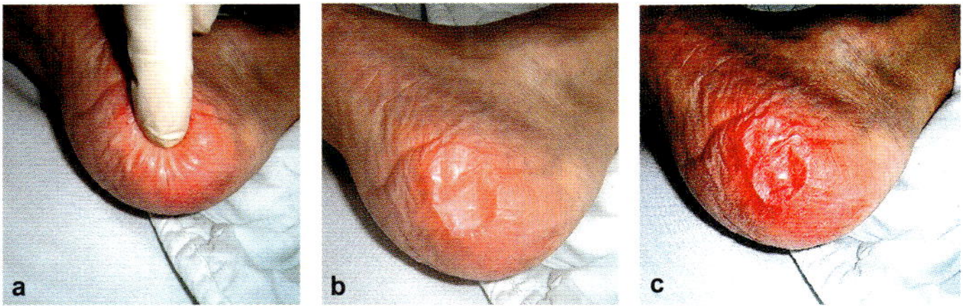

Abb. 7.6 Fingerdrucktest [M291] a) Auf die gerötete Hautstelle (hier: Ferse) wird mit dem Finger ein leichter Druck ausgeübt. b) Weißfärbung, es liegt kein Dekubitus vor. c) Rotfärbung, es liegt ein Dekubitus Kategorie I vor

Zu 2.

- Förderung der Mobilität, Bewegungsübungen, Anwendung des Kinästhetik-Konzepts
- Regelmäßige Positionierungen und Positionswechsel, Mikropositionierungen
- Vollständige Entlastungen der gefährdeten Stellen, Freipositionierungen und ggf. Einsatz von druckentlastenden Hilfsmitteln; auf (Super-)Weichpositionierungen verzichten
- Wirkungen von Druck und Scherkräften minimieren; auf Sonden, andere Schlauchsysteme und Hilfsmittel (z. B. Brillen) achten und deren Druckauflage minimieren
- Auf Schmerzäußerungen, Veränderungen der Vitalzeichen und Unruhe achten
- Information und Beratung

7.26 Einschätzung und Erstversorgung eines Dekubitus

Kommt es zu einem Dekubitus, ist eine **sofortige Behandlung** einzuleiten. Diese besteht aus den **prophylaktischen Maßnahmen** (→ LK 165) und wird ergänzt von den Interventionen zur **Wundbehandlung** des Expertenstandards „Pflege von Menschen mit chronischen Wunden“. Dazu muss der Dekubitus **kategorisiert** und der Verlauf beschreibend festgehalten werden, evtl. auch in Form einer Fotodokumentation. Für die **Fotodokumentation** ist das Einverständnis des Pflegeempfängers oder des gesetzlichen Betreuers einzuholen und auf den Datenschutz zu achten. Es erfolgt eine Ablichtung durch eine Kamera, die in der Einrichtung dafür vorgesehen ist, nicht über private Mobilendgeräte. Eine Ausnahme bildet die ambulante Pflege, da dort üblicherweise keine Fotoapparate mitgeführt werden. In diesem Fall werden betroffene Körperstellen nur durch Kameras, die im Besitz der Pflegeempfänger sind, fotografisch festgehalten. Mittels eines Maßbands, das an die betroffene Körperstelle gelegt wird, werden die Maße exakt festgehalten. Darüber hinaus ist auf die Bildschärfe zu achten, und der Name des Pflegeempfängers, das Datum der Bildaufnahme und evtl. die Bezeichnung des Körperbereichs sind direkt auf der Fotografie zu vermerken. Unabhängig vom Versorgungskontext muss ein Arzt über den Dekubitus informiert werden. Gegebenenfalls kann, sofern diese zur Verfügung steht, eine Wundmanagerin hinzugezogen werden.

1. Definieren Sie die vier Schweregrade des Dekubitus nach EPUAP (2014).

2. Fassen Sie das pflegerische Vorgehen bei der erstmaligen Feststellung eines Dekubitus zusammen.

7.26 Einschätzung und Erstversorgung eines Dekubitus

Zu 1.

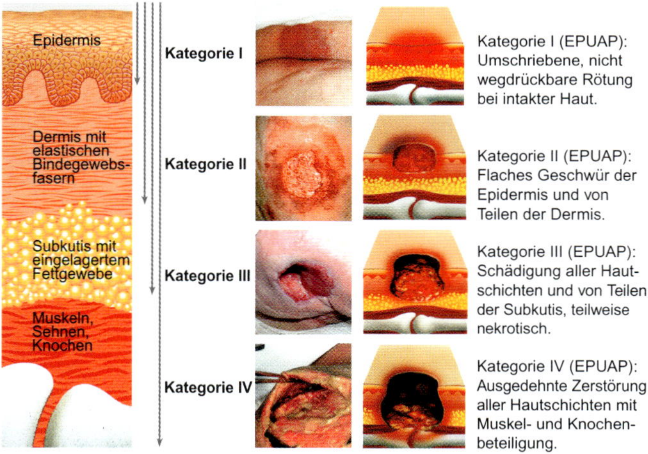

Abb. 7.7 Schweregrade des Dekubitus nach EPUAP [V220, M291]

Zu 2.

- Information und Einverständniseinholung des Pflegeempfängers zum weiteren Vorgehen
- Wundbeschreibung und Fotodokumentation
- Arzt informieren, weitere Verordnungen einholen, ggf. Wundmanagement einschalten
- Je nach Versorgungskontext Information und Schulung (auch der Angehörigen im ambulanten Pflegesetting)
- Erstversorgung mit **sterilen** Materialien unter **aseptischen** Bedingungen
- Sofortige druckentlastende Maßnahmen durchführen
- Analyse und Neueinschätzung von Pflege- und Umgebungsbedingungen sowie der Risikofaktoren

7.27 Regeln gesunder Ernährung

Die **Deutsche Gesellschaft für Ernährung (DGE)** ist eine wissenschaftliche Fachgesellschaft, die sich im Speziellen mit einer **gesunden, nachhaltigen Ernährung** befasst und **Empfehlungen** dazu ausspricht. Um Gesundheit aufrechtzuerhalten und zu fördern, muss der menschliche Körper mit ausgewogenen Nährstoffen und ausreichend Flüssigkeit versorgt werden. Insbesondere der Konsum von industriell hergestellten Nahrungsmitteln sowie von übermäßiger zuckerhaltiger Nahrung und Getränken führt nachweislich zu Übergewicht und steigert so das Risiko für diverse Erkrankungen. Gesundes Essen kann bereits bestehende Erkrankungen abmildern. So fördern arachidonsäurehaltige Nahrungsmittel (Omega-6-Fettsäuren), z. B. rotes Fleisch oder Wurst, Entzündungen, während die entzündungshemmenden Omega-3-Fettsäuren sich z. B. bei MS positiv auf die körperliche Entzündungsprozesse auswirken. Ebenso unterstützt eine ausgewogene Ernährung das Immunsystem und die Wundheilung. Selbst bei vorhandenem Diabetes mellitus Typ 2 kann die gezielte Zusammensetzung von gesunden Nahrungsmitteln den Blutzuckerspiegel regulieren und den Verlauf der Erkrankung und deren Folgen deutlich lindern. Der **DGE-Ernährungskreis** präsentiert die vielfältigen Lebensmittel in ihrem empfohlenen Mengenverhältnis.

Führen Sie die elf Empfehlungen zur gesunden Ernährung der DGE auf.

7.27 Regeln gesunder Ernährung

1. **Am besten Wasser trinken.** Rund 1,5 l/Tag, auch ungesüßte Tees sind geeignet.
2. **Obst und Gemüse – viel und bunt.** Fünf Portionen am Tag und am besten in der jeweiligen Erntezeit; Versorgung mit Vitaminen, Mineralstoffen, Ballaststoffen, sekundären Pflanzenstoffen.
3. **Hülsenfrüchte und Nüsse regelmäßig essen.** Mindestens 1 × pro Woche Hülsenfrüchte, täglich eine kleine Handvoll Nüsse; Versorgung mit Eiweiß, Vitaminen, Mineral- und Ballaststoffen, sekundären Pflanzenstoffen und essenziellen Fettsäuren (Nüsse).
4. **Vollkorn ist die beste Wahl.** Vollkornprodukte sind gesünder und sättigen länger als Weißmehlprodukte.
5. **Pflanzliche Öle bevorzugen.** Versorgung mit essenziellen Fettsäuren, Vitamin E in hochwertigen Ölen z. B. aus Raps, Leinsamen, Walnüssen, Sojabohnen, Oliven.
6. **Milch und Milchprodukte jeden Tag.** Versorgung mit Eiweiß, Kalzium, Vitamin B_2, Jod (bei pflanzlichen Milchalternativen auf diese Inhaltsstoffe achten) und Unterstützung der Knochengesundheit.
7. **Fisch jede Woche.** 1 oder 2 ×. Versorgung mit Omega-3-Fettsäuren durch fetten Fisch (z. B. Lachs, Makrele, Hering) und zusätzlich Jod durch Seefisch (z. B. Kabeljau, Rotbarsch).
8. **Fleisch und Wurst – weniger ist mehr.** Max. 300 g/Woche. Versorgung mit Eisen, Selen und Zink. Zu viel rotes Fleisch und vor allem Wurstwaren erhöhen jedoch das Risiko für Herz-Kreislauf-Erkrankungen und Dickdarmkarzinome.
9. **Süßes, Salziges und Fettiges – besser stehen lassen.** Vor allem in verarbeiteten Lebensmitteln wie Wurst, Gebäck, Süßwaren, Fastfood und Fertigprodukte. Übermäßig verzehrt erhöhen sie das Risiko für Adipositas, Hypertonie, Herz-Kreislauf-Erkrankungen, Diabetes mellitus Typ 2.
10. **Mahlzeiten genießen.** Nicht nebenbei essen und langsam essen, um das Sättigungsgefühl zu fördern. Auch in Gesellschaft zu essen ist förderlich.
11. **In Bewegung bleiben und auf das Gewicht achten.** Tägliche Bewegung und eine aktive Alltagsgestaltung fördern die Knochengesundheit und senken das Risiko für viele Krankheiten.

7.27 Regeln gesunder Ernährung

Benennen Sie die sieben Lebensmittelgruppen des DGE-Ernährungskreises und führen Sie für jede Gruppe Beispiele auf.

7.27 Regeln gesunder Ernährung

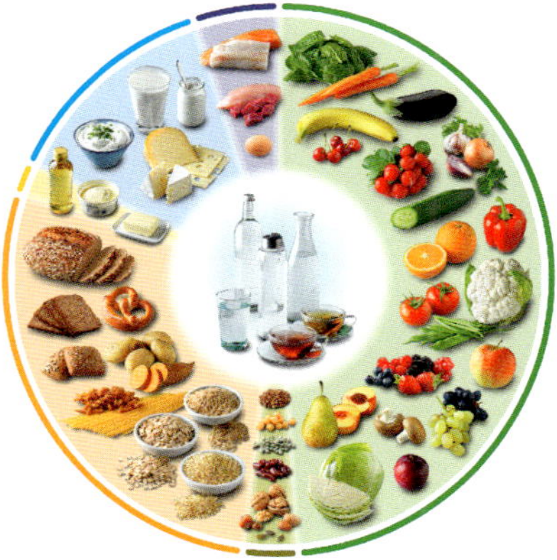

Der DGE-Ernährungskreis zeigt auf einen Blick wie eine gesunde und ökologisch nachhaltige Ernährung aussieht. Er ist damit eine Art Wegweiser mit Beispielen für eine optimale Lebensmittelauswahl. Die Größe der Lebensmittelgruppe veranschaulicht dabei den Anteil an der Ernährung. Je größer eine Lebensmittelgruppe ist, desto mehr kann daraus gegessen werden. Empfehlenswert ist es, innerhalb der Gruppen die Vielfalt an Lebensmitteln zu nutzen und abwechslungsreich zu essen. Eine gesunde und umweltschonende Ernährung ist zu mehr als ¾ pflanzlich und knapp ¼ tierisch.

Abb. 7.8 DGE-Ernährungskreis © Deutsche Gesellschaft für Ernährung e. V., Bonn [W245]
Im Uhrzeigersinn:

1. Gemüse (z. B. Kohl, Karotten, frische Erbsen, Zwiebeln, Auberginen, Gurken, Tomaten, Pilze, Zwiebeln, Lauch, Mangold, Spinat), Salat (z. B. Kopfsalat, Römersalat, Endivie, Chicorée), Kräuter (z. B. Petersilie, Schnittlauch, Thymian, Basilikum), Früchte (z. B. Äpfel, Birnen, Zitrusfrüchte, Bananen, Beeren, Kirschen, Trauben, Fruchtsäfte)
2. Nüsse (z. B. Wal-, Hasel-, Erd-, Pekannüsse), Hülsenfüchte (z. B. Linsen, Bohnen, Kichererbsen, getrocknete Erbsen, Sojabohnen)
3. Getreide, Getreideprodukte und Kartoffeln (z. B. Teigwaren, Müsli, Gebäck, Nudeln, Quinoa, Buchweizen und verschiedene Zubereitungsformen von Kartoffeln und Süßkartoffeln)
4. Öle und Fette (z. B. Schmalz, Butter, Margarine, Öle oder Kokosfett)
5. Milch und Milchprodukte (z. B. Joghurt, Quark, Buttermilch, Kefir, Käse)
6. Fleisch (z. B. rotes Fleisch von Schwein, Rind, Ziege oder Lamm oder weißes Fleisch von Hähnchen oder Pute), Fisch und Meeresfrüchte (z. B. Fische, Muscheln, Tintenfische, Garnelen), Eier
7. Getränke (Wasser, ungesüßte Früchte- und Kräutertees)

7.28 Einschätzung des Energiebedarfs

Nährstoffe sind Energielieferanten für den Körper. Durch sie können Zellen und Organe ihre Funktionen aufrechterhalten und Stoffwechselprozesse regelrecht ablaufen. Daher ist es wichtig, die notwendigen Nährstoffe und den individuellen Energiebedarf zu kennen, um eine angemessene Versorgung zu gewährleisten. Der **individuelle Energiebedarf** setzt sich zusammen aus dem Ruhebedarf und dem Bedarf bei körperlicher Aktivität. Energie wird in der Einheit Kalorie (kcal) oder der Einheit Kilojoule (kJ) angegeben. Neben den **Makronährstoffen** Kohlenhydrate, Fette und Eiweiße sind auch zahlreiche **Mikronährstoffe** wie Vitamine und Mineralien notwendig, um die Gesundheit zu erhalten. Essenziell für eine geregelte Verdauung sind **Ballaststoffe,** die mit der Nahrung aufgenommen werden. Hierbei ist unbedingt darauf zu achten, dass auch ausreichend Flüssigkeit zu sich genommen wird, da Ballaststoffe Wasser binden und sonst obstipierend wirken.

1. Geben Sie die Formel für die Berechnung des Grundumsatzes (Energiebedarf in Ruhe) an und führen Sie Beispiele für einen erhöhten Energiebedarf auf.

2. Geben Sie den Energiegehalt von je 1 g Protein, Fett, Kohlenhydraten und Ballaststoffen an.

7.28 Einschätzung des Energiebedarfs

Zu 1.

- **Frauen:** 0,9 kcal/kg KG/Stunde
  Beispiel: 0,9 kcal/kg × 65 kg = 58,5 kcal/h oder 1.404 kcal/Tag
- **Männer:** 1 kcal/kg KG/Stunde
  Beispiel: 1 kcal/kg × 80 kg = 80 kcal/h oder 1.920 kcal/Tag

TIPP

Wichtig ist, das Normalgewicht als Ausgang für die Berechnung zu nehmen, da es ansonsten zu falsch hohen Ergebnissen des Grundumsatzes kommt!

Beispiele für einen **erhöhten Energiebedarf:**

- Während Wachstumsphase und Adoleszenz
- Während Schwangerschaft und Stillzeit
- Bei starker körperlicher Belastung, z. B. im Beruf oder bei Ausdauersport
- Bei Grunderkrankungen, die mit einem erhöhten Bedarf einhergehen, z. B. Hyperthyreose, Tumorerkrankungen, Morbus Parkinson

TIPP

Bei einem erhöhten Energiebedarf können nochmals bis zu 50 % des Grundumsatzes hinzugerechnet werden.

Zu 2.

- 1 g Eiweiß: 4 kcal (17 kJ)
- 1 g Fett: 9 kcal (37 kJ)
- 1 g Kohlenhydrate: 4 kcal (17 kJ)
- 1 g Ballaststoffe: 2 kcal (8 kJ)

7.29 Ernährungsmanagement

Gesundes und schmackhaftes Essen und Trinken steigern die **Lebensqualität.** Gewohnheiten, Rituale, kulturelle Hintergründe und Traditionen sowie soziale Beziehungselemente können bei einem gemeinschaftlichen Mahl Ausdruck finden. Der **DNQP-Expertenstandard** „Ernährungsmanagement zur Sicherung und Förderung der oralen Ernährung in der Pflege" dient der Sicherstellung des Ernährungszustands bei Pflegeempfängern und fasst auf der strukturellen Ebene und mit den Prozess- und Ergebniskriterien die erforderlichen Inhalte und Vorgehensweisen zusammen. Die Maßnahmen dienen vor allem der rechtzeitigen **Erfassung des Ernährungszustands** und der **Einschätzung bestehender Risiken** sowie dem zielgerichteten und strukturierten fachübergreifenden Vorgehen im Falle einer drohenden Mangelernährung. Dabei sind auch die soziokulturellen Bedürfnisse der Pflegeempfänger zu berücksichtigen.

1. Erklären Sie das Vorgehen zur Einschätzung des Ernährungszustands gemäß DNQP-Expertenstandard.

2. Zählen Sie exemplarisch Maßnahmen zur Unterstützung einer ausgewogenen Ernährung bei einem Pflegeempfänger auf.

7.29 Ernährungsmanagement

Zu 1.

- Erhebung von aktuellen Daten im Rahmen der Pflegeanamnese (z. B. Körpergröße und -gewicht, Zahnstatus, Vor- und Grunderkrankungen, körperliche Beeinträchtigungen).
- Ggf. biografische Datenerhebung bezüglich Essverhalten, Vorlieben, Essensmengen, soziale Bedeutung, Selbstbild etc.
- Screening bei akuten Veränderungen und in festgelegten Abständen.
- Erste Einschätzung der Daten auf Anzeichen einer bestehenden oder drohenden Mangelernährung.
- Sind solche Anzeichen vorhanden, erfolgen ein vertieftes Assessment und die Identifizierung aller beeinflussender Faktoren, beispielsweise anhand von Skalen oder Hilfsmitteln, die in der Einrichtung zur Verfügung stehen oder etabliert sind, z. B. „Instrument zur pflegerischen Erfassung von Mangelernährung und deren Ursachen (PEMU)".

Zu 2.

- Information und Beratung zu gesunden Lebensmitteln und ausgewogenen Nährstoffen
- Motivation zu ausgewogener Ernährung, ggf. Erstellen eines Ernährungsplans unter Berücksichtigung von Vorlieben, ggf. gesunde Alternativen identifizieren
- Wenn möglich gemeinsame Vorbereitung der Mahlzeiten (evtl. Kochen oder Anrichten)
- Appetitliches Anrichten der Mahlzeiten (u. a. Aussehen, Menge) in ansprechender Atmosphäre (z. B. Raumgestaltung, Geschirr, Farbwahl)
- Ggf. in Gemeinschaft essen lassen
- Ausreichend Zeit zum Essen gewähren
- Bei Bedarf Aufnahme von Speisen und Getränken unterstützen
- Ggf. Konsile einleiten, z. B. zahnärztliches oder logopädisches Konsil bei Kau- und Schluckproblemen
- Ggf. Ernährungsberatung hinzuziehen
- Zusammenarbeit mit Küche und Ernährungsberatung

7.30 Informieren und beraten in der Pflege

Ein Ziel der Pflege ist, die **größtmögliche Selbstständigkeit und Selbstbestimmung** des Pflegeempfängers aufrechtzuerhalten und zu fördern. Pflegefachpersonen müssen über **kommunikative Skills** und **fachliches Wissen** verfügen, um den Pflegeempfänger adäquat mit allen notwendigen Informationen zu versorgen, die ihm helfen und ihn befähigen, eine verantwortungsvolle Entscheidung zu treffen. Dafür sind alle Fragen nach bestem Wissen und Gewissen zu beantworten. Sofern die Fragen nicht in den Bereich der Pflege fallen (z. B. Fragen zu Anästhesieformen oder OP-Abläufen), ist der Fragesteller an entsprechende Ansprechpartner zu verweisen und ihm sind Gesprächstermine mit diesen zu ermöglichen. Es muss immer darauf geachtet werden, dass der Pflegeempfänger weder inhaltlich (Informationsflut) noch fachsprachlich überfordert wird. Die Pflegefachperson versichert sich durch Rückfragen, ob die gegebenen Informationen tatsächlich verstanden wurden. Eine **angemessene Gesprächsatmosphäre** mittels Raum- und Zeitgestaltung fördert zudem die Offenheit und Aufnahme sowie die Beziehungsgestaltung und das Vertrauen zwischen Pflegefachperson und Pflegeempfänger und/oder seinen Angehörigen.

1. Nennen Sie Ziele von Beratungen in der Pflege.

2. Klären Sie Bedeutung und Inhalte der Pflegeberatung nach § 7a SGB XI.

7.30 Informieren und beraten in der Pflege

Zu 1.

- Hilfestellung bei speziellen individuellen Problemen, Krisen (z. B. Verlusten oder einschneidenden Diagnosen) und belastenden Lebenssituationen (z. B. Umzug)
- Förderung der Entscheidungsfähigkeit
- Identifizierung, Einbindung und Förderung von vorhandenen oder möglichen Ressourcen
- Gemeinsame Lösungssuche und -entwicklung
- Unterstützung bei der emotionalen Bewältigung von verändernden Situationen

Zu 2.

- Mit dem Pflege-Weiterentwicklungsgesetz (PfWG) wurde der Anspruch des Pflegebedürftigen auf eine individuelle Pflegeberatung gesetzlich verankert.
- Das bedeutet, dass jeder in Deutschland lebende Pflegeempfänger oder dessen Stellvertreter (z. B. Erziehungsberechtigte, betreuende Angehörige) ein Recht darauf hat, zu umfassenden Unterstützungsangeboten zu Hilfe- und Pflegeleistungen aufgeklärt und zu notwendigen Maßnahmen beraten zu werden.
- Beratungsinhalte sind z. B. sozialversicherungsrechtliche Angelegenheiten, Gesetze und Anträge sowie die Feststellung der Pflegebedürftigkeit.
- Pflegeberater/-innen müssen eine entsprechende Weiterbildung absolviert haben.

8.1 Ersteinschätzung der Gesamtsituation

Geben Sie eine zusammenfassende Ersteinschätzung der aktuellen Situation von Frau Gruber ab.

8.1 Ersteinschätzung der Gesamtsituation

Bezug auf → LK 139

- Frau Gruber hat sich nach ihrem letzten Krankenhausaufenthalt zu einem Umzug entschlossen. Ein Umgebungswechsel ist eine stark lebensverändernde und stressbelastende Situation.
- Ihr soziales Netzwerk hat sich im Lauf ihrer chronischen Erkrankung verändert.
- Ihre Erkrankung schreitet voran und zeigt ausgeprägte Symptome wie eine Paraparese mit einschießender Spastik und eine Blasenentleerungsstörung.
- Hinzu kommen Komplikationen wie Harnwegsinfektionen, Hautrötungen in der Leistengegend, die auf Mazerationen hinweisen, und eine nicht wegdrückbare Rötung der Ferse, die auf einen Dekubitus der Kategorie I hindeutet.
- Zudem wirkt Frau Gruber traurig und äußert das Gefühl der Hilflosigkeit.

8.2 Phasenzuordnung

Ordnen Sie Frau Grubers letzten Krankenhausaufenthalt und aktuellen Zustand jeweils einer Phase des Trajekt-Modells zu und nennen Sie die erforderliche Entscheidung.

8.2 Phasenzuordnung

Bezug auf → LK 148

Akute Phase	Instabile Phase
Krankenhausaufenthalt wegen einer akuten Harnwegsinfektion mit entsprechenden Risiken	Aktueller Zustand mit Verschlechterung der Symptomatik und zusätzlichen Komplikationen
Macht eine Neueinschätzung erforderlicher Maßnahmen und Schulung zum ISK nötig	Macht eine Anpassung von Hilfen, gesteigerte pflegerische Unterstützung und psychologische Begleitung notwendig

Tab. 8.1 Mögliche Phasenzuordnung

8.3 Kritische Situation – Zuordnung von Merkmalen

Während der Übergabe hören Sie die Auszubildende Alina sagen: „Frau Gruber ist ganz schön schwierig. Sie sieht so ungepflegt aus und wird manchmal so hektisch und chaotisch und fordert viel. Und dann fängt sie an zu weinen oder sagt, dass sie sich schäme und nichts mehr wert sei. Das passt doch nicht zusammen."

Nehmen Sie Stellung zu Alinas Aussage.

8.3 Kritische Situation – Zuordnung von Merkmalen

Bezug auf → LK 145, → LK 168

Mögliche Stellungnahme:

- Alina sollte davon Abstand nehmen, Frau Gruber als „schwierig" zu bezeichnen und vorzuverurteilen, da dies u. a. den Beziehungsaufbau, der nun dringend nötig ist, behindern würde.
- Die Vernachlässigung des äußeren Erscheinungsbilds, das hektische und chaotische Handeln sowie das Weinen sind objektive Merkmale des Phänomens Hilflosigkeit.
- Die verbalen Äußerungen von Scham und Wertlosigkeit sind ernst zu nehmen, denn sie können den subjektiven Merkmalen von Hilflosigkeit zugeordnet werden.
- Alina muss sich genauer mit den Ursachen und Auslösern für dieses starke Hilflosigkeitserleben von Frau Gruber befassen.
- Begegnungen müssen wertschätzend gestaltet werden. Alina kann Frau Gruber ein Gespräch anbieten und sich ausreichend Zeit nehmen, um auf Unsicherheiten und Fragen reagieren und Frau Gruber bestärken zu können.
- Wichtig ist, Frau Gruber das Gefühl zu vermitteln, akzeptiert zu sein, und ihr z. B. Bereiche aufzuzeigen, die sie unter Kontrolle hat und beeinflussen kann, um die Situation zu bewältigen. So kann Frau Gruber z. B. über körperliche Entspannungsübungen oder ein Ernährungsmanagement ihren Zustand aktiv beeinflussen.

8.4 Einordnung des sozialen Netzes

Skizzieren Sie exemplarisch Frau Grubers soziales Netzwerk und geben Sie an, welchen Nutzen sie daraus ziehen könnte.

8.4 Einordnung des sozialen Netzes

Bezug auf → LK 144

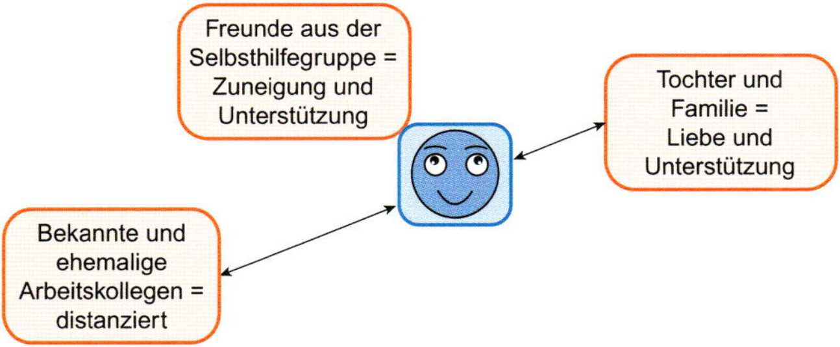

Abb. 8.1 Frau Grubers soziales Netzwerk [P1471, L143]

Hier zeigen sich deutliche Lücken. Frau Gruber möchte ihrer Tochter nicht zur Last fallen, diese könnte sie aber u. U. emotional deutlich unterstützen. Da sie ein sehr inniges und vertrauensvolles Verhältnis zu Freunden aus der Selbsthilfegruppe hat, könnten die Kontakte zu ihnen und regelmäßige Besuche Frau Gruber stärken. Ebenso könnte über die gleichermaßen von Krankheit betroffenen Mitbewohner ein neues, hilfreiches Beziehungsgefüge gebildet werden.

8.5 Begründungszusammenhang herstellen

Sie nehmen sich vor, erneut biografisch mit Frau Gruber zu arbeiten. Ihre Kollegin ist da ganz anderer Meinung: „Das hilft doch nichts. Nachher wird alles nur schlimmer, weil sie sich an ihre gesunden Tage erinnert. Was soll das bringen?“

Begründen Sie der Kollegin Ihre Entscheidung.

8.5 Begründungszusammenhang herstellen

Bezug auf → LK 143

Mögliche Begründungszusammenhänge:

- Ich möchte erreichen, dass Frau Gruber sich bereits vorhandener Bewältigungsstrategien bewusst wird, denn auch vor ihrer MS-Erkrankung wird sie Krisen und schwierige Lebenssituationen gemeistert haben.
- Ich möchte herausfinden, wie ich Frau Grubers Ängste und ihr Gefühl der Hilflosigkeit minimieren kann. Dazu brauche ich ihre subjektiven Erlebnisschilderungen und Informationen, um ihr Angebote machen zu können.
- Da Frau Gruber zunehmend unter ihrer Spastik leidet, möchte ich mit Konzepten wie der Basalen Stimulation® arbeiten und ihr ganz individuell wohltuende Angebote unterbreiten.
- Ich kann durch diese intensive Zusammenarbeit Sicherheit und Vertrauen schaffen.
- Ich möchte, dass wir Frau Grubers persönliche Rituale und Gewohnheiten besser in den Alltag einbauen und ihr dadurch ein vertrautes Milieu schaffen.

8.6 Systematisch einschätzen und begründet vorgehen

Bei der Übergabe bekommen Sie die Information, dass Frau Gruber äußerst schwach ist und ein erhöhtes Schlafbedürfnis hat. Sie ist morgens nur schwer zum Aufstehen zu bewegen, auch tagsüber häufig müde und niedergeschlagen. Zudem scheint sie im Denken verlangsamt und kann ihre Aufmerksamkeit nicht lange halten.

Schätzen Sie diese Zeichen ein und geben Sie Ihr mögliches Vorgehen an.

8.6 Systematisch einschätzen und begründet vorgehen

Bezug auf → LK 152

Einschätzung: Frau Gruber zeigt körperliche, kognitive und emotionale Zeichen eines Fatiguesyndroms.

Mögliches Vorgehen:

- Zunächst suche ich das Gespräch mit Frau Gruber, um ihr subjektives Erleben der Erschöpfung zu erfragen.
- Um das subjektive Empfinden zu objektivieren, nutze ich das BFI-Assessment.
- Ich lasse Frau Gruber aufschreiben, wann sie im Tagesverlauf Energiehochs und -tiefs erlebt.
- Ich plane gemeinsam mit ihr einen strukturierten Tagesablauf mit Ruhephasen und achte auf einen ausgeglichenen Schlaf-wach-Rhythmus.
- Ich plane für die energiereichen Phasen gezielt aktivierende Pflegehandlungen und Mobilisationen ein.
- Ich überprüfe gemeinsam mit Frau Gruber ihre Ernährung; womöglich benötigt sie zusätzliche Vitamine, z. B. Vitamin D_3.
- Ich vermittle Gespräche mit Mitbewohnern, die ebenfalls unter dem Fatiguesyndrom leiden, aber dieses schon im Griff haben.

8.7 Zusammenhängend argumentieren

Da Frau Gruber noch nicht völlig selbstständig die Technik des ISK beherrscht und ihre Spastik das Abspreizen der Beine sehr erschwert, wollen Sie sie heute nochmals unterstützen und dazu anleiten. Die Auszubildende Alina begleitet Sie und äußert Bedenken: „Wie soll das denn überhaupt gehen, wenn Frau Gruber so eine Spastik hat? Das tut der armen Frau doch weh. Kann man ihr nicht einfach eine Windelhose anziehen?"

Erklären Sie Alina die Notwendigkeit des Katheterisierens und den Umgang mit der Spastik in diesem Zusammenhang.

8.7 Zusammenhängend argumentieren

Bezug auf → LK 155, → LK 157, → LK 160, → LK 162

Mögliche Erklärung:

- Vier Gründe sprechen gegen eine Versorgung mit Inkontinenzmaterial:
  - Frau Gruber zeigt bereits starke Hautrötungen, die auf Mazerationen und u. U. bereits auf eine Intertrigo hinweisen. Durch die Berührung der sich spastisch zusammenziehenden Oberschenkel und das feuchte Milieu auf der Innenseite des Inkontinenzmaterials könnte sich ihr Hautzustand extrem verschlechtern.
  - Außerdem hat Frau Gruber eine Blasenentleerungsstörung, womöglich eine Kombination aus Detrusor-Hyper- und -Hyporeflexie und entleert die Blase nicht vollständig. Das bedeutet, dass es durch den Restharn zu aufsteigenden Infektionen und Retentionen des Harns kommen kann. Dies ist unbedingt zu vermeiden.
  - Wenn der Harn in einen Beutel oder ein Auffanggefäß abfließt, ist eine bessere Urinbeobachtung möglich und Infektionen können über die Beurteilung von Menge, Geruch, Farbe und Beimengungen eher erkannt werden.
  - Die Selbstständigkeit und Kontrolle in einem Lebensbereich kann mittels ISK gefördert werden.
- Spastikauslösende Reize sind unbedingt zu minimieren. Frau Gruber kann vor der ISK eine spastikreduzierende Ausstreichung erhalten und sollte spastikreduzierend, z. B. in Froschstellung, positioniert werden oder unter Anwendung eines Spreizkissens katheterisiert werden. Dabei ist es wichtig, langsam und behutsam vorzugehen und abrupte Bewegungen zu vermeiden.

8.8 Einschätzen und alternative Lösungswege bieten

Als Sie am nächsten Tag Frau Gruber versorgen, bemerken Sie, dass die Epidermis der rechten Ferse nicht intakt ist. Die Fersenwunde sezerniert leicht, und Frau Gruber gibt sogar an, dass sie Schmerzen empfindet. Ihre Kollegin informiert Sie: „Ich habe schon eine weiche Antidekubitusmatratze für Frau Gruber bestellt. Die kommt heute Nachmittag."

Geben Sie den vorliegenden Dekubitusgrad und die daraus resultierenden Maßnahmen an und positionieren Sie sich zum Vorgehen Ihrer Kollegin.

8.8 Einschätzen und alternative Lösungswege bieten

Bezug auf → LK 160, → LK 164–166

Gradeinschätzung und daraus resultierende Maßnahmen:

- Der Wundzustand hat sich verschlechtert, und Frau Gruber hat nun einen Dekubitus der Kategorie II.
- Das bedeutet, dass die bisher eingeleiteten Maßnahmen zur Dekubitusprophylaxe ineffizient waren.
- Zunächst sind alle bisherigen Maßnahmen und beeinflussende Umgebungsfaktoren in Augenschein zu nehmen, und es muss ein erneutes differenziertes Screening erfolgen.
- Der Dekubitus muss neu erfasst und mittels Fotodokumentation festgehalten werden.
- Eine neue Verordnung muss eingeholt und entsprechendes Verbandmaterial bestellt werden.
- Neben der aseptischen Wundversorgung muss verstärkt auf absolute Druckentlastung geachtet werden.
- Ein erhöhter Muskeltonus und Spastiken fördern u. U. Druck und Reibung, daher sind spastikreduzierende Interventionen einzuleiten.
- Eine Überprüfung des allgemeinen Ernährungszustands ist wichtig, da eine ausgewogene Ernährung die Gewebetoleranz beeinflusst und eine Reduzierung des Übergewichts den Auflagedruck mindern würde.

Positionierung zum Vorgehen der Kollegin:

Von einer Weichlagerungsmatratze ist im Fall von Frau Gruber vorerst Abstand zu nehmen, da

- diese sie zusätzlich in der noch vorhandenen Eigenbewegung hemmt sowie
- die Wahrnehmung reduziert und stört.

8.9 Individuelle Berechnungen aufstellen

Sie möchten den Energiebedarf von Frau Gruber bestimmen. Da diese momentan kaum körperlich aktiv ist, reicht Ihnen vorerst die Ermittlung des Grundumsatzes. Sofern die Spastik zunehmen und dauerhaft werden sollte, muss diese berücksichtigt werden. Frau Gruber wog bei der letzten Gewichtskontrolle 87 kg bei einer Größe von 1,70 m.

Stellen Sie eine entsprechende Berechnung an.

8.9 Individuelle Berechnungen aufstellen

Bezug auf → LK 169

Das Normalgewicht bei der angegebenen Größe von Frau Gruber würde ca. 70 kg betragen. Der Grundumsatz ist ausgehend vom Normalgewicht zu berechnen, da es sonst zu falsch hohen Ergebnissen des Energiebedarfs kommt.

$$0{,}9\ \text{kcal/kg} \times 70\ \text{kg} = 63\ \text{kcal/h oder } 1512\ \text{kcal/Tag}$$

Sollte die Spastik dauerhaft sein und zunehmen, können bis zu 50 % des Grundumsatzes hinzugerechnet werden, also zusätzlich 756 kcal/Tag.

8.10 Beratungsschwerpunkte bestimmen

Wählen Sie in der aktuellen Situation die Beratungsschwerpunkte für ein gezieltes Gespräch mit Frau Gruber.

8.10 Beratungsschwerpunkte bestimmen

Bezug auf → LK 171

Mögliche Beratungsschwerpunkte:

- Aufzeigen von Unterstützungsmöglichkeiten im Umfeld und dem sozialen Netzwerk
- Klärung von Fragen und Unsicherheiten
- Aufklärung zum Vorgehen der Dekubitusversorgung
- Motivation zu eigenständiger Bewegung und Mikropositionierungen
- Gemeinsame Entwicklung von Lösungsansätzen und Bewältigung der Spastik
- Anleitung und Beratung zum ISK
- Ernährungsberatung

Reflexion des Lernstands

Aufgabe Füllen Sie die Kompetenzkarte aus. Überlegen Sie zu den einzelnen Fragen, wie es Ihnen beim Lernen mit den Lernkarten ergangen ist, und bestimmen Sie so Ihren momentanen Lernstand. Setzen Sie sich neue Ziele und lernen Sie wiederholt mit den entsprechenden Karten oder dem ganzen Set. Viel Erfolg!

	Es fällt mir leicht	**Ich habe noch Schwierigkeiten**	**Es fällt mir sehr schwer**
Wie gut konnte ich die Handlungssituation erfassen und analysieren? (Analyse)			
Wie gut konnte ich Schwerpunkte setzen? (Einschätzung und Bewertung)			
Wie gut konnte ich die Wissensfragen zu den unterschiedlichen Themen ohne Hilfe beantworten? (Kenntnisse)			
Wie gut konnte ich mein Wissen anwenden? (Einschätzung und Entscheidungsfindung)			
Befinden sich Ihre Kreuze schon überwiegend in der **grünen Spalte**? Prima, dann sind Sie auf dem richtigen Weg! Sind noch einige Kreuze in der **gelben Spalte**? Dann wiederholen Sie die Themen und Inhalte. Schauen Sie dazu noch mal in Ihre Lernmaterialien und Bücher. Sie müssen noch ein Kreuz in der **roten Spalte** machen? Nicht den Kopf hängen lassen! Holen Sie sich Unterstützung bei anderen Auszubildenden oder Ihren Lehrkräften. Recherchieren, lesen und lernen Sie gemeinsam und vertieft.			

Tab. 8.2 Meine Kompetenzen

Reflexion des Lernstands

Sich eigene (Lern-)Ziele zu setzen und diese nach und nach zu erreichen kann sehr hilfreich sein, um sich zu strukturieren und neu zu motivieren. Achten Sie aber darauf, dass Ihre Ziele nicht zu hoch gesteckt sind und die Zeit, die Sie sich zur Zielerreichung geben, realistisch bemessen ist. Mit ein wenig Übung gelingt das immer besser. Legen Sie los!

Das will ich erreichen	Bis zum	Erreicht am

Tab. 8.3 Meine Ziele

Versorgungskontext stationäre Akutpflege Psychiatrie, Erwachsener

Aufgabe Lesen Sie die handlungsleitende Fallsituation und analysieren Sie diese auf mögliche Wissensbereiche und Schwerpunkte, die Sie zur Bewältigung der Situation benötigen.

Fallsituation 5

Pflegeprozesssteuerung im Rahmen der psychiatrischen Pflege

Sie arbeiten als Pflegefachperson auf Station 50 der psychiatrischen Klinik „Waldenberg“ und versorgen heute einen neu eingewiesenen 26-jährigen Mann.

Herr Mobius ist in Begleitung seiner Eltern in die Klinik gekommen. Er leidet seit geraumer Zeit unter Schlafstörungen und ist nicht mehr arbeitsfähig. Er hat bereits zwei Ausbildungen abgebrochen, da er starke Depressionen hat und immer wieder zum Alkohol greift. Da er noch zu Hause wohnt, konnten die Eltern beobachten, dass er seit der Trennung von seinem Partner vor 3 Monaten kaum mehr unter Leute geht, morgens nicht mehr aus dem Bett kommt und nur wenig isst. Da die Eltern Angst bekamen, Herr Mobius könnte sich selbst gefährden, überredete die Mutter ihn, zum Hausarzt zu gehen. Dieser überwies Herrn Mobius in eine Klinik mit psychiatrischer Fachabteilung.

In einem ersten Gespräch mit dem Arzt gab Herrn Mobius' Mutter zu verstehen, dass sie sich große Sorgen mache, weil ihr Sohn seit 5 Jahren Morbus Crohn habe und in den letzten Monaten bereits viel an Gewicht verloren habe. Bisher habe er die Schübe gut im Griff gehabt, nehme aber immer wieder Kortison und trinke trotzdem Alkohol. Ab und zu nehme er auch Schmerzmittel. Der Arzt klärt die Mutter auf, dass zum Behandlungsplan neben einer medikamentösen Einstellung der Depression auch Gesprächsangebote und Einzeltherapien gehören und das Konsumverhalten ihres Sohns analysiert und behandelt werde.

Als Sie Herrn Mobius das erste Mal begegnen, sitzt er in seinem Zimmer am Fenster und wirkt sehr traurig. Seine Hände zittern, und er wippt ein wenig vor und zurück. Erst als Sie an ihn herantreten, bemerkt er Sie. Nach einer

Die Mindmap kann wie folgt aussehen:

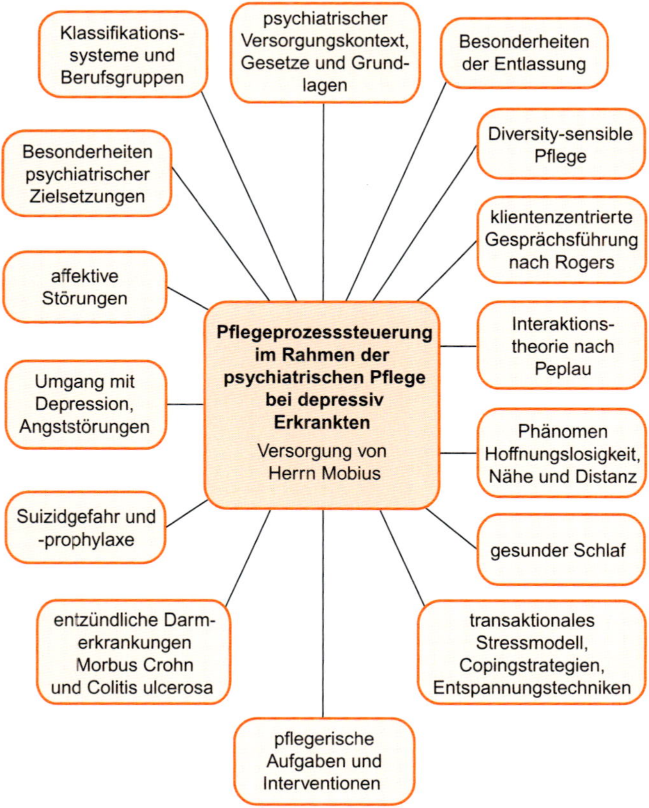

[P1471, L143]

Notwendiges Wissen zur Bewältigung der Situation

Aufgabe Entwerfen Sie eine Mindmap auf Mikroebene.

Pflegeprozesssteuerung im Rahmen der psychiatrischen Pflege bei depressiv Erkrankten

Versorgung von Herrn Mobius

persönlichen Vorstellung möchten Sie mit ihm den Tagesablauf besprechen und ihm den Wochenstundenplan vorstellen. Herrn Mobius' Stimme zittert, als er zu verstehen gibt: „Lassen Sie mich einfach. Ich werde sowieso versagen. Die Abschlussprüfungen stehen vor der Tür, und ich werde es wieder nicht schaffen. Ich sehe keinen Ausweg mehr. Und jetzt bin ich auch noch hier gelandet. Am besten ich verschwinde gleich."

Sie werden Herrn Mobius' Aussagen gleich im interprofessionellen Team weitergeben und den gemeinsamen Interventionsplan besprechen.

9.1 Aufnahme und Berufsgruppen im psychiatrischen Versorgungskontext

Mit dem 2017 in Kraft getretenen **Gesetz zur Weiterentwicklung der Versorgung und der Vergütung für psychiatrische und psychosomatische Leistungen (PsychVVG)** wurde die **Finanzierung** transparenter und die **stationäre sowie sektorenübergreifende Versorgung psychisch Erkrankter** gestärkt. Die Qualität in der psychiatrischen und psychosomatischen Versorgung wurde im SGB V durch die Angaben zur Erfüllung der Mindestanforderungen an das therapeutische Team unter Berücksichtigung der unterschiedlichen Altersgruppen und psychiatrischen Bereiche gesichert. Nach dem neuen **pauschalierenden Entgeltsystem Psychiatrie und Psychosomatik (PEPP)** verhandeln Kliniken und Einrichtungen mit den Kassen ihr individuelles Versorgungsbudget unter Berücksichtigung aller Besonderheiten sowie der Mehrkosten durch Mindestpersonalvorgaben des gemeinsamen Bundesausschusses (G-BA). Zudem wurde die **psychiatrische Akutbehandlung im häuslichen Umfeld** als Krankenhausleistung der vollstationären Behandlung gleichgestellt und eingeführt. So können beispielsweise psychiatrische Einrichtungen oder Kliniken mit psychiatrischen Fachabteilungen mobile, multiprofessionell besetzte Behandlungsteams stellen, die in 24-stündiger Bereitschaft arbeiten und eine Behandlung im häuslichen Umfeld ermöglichen. Das ärztliche Team entscheidet im Einzelfall, ob eine solche ambulante psychiatrische Behandlung infrage kommt.

1. Unterscheiden Sie drei Aufnahmeformen in eine psychiatrische Klinik und geben Sie entsprechende Beispiele an.

2. Zählen Sie exemplarisch sechs Berufsgruppen eines multiprofessionellen psychiatrischen Teams auf.

9.1 Aufnahme und Berufsgruppen im psychiatrischen Versorgungskontext

Zu 1.

- **Freiwillige Aufnahme** durch die Überweisung eines niedergelassenen Arztes oder einer Klinik, z. B. bei Burn-out, Ess- und Verhaltensstörungen
- **Notaufnahme,** z. B. bei lebensgefährlichen psychiatrischen Krisen und Notfällen wie bei Suizidplänen/-äußerungen und hochgradigen Erregungszuständen (Manie, Schizophrenie, Depressionen). Halluzinationen, Wahnvorstellungen, Aggressivität oder Intoxikationen durch Medikamente, Drogen oder Alkohol
- **Unfreiwillige Aufnahme,** z. B. bei Eigen- oder Fremdgefährdungen, Aggressivität und Gewalttaten, häufig durch die Polizei oder Beamte des Ordnungsdienstes; Unterbringung auf einer geschützten oder besonders intensiv überwachten Station

Zu 2.

In der Psychiatrie-Personalverordnung (PsychPV) explizit benannte Berufsgruppen:
- Ärzte
- Pflegefachpersonal
- Diplom-Psychologinnen
- Psychotherapeuten
- Ergotherapeutinnen
- Physiotherapeuten

Weitere Berufsgruppen:
- Sporttherapeutinnen
- Kunsttherapeuten
- Gestalttherapeutinnen
- Sozialpädagogen
- In der Kinder- und Jugendpsychiatrie auch Sprachheiltherapeutinnen und Logopäden

9.2 Pflegerische Aufgaben

Die **Psychiatrie-Personalverordnung (PsychPV)** regelt seit 1995 die **Personalbesetzung in Psychiatrien und in psychiatrischen Abteilungen** eines Krankenhauses. Dabei werden die Pflegeempfänger nach Art und Schwere ihrer Krankheit sowie den Behandlungszielen und -maßnahmen verschiedenen Behandlungsbereichen, z. B. der allgemeinen Psychiatrie, dem Bereich für Abhängigkeitskranke oder dem Bereich der Gerontopsychiatrie, zugeteilt. Diese Bereiche werden wiederum unterteilt – von Regelbehandlungen über Intensivbehandlungen bis hin zur Rehabilitation oder Tagesklinik, der Psychotherapie oder der Langzeitbehandlung. Die Personalbemessung erfolgt anhand von festgelegten **wöchentlichen Minutenwerten pro Pflegeempfänger,** die der Berufsgruppe entsprechend zugeordnet und dann mit der durchschnittlichen Pflegeempfängerzahl vervielfacht werden. So erhalten die Intensivbehandlungen die höchsten Minutenwerte und damit den höchsten Personalschlüssel für das Pflegefachpersonal. Zusätzlich werden dem Pflegepersonal je Station und Woche 5.000 Minuten hinzugerechnet. Letztlich werden die sich daraus ergebenen Gesamtstundenzahlen durch die Arbeitsstunden geteilt und so in Personalstellen umgerechnet.

Führen Sie spezielle pflegerische Aufgaben im psychiatrischen Kontext auf.

9.2 Pflegerische Aufgaben

Pflegefachpersonen …

- erheben den individuellen Pflegebedarf und organisieren und steuern den Pflegeprozess,
- beobachten Verhaltensweisen und Äußerungen und ordnen diese ein. Dabei achten sie z. B. auf …
  - das äußere Erscheinungsbild,
  - Sozialverhalten,
  - Schlaf-wach-Rhythmus,
  - Orientierung,
  - Stimmung,
  - Antrieb,
  - kommunikative Fähigkeiten,
  - Beschäftigung und Freizeitgestaltung,
  - Umfeldgestaltung,
  - Selbstpflegefähigkeiten,
  - Wirkung der Medikamente und Therapien,
  - Reaktionen auf Besuch,
- nehmen psychiatrische Symptome schnell wahr, erkennen Veränderungen und Krisensituationen und leiten passende Handlungen (im Team) ein,
- geben Pflegeempfängern Rückmeldungen, z. B. zum äußeren Erscheinungsbild oder dem beobachteten Verhalten,
- motivieren Pflegeempfänger zur Teilnahme an Therapien,
- informieren und koordinieren das multiprofessionelle Team,
- leiten an, unterstützen und beraten in allen Lebensbereichen,
- reflektieren ihr pflegerisches Handeln,
- nehmen selbst an regelmäßigen pflegerischen Gesprächsrunden (z. B. Supervisionen) teil,
- pflegen den professionellen unterstützenden Umgang mit Angehörigen,
- vermitteln Wissen und stellen den Kontakt zu Selbsthilfe- und Angehörigengruppen her.

9.3 Klassifikationssysteme psychiatrischer Erkrankungen

Die **psychiatrische Diagnosestellung** erfolgt meist auf Grundlage der **Äußerungen und Schilderungen** der **Symptome, Alltagseinschränkungen** und **Verläufe** durch den Pflegeempfänger selbst und unterscheidet sich somit erheblich von der somatischen Diagnosefindung, die z. B. apparativ unterstützt werden kann. Im Laufe der beginnenden Behandlung werden die Pflegeempfänger durch das gesamte therapeutische Team auf weitere Symptome beobachtet und in Gesprächen zu bestimmten Kriterien befragt, um so ein genaueres Bild zu erhalten. Informationen von Angehörigen und Dritten können ebenso hilfreich sein. Insbesondere bei einer exogenen Psychose, also einer körperlich bedingten psychischen Störung, können durch Blutbildveränderungen oder bildgebende diagnostische Maßnahmen die Ursachen wie eine Alkohol- und Drogenintoxikation oder Hirntumoren erkannt werden. Psychiatrische Erkrankungen werden weltweit nach **zwei gültigen Klassifikationssystemen** eingeteilt.

Nennen Sie die beiden weltweit anerkannten Klassifikationssysteme für psychiatrische Erkrankungen und geben Sie deren Besonderheiten an.

9.3 Klassifikationssysteme psychiatrischer Erkrankungen

ICD-10	DSM-5
International Statistical Classification of Diseases (deutsch: Internationale statistische Klassifikation der Krankheiten und verwandter Gesundheitsprobleme), 10. Version der WHO	Diagnostic and Statistical Manual of Mental Disorders (deutsch: Diagnostisches und Statistisches Manual Psychischer Störungen der amerikanischen Gesellschaft für Psychiatrie [APA], 5. Version)
• Für bestimmte psychische Erkrankungen wurden spezifische Kriterien festgelegt • Symptomorientiert • Aufgabe der traditionellen Unterscheidung zwischen Psychosen und Neurosen	• Eine psychische Erkrankung wird anhand unterschiedlicher spezifischer Kriterien beschrieben • Symptomorientiert • Psychische Störungen werden auf mehreren Ebenen beschrieben, z. B. Berücksichtigung des sozialen Umfelds

Tab. 9.1 Die beiden Klassifikationssysteme psychiatrischer Behandlungen

TIPP

Am 1.1.2022 trat die ICD-11 in Kraft. Diese ist allerdings auf Deutsch noch nicht nutzbar (www.bfarm.de/DE/Kodiersysteme/Klassifikationen/ICD/ICD-11/uebersetzung/_node.html).

9.4 Psychiatrisches Aufnahmegespräch

Dem Aufnahmegespräch im psychiatrischen Kontext kommt eine **besondere Bedeutung** zu. Dieser Erstkontakt erfolgt nicht direktiv und eher zurückhaltend. Dem Pflegeempfänger wird Raum gegeben, seine **eigene Perspektive** auf die Gesamtsituation der Aufnahme und seiner psychischen und körperlichen Verfassung zu reflektieren und darzulegen. Durch die Signalisierung von Verständnis, Respekt und Zuwendung seitens der erfahrenen Pflegefachperson wird der Grundstein für eine **vertrauensvolle Beziehung** gelegt. Dieses Gespräch wird in möglichst ruhiger und entspannter Atmosphäre geführt und dauert nicht zu lange. Dabei sind neben den allgemeinen Kommunikationsregeln weitere Regeln, die die **Art der Fragestellung** betreffen, zu beachten. Ist der Pflegeempfänger angespannt oder aggressiv, ist das Gespräch zu zweit, z. B. mit der Stationsärztin, im Arztzimmer zu führen.

Zählen Sie Gesprächsregeln für die Formulierung von Fragen oder Aussagen im Aufnahmegespräch auf und führen Sie je ein anschauliches Beispiel an.

9.4 Psychiatrisches Aufnahmegespräch

Regeln	Beispiele
Einfache Sätze formulieren und dosierte Inhalte wiedergeben	„Ich erkläre Ihnen jetzt den Tagesablauf auf unserer Station." (Statt: „Jetzt reden wir erst mal, und nachdem Sie mir alles erzählt haben, können Sie auspacken, und danach führe ich Sie über Station und erkläre Ihnen den Tagesablauf.")
Doppelte Verneinungen vermeiden	„Vertrauen Sie darauf, dass Ihnen hier geholfen wird." (Statt: „Sie glauben doch nicht, dass Ihnen hier nicht geholfen wird?")
Alltagssprache verwenden	„Fühlen Sie sich fit genug, um an der Therapie teilzunehmen?" (Statt: „Lässt Ihr Gesundheitszustand es zu, an einer Therapie teilzunehmen?")
Doppeldeutigkeiten vermeiden	„Ich kann verstehen, dass Sie nach den vielen Erlebnissen am Morgen erschöpft sind." (Statt: „Na, den ganzen Stress von heute Morgen hält ja kein Mensch aus.")
Verständlich formulieren und Fachbegriffe oder komplizierte, verschachtelte Fragestellungen vermeiden	„Ich messe jetzt Ihren Blutdruck." (Statt: „Ich kontrolliere Ihre Vitalwerte, um eine Hypertonie auszuschließen.")
Offene und neutrale Fragen und Aussagen stellen/machen	„Erklären Sie mir bitte, wie Sie zu diesem Schluss gekommen sind." (Statt: „Sie haben sich dabei doch sicher gedacht, dass Ihnen das helfen könnte.")
Konkrete Formulierungen wählen und Verallgemeinerungen vermeiden	„Sie leiden unter Ihrer Einsamkeit." (Statt: „Mittlerweile gibt es ja ganz viele Singles und einsame Menschen, da können Sie nichts dafür.")

Tab. 9.2 Gesprächsregeln für das psychiatrische Aufnahmegespräch

9.5 Gefahr der Stigmatisierung

Meist kennen die **nahestehenden Angehörigen, Partner oder auch enge Freunde** den Leidensweg der Betroffenen sehr gut und können **ergänzende Angaben** zu den besonderen Bedürfnissen, aber auch zu Schwierigkeiten im Umgang mit speziellen Situationen machen. Gleichermaßen sind Angehörige jedoch auch unsicher und ängstlich und entsprechend betroffen. Unter Umständen machen sie sich Vorwürfe, nicht rechtzeitig oder ausreichend geholfen zu haben. Pflegefachpersonen achten daher auf Gefühlsäußerungen der Angehörigen und nehmen diese ernst, weil die Angehörigen eine wichtige Rolle als Informationsgeber bei der Behandlung und als betreuende Personen in der Wiedereingliederung übernehmen. Da ein psychiatrischer Krankenhausaufenthalt immer noch mit Stigmata belegt ist, äußern Pflegeempfänger und Angehörige z. B. **Ängste, wie sie gesellschaftlich wahrgenommen werden.** Auch diese Sorge ist ernst zu nehmen. Durch Informationen, Aufklärung und z. B. einer Vermittlung zu Selbsthilfe- und Angehörigengruppen können Ängste minimiert werden. Grundsätzlich können Pflegefachpersonen durch den vorbildlichen, respektvollen Umgang mit den Betroffenen, Wissensvermittlung, Aufklärung und Schulungen von Personen im Umfeld der Betroffenen zur Bekämpfung von Stigmatisierungen beitragen.

1. Erklären Sie den Unterschied zwischen Selbst- und Fremdstigmatisierung, öffentlicher Stigmatisierung und struktureller Diskriminierung im Kontext psychischer Erkrankungen.

2. Geben Sie die Grundsätze an, die bei der Arbeit mit Angehörigen im psychiatrischen Kontext durch die Pflegefachperson beachtet werden müssen.

9.5 Gefahr der Stigmatisierung

Zu 1.

Während Außenstehende bei der **Fremdstigmatisierung** Personen wegen der negativen Zuschreibung ausgrenzen und abwerten, sind es bei der **Selbststigmatisierung** die Betroffenen selbst, die sich z. B. aufgrund ihrer psychischen Erkrankung als wertlos erleben oder sich schämen und selbst ausgrenzen. Beides kann sich auch gegenseitig bedingen oder verstärken. Die **öffentliche Stigmatisierung** umfasst die medial falsche oder übertriebene Darstellung von psychischen Erkrankungen und die Benachteiligung psychisch Kranker am Arbeitsplatz oder bei der Wohnungssuche. Zur **strukturellen Diskriminierung** kommt es z. B. durch Ämter oder Versicherungen, wenn Menschen mit einer psychischen Erkrankung deswegen bei der Vergabe von Leistungen benachteiligt werden oder Genehmigungsverfahren erschwert sind.

Zu 2.

- Der Pflegeempfänger muss sein Einverständnis zur Informationsweitergabe an Angehörige geben.
- Der Pflegeempfänger definiert selbst den Personenkreis, den er zu seinen Angehörigen zählt. Dies können auch Lebenspartner und Freunde sein.
- Die Entscheidung über eine Kontaktaufnahme mit Angehörigen oder ggf. einen temporären Kontaktabbruch bei nicht förderlichen Beziehungen wird gemeinsam mit dem Pflegeempfänger getroffen.

9.6 Ziele psychiatrischer Pflege und Adhärenz

Der praktische **Pflichteinsatz in der psychiatrischen Versorgung** umfasst 120 Stunden und ist fester **Bestandteil der generalistischen Ausbildung** zur/zum Pflegefachfrau/-mann. Die psychiatrische Pflege kann als ein herausfordernder spezialisierter Bereich verstanden werden, indem die **Beziehungsgestaltung** und die **Interaktion** mit dem Pflegeempfänger besonders im Vordergrund stehen. Pflegefachpersonen übernehmen in diesem Bereich besonders häufig Ordnungsfunktionen und müssen u. U. auch gegen den Willen eines Menschen handeln. Die Pflegeempfänger sind häufig körperlich in der Lage, sich selbst zu pflegen, zeigen aber durch ihre psychischen Erkrankungen diverse Einschränkungen, z. B. in der Beziehungsgestaltung, Kommunikationsfähigkeit, Problemlösefähigkeit, emotionaler Steuerung, dem Antrieb oder ihrem Umgang mit der Realität. Diese Einschränkungen können sich wiederum auch auf die Selbstpflege und das äußere Erscheinungsbild sowie auf das soziale Umfeld negativ auswirken.

1. Definieren Sie den Begriff Adhärenz und geben Sie je ein Beispiel für adhärentes und nonadhärentes Verhalten eines Pflegeempfängers im psychiatrischen Kontext.

2. Führen Sie Ziele der psychiatrischen Pflege auf.

9.6 Ziele psychiatrischer Pflege und Adhärenz

Zu 1.

Unter **Adhärenz** versteht man die Bereitschaft des Pflegeempfängers, aktiv an seiner Behandlung mitzuwirken und Vereinbarungen, die mit Ärzten oder Pflegefachpersonen getroffen wurden, einzuhalten.

- **Adhärentes Verhalten:** Voraussetzungen für ein adhärentes Verhalten bilden das Wissen zur und die Akzeptanz der Erkrankung sowie das Erkennen der Notwendigkeit und die bewusste Entscheidung zur Therapie.
  Beispiel: ein Pflegeempfänger mit einer Essstörung, der bewusst dem Behandlungsplan zustimmt, sich an den Ernährungsplan hält, den Therapien aktiv teilnimmt, seine Medikamente einnimmt, aktiv Hilfen einfordert und an seinen Bewältigungsstrategien arbeitet.
- **Nonadhärentes Verhalten:** Nonadhärentes Verhalten zeigt sich, wenn der Pflegeempfänger der Therapie zwar zustimmt, sich in der Folge jedoch nicht an die Abmachungen hält, Regeln bricht oder eigene aufstellt, die der Behandlung widersprechen.
  Beispiel: ein Pflegeempfänger, der immer wieder heimlich Alkohol trinkt und bei Hinterfragen angibt, dass die Menge so gering sei, dass dies dem Plan, nüchtern zu bleiben, nicht widersprechen würde.

Zu 2.

- Erarbeitung der Adhärenz
- Aufbau der professionellen Pflegebeziehung
- Abbau psychosozialer Stressoren
- Verminderung der individuellen Vulnerabilität
- Erarbeitung von Strategien zur Alltagsgestaltung und -bewältigung
- Stärkung der persönlichen Ressourcen

9.7 Nähe und Distanz

Eine Herausforderung in der Psychiatrie stellt der **professionelle Beziehungsaufbau** zwischen Pflegeempfänger und Pflegefachperson dar. Aufgrund der psychischen Erkrankung kann es zu äußerst befremdlichem Verhalten kommen. Die Pflegefachperson muss das nötige **Verständnis für die Situation** mitbringen, um diese gemeinsam im Team bestmöglich bewältigen zu können, und sich gleichzeitig z. B. **vor Grenzüberschreitungen und Übergriffigkeiten schützen.** Sie muss in der Lage sein, ein professionelles Beziehungsgefüge aufrechtzuerhalten und Nähe und Distanz gut auszubalancieren. Dabei beschreiben Nähe und Distanz nicht nur die **räumliche,** sondern auch die **soziale** und **emotionale Interaktion.** Kulturell bedingt kann es in der Wahrnehmung angemessener sozialer und räumlicher Distanz und der Bedeutung von Annäherung und Berührung Unterschiede geben.

1. Erklären Sie die Bedeutung von Nähe in einer professionellen Pflegebeziehung.

2. Geben Sie die vier Distanzzonen der Raumorientierung nach Edward T. Hall an.

9.7 Nähe und Distanz

Zu 1.

- Menschen sind soziale Wesen und gestalten über Nähe Beziehungen.
- Nähe bedeutet Vertrauen, und eine vertrauensvolle Beziehung ist wichtig, um sich auf die Behandlung einzulassen.
- Über die Nähe schafft man das Gefühl der Zugehörigkeit, was Akzeptanz und Sicherheit vermittelt.
- Nähe zeugt von Akzeptanz und Empathie, man fühlt sich wertgeschätzt.
- Nähe stabilisiert u. U. das psychische Gleichgewicht.
- Nähe verringert Gefühle der Einsamkeit und Isolation.
- Über Nähe können nonverbale Kommunikation und Verständigung möglich werden.

Zu 2.

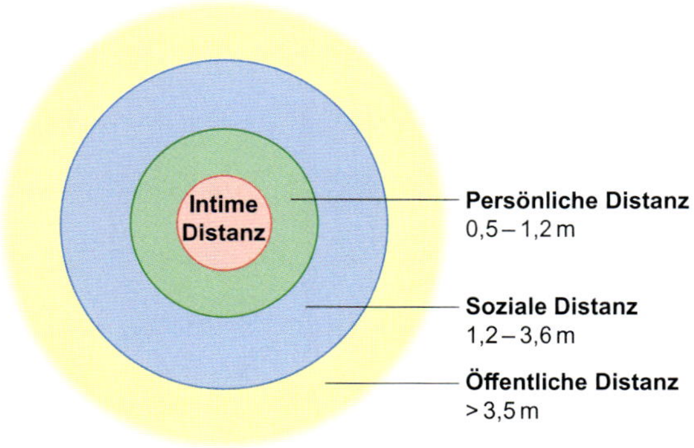

Abb. 9.1 Die vier Distanzzonen nach Edward T. Hall [L234]

9.8 Klientenzentrierte Gesprächsführung nach Carl R. Rogers

Die Klientenzentrierte Gesprächsführung nach Carl R. Rogers dient dem **Beziehungsaufbau zwischen Pflegefachperson und Pflegeempfänger** in der psychiatrischen Pflege. Der Ansatz beruht auf dem humanistischen, also grundlegend positiven, Menschenbild, welches davon ausgeht, dass der Mensch von Grund auf gut ist und die Kraft besitzt sowie bestrebt ist, sich selbst zu verändern und zu entwickeln. Diese menschlichen Fähigkeiten sind in der Therapie und während der klientenzentrierten Gesprächsführung zu fördern. Besonders wichtig ist hierbei die **Grundhaltung** des Gesprächspartners, die **kongruent, empathisch** und **wertschätzend** sein muss, um eine echte und vertrauensvolle Beziehung aufzubauen und dem Pflegeempfänger den offenen Umgang mit seinen Gefühlen zu ermöglichen. Mit diesem Ansatz soll es dem Pflegempfänger gelingen, eine Veränderung aus sich selbst heraus herbeizuführen. Eine angenehme Atmosphäre, Beziehungsangebote und Ganzheitlichkeit helfen dabei zusätzlich. Die personenzentrierte Gesprächsführung wird häufig ergänzend zu weiteren Therapieformen genutzt.

Beschreiben Sie die Technik des aktiven Zuhörens nach Carl Rogers mit kurzen Beispielen.

9.8 Klientenzentrierte Gesprächsführung nach Carl R. Rogers

Paraphrasieren	Die Aussage mit eigenen Worten wiederholen
Kommentieren oder lautieren	Die Aufmerksamkeit durch kurze Kommentare oder Laute zum Ausdruck bringen, z. B. „Hmm", „Ja", „Verstehe" …
Verbalisieren	Die Gefühle des Gegenübers wiedergeben, z. B. „Sie hat das ängstlich gemacht?"
Nachfragen	Inhalte genauer erfragen, z. B. „Verstehe ich Sie richtig, dass Sie dann weggegangen sind?"
Zusammenfassen	Den Inhalt mit wenigen Worten zusammenfassen, z. B. „So wie ich sie verstehe, haben Sie …" oder „Darf ich kurz für mich zusammenfassen: …" „Als Sie sich in der Situation wiedergefunden haben, haben Sie sich entschlossen, …"
Unklares klären	Rückfragen stellen, z. B. „Sie haben gesagt, Sie hätten gleich reagiert. Meinen Sie, noch in der Situation?"
Weiterführen	Durch Fragen wie „Und was ist dann passiert?"
Abwägen	Durch Fragen wie „Wäre der Streit für Sie schlimmer, als diesen abzuwenden?"

Tab. 9.3 Die Technik des aktiven Zuhörens

9.9 Primary Nursing

Das Organisationskonzept des Primary Nursing zählt zu den **Bezugspflegesystemen** und ist durch vier Kernelemente gekennzeichnet. Einer Pflegefachperson wird die **Gesamtverantwortung** für den Pflegeempfänger übertragen und die **Versorgungs- und Pflegekontinuität** durch die tägliche Zuteilung zu diesem gewährleistet und über die gesamte Verweildauer aufrechterhalten. Die direkte Kommunikation mit einer Verantwortlichen ermöglicht zeitnahe Planungs- und Interventionsanpassungen sowie kurze und effektive Wege. Die Planung und Durchführung der Pflege liegen somit in einer Hand. So wird die Pflege im Pflegeprozess organisiert, gesteuert und geplant. Die **Associate Nurse,** meist eine dreijährig qualifizierte Pflegefachperson, ergänzt die Primary Nurse, indem sie die Durchführung der Pflege in deren Abwesenheit nach dem festgelegten pflegerischen Behandlungsplan übernimmt.

Nennen Sie die Vorteile der pflegerischen Versorgung im Primary-Nursing-System.

9.9 Primary Nursing

- Der Pflegeprozess wird durch eine zugeteilte Pflegefachperson organisiert und gesteuert, dadurch kann ein vertrauensvoller Beziehungsaufbau gelingen.
- Die Bezugspflegefachperson koordiniert alle an der Behandlung beteiligten Berufsgruppen, dient als erste Ansprechpartnerin und ist das Bindeglied im therapeutischen Prozess. So gelangen Informationen ohne Verluste auf kurzen Wegen an richtige Stellen.
- Die Bezugspflegefachperson ist Ansprechpartnerin für Angehörige und Bezugspersonen und vertritt die Interessen des Pflegeempfängers. Sie fördert den Informationsaustausch und die aktive Mitarbeit durch direkte und kurze Kommunikationswege.
- Die Bezugspflegefachperson lernt den Pflegeempfänger intensiver kennen und kann Veränderungen des Zustands oder Verhaltens frühzeitig erkennen und intervenieren.
- Durch die tägliche Versorgung kommt es zu Zeitersparnissen, da die Pflegefachperson den Pflegeempfänger gut kennt und die pflegerischen Handlungen besser priorisieren kann.
- Die Bezugspflegefachperson ist an der Einleitung und Vorbereitung einer eventuellen Nachbetreuung beteiligt und sichert damit die Versorgungskontinuität.

9.10 Interaktionstheorie nach Hildegard Peplau

Da der **Beziehungsaufbau** in der psychiatrischen Pflege eine zentrale Rolle spielt, nehmen die theoretischen Grundlagen der Interaktionstheorie nach Hildegard Peplau einen wichtigen Stellenwert ein. Hildegard Peplau befasste sich intensiv mit den Bedingungen und der Notwendigkeit einer gezielten psychiatrischen Pflege und setzte auch für den allgemeinpflegerischen Bereich Impulse. Pflegefachpersonen müssen selbst adäquat mit ihren **Gefühlen und schwierigen Lebenslagen umgehen** können, um überhaupt einem psychisch instabilen Betroffenen die ihm angemessene Unterstützung geben zu können. Deshalb ist die **Selbstfürsorge der Pflegefachperson** ein wichtiges Element und in der psychiatrischen Pflege unbedingt zu beachten. Ziel dieser Art der Pflege ist es, den Betroffenen in seiner **Wahrnehmung und emotionalen Verarbeitung** zu unterstützen und bei Problemen zur Seite zu stehen, Problemlösestrategien zu erarbeiten und beratend zu wirken. Die persönliche Weiterentwicklung des Betroffenen wird als pflegerisches Kernziel verstanden und gefördert.

Erklären Sie die vier Phasen der interpersonalen Beziehung zwischen einer Pflegefachperson und einem Pflegeempfänger nach Peplau.

9.10 Interaktionstheorie nach Hildegard Peplau

1. Orientierungsphase:
   - Der Pflegeempfänger wendet sich mit seinem Bedürfnis nach Hilfe der Pflegefachperson zu und schildert seine Sichtweise.
   - Sie hilft ihm, die Krankheit zu erfassen und legt gemeinsam den Unterstützungsbedarf fest.
   - Sie hilft ihm, sich zu orientieren, hört ihm aktiv zu, führt klientenzentrierte Gespräche, ermutigt ihn und geht auf Bedürfnisse ein.
2. Identifikationsphase:
   - Der Pflegeempfänger kann sich mit den Helfenden identifizieren, hat Vertrauen, kann seine Gefühle zulassen und grundlegende Bedürfnisse befriedigen.
   - Es werden Abmachungen im Beziehungsprozess getroffen, und der Pflegeempfänger erhält die benötigte Fürsorge.
   - Die Pflegefachperson ist authentisch und kommuniziert offen. Sie bestärkt den Pflegeempfänger, sich auszudrücken.
3. Nutzungs- oder Ausbeutungsphase:
   - Der Pflegeempfänger erlaubt sich seine Bedürfnisse und erlebt, dass diese befriedigt werden.
   - Er erkennt, dass er bedingungslos vollen Nutzen aus allen Angeboten ziehen kann, und entwickelt eigene Bewältigungsstrategien.
   - Die Pflegefachperson bietet ihm weiterhin Fürsorge und Pflegehandlungen sowie notwendige Informationen. Gemeinsam stecken sie weitere Ziele.
4. Ablösungsphase:
   - Der Pflegeempfänger löst sich aus seiner Abhängigkeitsrolle als Pflegeempfänger und übernimmt zunehmend Verantwortung.
   - Er gibt die Identifikation mit der Pflegefachperson auf.
   - Er schmiedet Zukunftspläne und definiert neue Ziele.
   - Die Pflegefachperson unterstützt den Ablösungsprozess, bietet Hilfestellung und bereitet die Person auf zukünftige Schritte vor.

9.11 Transaktionales Stressmodell von Richard Lazarus

Nach dem transaktionalen Stressmodell von Richard Lazarus aus den 1970er-Jahren entsteht Stress nicht allein durch äußere Reize oder bestimmte Reaktionen. Vielmehr sind Reize an sich neutral, doch die **Bewertung des Wahrgenommenen** und der **Umgang damit** können eine Stressreaktion auslösen. In einem **zweistufigen Bewertungsprozess** wird die Situation darauf hin geprüft, ob sie für einen Menschen neutral, positiv oder bedrohlich wirkt. Im Anschluss wird in einer **sekundären Bewertung** abgeglichen, welche Bewältigungsmöglichkeiten vorhanden sind. Letztlich wird im späteren Verlauf geprüft, ob die Anstrengungen zur Bewältigung erfolgreich waren oder nicht. Wird nun in der primären Bewertung einer Situation eine hohe Bedeutung beigemessen und in der sekundären erfasst, dass wenige oder keine Bewältigungsmöglichkeiten bestehen, nimmt der Stress umso mehr zu.

1. Ordnen Sie die zwei von Lazarus genannten Bewältigungsformen den Definitionen zu.

1. Problemorientiertes Coping
2. Emotionsorientiertes Coping
   a) Bezeichnet die Bewältigung von Stress durch die Veränderung der eigenen Gefühle. Positiv, z. B. durch neue Glaubenssätze, positives Umdeuten und Sinngebung, Einfordern von emotionaler Unterstützung, Rauslassen von Emotionen und Arbeiten mit diesen, z. B. mit einem Gesprächspartner.
   b) Bezeichnet die Bewältigung von Stress durch die Veränderung der stressauslösenden Situation. Positiv, z. B. durch Vermeiden von Ablenkungen von der Bewältigung, stattdessen Fokussierung darauf, gezielte Planung oder Einholen sozialer Unterstützung.

(Mauritz 2022)

2. Zählen Sie mögliche stressauslösende Ereignisse auf.

9.11 Transaktionales Stressmodell von Richard Lazarus

Zu 1.

lb, 2a

Zu 2.

- Bedeutsame Lebensveränderungen. Dies können positiv als auch negativ einschneidende Erlebnisse sein: Umzug, Heirat, Geburt eines Kindes, Arbeitsplatzverlust, Trennung, Tod des Partners, Scheidung, Renteneintritt.
- Katastrophen: Entwurzelung durch Überflutung, Brände, Erdbeben, Orkane, Tsunamis, Kriege und Flucht.
- Alltäglicher Ärger: Streit in der Familie, anstrengende Nachbarn, langes Warten, Stau, zu viel Arbeit, dysfunktionale Beziehungen.
- Weitere Stressoren, die als nicht kontrollierbar erlebt werden.

9.12 Entspannungstechniken

Entspannungstechniken **ergänzen Gesprächsangebote und Therapien,** da die Betroffenen häufig durch ihre psychische Anspannung auch körperlich angespannt sind und sogar schmerzhafte Dauerverspannungen aufweisen können. Diese körperlichen Leiden stellen wiederum eine zusätzliche psychische Belastung dar, wenn es z. B. durch dauerhafte Schulter- und Nackenverspannungen zu Kopfschmerzen sowie Denk- und Konzentrationsstörungen kommt. Grundsätzlich können eingeübte Entspannungstechniken auch Angstsymptome und Schlafstörungen lindern. Da diese jedoch bei einigen akuten oder schweren psychischen Störungen kontraindiziert sein und zu unerwünschten Wirkungen führen können, muss im Rahmen der Therapieplanerstellung individuell nach klarer psychotherapeutischer Indikation entschieden werden, welche Übungen die Therapie ergänzen sollen. **Atemübungen** wirken sich ebenfalls positiv auf den körperlichen, geistigen und seelischen Zustand aus. Das bewusste Atmen **fördert** die **Konzentration und Entspannung,** die Muskeln lockern sich und gleichzeitig wird der Atem rhythmisiert. Letztlich entscheidet der Pflegeempfänger, auf welche Technik er sich einlassen kann und was zu ihm passt und ihn bei seiner Entspannung hilft. Die Pflegefachperson wirkt dennoch motivierend, zeigt Möglichkeiten auf und fördert die Integration der gewählten Techniken in den zukünftigen Alltag.

1. Zählen Sie in der psychiatrischen Pflege und Therapie nutzbare Entspannungstechniken auf.

2. Erklären Sie die Technik der progressiven Muskelrelaxation.

9.12 Entspannungstechniken

Zu 1.

- Progressive Muskelentspannung nach Edmund Jacobson
- Autogenes Training nach Johannes Heinrich Schultz
- Funktionelle Entspannung nach Marianne Fuchs
- Meditation
- Achtsamkeitsübungen
- Yoga
- Achtsamkeitsbasierte Stressreduktion nach Jon Kabat Zinn (Mindfulness Based Stress Reduction, MBSR)
- Qi-Gong
- Biofeedback

Zu 2.

- Entspannung einzelner Körperregionen in einer eingeübten Reihenfolge, z. B. von Kopf, Oberkörper, Armen, Unterkörper, Beinen bis zu den Füßen.
- Wechselnd einzelne Muskelgruppen an- und entspannen.
- Dann für einige Sekunden gezielt anspannen.
- Danach wieder loslassen und auf die Entspannung konzentrieren.
- Dadurch wird die Körperwahrnehmung gefördert, der Muskeltonus gesenkt und eine gezielte körperlich-seelische Entspannung erreicht.

9.13 Affektive Störungen

Unter affektiven Störungen werden **psychisch emotionale Störungen** bezeichnet, die über lange Zeit bestehen und sich in übermäßigen und intensiven Gefühlen der **Trauer** *(Depression)* oder **Hochstimmung** *(Manie)* zeigen. Dabei ist die übermäßige Trauer in Form einer Depression von einem natürlichen Trauererleben durch Intensität, Länge, aber auch durch die einhergehenden Symptome und körperlichen und alltäglichen Beeinträchtigungen zu unterscheiden. Depression und Manie bilden **zwei entgegengesetzte Pole** der affektiven Störungen. Durch affektive Störungen, die mit einer Depression einhergehen, sind die Betroffenen in ihrer selbstständigen Lebensführung eingeschränkt und im Arbeitsleben beeinträchtigt. Es kann dazu kommen, dass sie ihre Selbstpflege nicht durchführen sowie die sozialen Beziehungen nicht mehr aufrechthalten können. Sie sind appetitlos, äußern Ängste oder greifen zum Alkohol. Unbehandelt kann eine Depression zu Suizidgedanken und -versuchen führen.

1. Erklären Sie den Unterschied zwischen einer unipolaren und einer bipolaren Störung.

2. Differenzieren Sie Symptome der Depression von Symptomen der Manie.

9.13 Affektive Störungen

Zu 1.

Als **unipolare Störung** bezeichnet man das alleinige Auftreten einer Depression ohne Manie oder einer Manie ohne Depression. Bei **bipolaren Störungen** treten beide Pole der affektiven Störungen symptomatisch im Wechsel auf, auf Phasen einer Depression folgen Phasen der Manie.

Zu 2.

Depression	Manie
• Tieftraurige Stimmung oder Gefühlslosigkeit (innere Leere) • Antriebslosigkeit • Freudlosigkeit und fehlendes Interesse • Denk- und Bewegungsverlangsamung • Quälende Angst und innere Unruhe • Gefühle der Hoffnungslosigkeit, Scham und Schuld • Schlafstörungen, Müdigkeit • Inappetenz oder übermäßig gesteigerter Appetit • Suizidgedanken	• Ausgelassenheit und übermäßige Freude • Großes Selbstbewusstsein bis hin zur Selbstüberschätzung • Rededrang und sprunghaftes, rasantes Denken • Schlafstörungen • Ablenkbarkeit • Übersteigerte Aktivität und Tatendrang • Tragweite von Handlungen werden nicht richtig eingeschätzt, Gefahren nicht erkannt • Ungeduldig und leicht erregbar • Unrealistische Pläne

Tab. 9.4 Symptomatik der Depression und der Manie

9.14 Depression

Eine manifeste Depression unterscheidet sich von einer kurzfristigen Deprimiertheit oder depressiven Verstimmung. Bei ersterer kommt es durch die **intensiv empfundenen und lang anhaltenden Gefühle der Trauer und dem Verlust der Lebenslust** zu Funktionseinbußen. Aufgrund von Trägheit, Interessenverlust, Konzentrationsstörungen und ständigem Kummer sind schwer depressive Menschen nicht mehr in der Lage, sich um sich selbst oder andere zu kümmern. Sie haben Schlafstörungen und kommen nicht zur Ruhe oder schlafen übermäßig und finden sich durch den fehlenden Antrieb nicht mehr im Alltag zurecht. Durch Gefühle **großer Hilfs- und Hoffnungslosigkeit** kommt es zu Todes- und Suizidgedanken. Depressionen können in jedem Lebensalter auftreten, gipfeln jedoch im höheren Lebensalter u. a. auch aufgrund der sich verändernden Lebensumstände oder der auftretenden physischen Erkrankungen, die mit einer Depression einhergehen. Die Depression kann je nach Schwere und Behandlung Monate bis Jahre anhalten.

Fassen Sie Behandlungsmöglichkeiten von Menschen mit Depressionen zusammen.

9.14 Depression

- Psychotherapie
- Medikamente, vor allem Antidepressiva
- Schulung und Wissensvermittlung
- Ggf. Ursachen, die zu einer Verschlimmerung führen, beseitigen oder behandeln (z. B. Substanzmittelkonsum)
- Bewegungstherapie, Sport, Aktivitäten und Spaziergänge
- Ergotherapie
- Kunsttherapie
- Entspannungstechniken
- Bei saisonaler Depression ggf. Phototherapie
- Klinikeinweisung und stationärer Aufenthalt, z. B. bei Suizidgedanken, Suizidversuchen, starkem Gewichtsverlust und Schwäche
- Invasivere Behandlungsmethoden, z. B. Elektrokrampftherapie in Vollnarkose, repetitive transkranielle Magnetstimulation, Vagusnervstimulation

9.15 Medikamentöse Therapie der Depression

Begleitend zur psycho- und verhaltenstherapeutischen Behandlung können **stimmungsaufhellende und angstlösende Medikamente** wie Antidepressiva zum Einsatz kommen und die Therapie ergänzen. Antidepressiva können sowohl **beruhigend als auch antriebssteigernd** sowie **gegen Zwänge** wirken. Nachweislich kommt es bei einer Depression zu einem **Mangel der Neurotransmitter Serotonin und Noradrenalin** am synaptischen Spalt der Neurone im Gehirn. Um die gestörte Signalübertragung von Neuron zu Neuron zu verbessern, erhöhen Antidepressiva durch teilweise unterschiedliche Wirkmechanismen die Konzentration dieser Neurotransmitter. So kommt es nach dem Wirkeintritt von ca. 10–21 Tagen zu einer Besserung der Symptomatik.

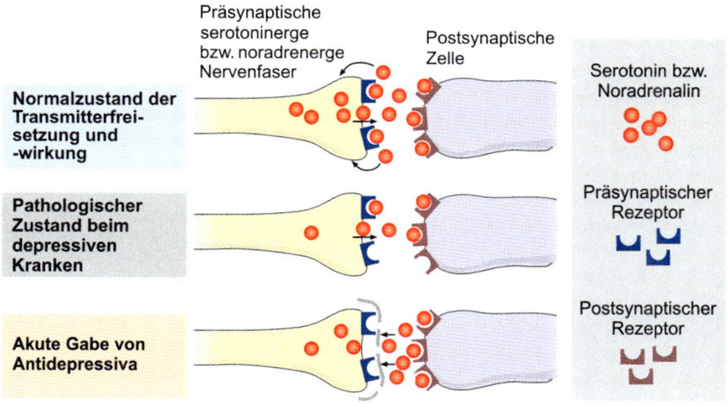

Abb. 9.2 Wirkweise von Antidepressiva am synaptischen Spalt [L157]

Geben Sie jeweils Beispielmedikamente für die folgenden Wirkstoffgruppen an.

Tri- und tetrazyklische Antidepressiva, selektive Serotonin-Wiederaufnahmehemmer (SSRI), neuere Antidepressiva mit unterschiedlichen Wirkmechanismen

9.15 Medikamentöse Therapie der Depression

Wirkstoffgruppen	Medikamente
Tri- und tetrazyklische Antidepressiva	• Amitriptylin (z. B. Laroxyl®) • Doxepin (z. B. Aponal®) • Imipramin (z. B. Tofranil®) • Maprotilin (z. B. Ludiomil®)
Selektive Serotonin-Wiederaufnahme-hemmer (SSRI)	• Sertralin (z. B. Zoloft®) • Fluoxetin (z. B. Fluctin®) • Citalopram (z. B. Cipramil®) • Escitalopram (Cipralex®)
Neuere Antidepressiva mit unterschiedlichen Wirkmechanismen	• Venlafaxin (z. B. Trevilor®) • Mirtazapin (z. B. Remergil®) • Reboxetin (z. B. Edronax®) • Duloxetin (z. B. Cymbalta®) • Agomelatin (Valdoxan®)

Tab. 9.5 Antidepressiva

9.16 Pflegerische Begleitung während der medikamentösen Therapie

Bis zum Wirkeintritt von Antidepressiva nach ca. 10–21 Tagen sind die Betroffenen häufig verstärkt Ängsten und Unsicherheiten ausgeliefert, weil zunächst **unerwünschte Nebenwirkungen** der Präparate wie schwankende Antriebssteigerungen und sedierende Wirkungen wahrgenommen werden. Daher ist in dieser Zeit eine besonders enge Begleitung und Unterstützung durch die Pflegefachperson und das therapeutische Team indiziert. Aufgrund der häufigen Nebenwirkungen von Antidepressiva muss eine **konsequente Krankenbeobachtung** erfolgen und durch Informationen und geeignete Maßnahmen ergänzt werden. Fälschlicherweise wird häufig angenommen, dass Antidepressiva süchtig machen. Dies ist nicht der Fall. Jedoch sollten die Medikamente auch nach Symptomabklingen zum Teil noch bis zu 6 Monate weitergenommen und niemals abrupt abgesetzt werden. Das **Ausschleichen** der Medikamente zum Ende der Behandlung verringert Komplikationen und die Rezidivrate.

Zählen Sie pflegerische Beobachtungskriterien während der Behandlung mit Antidepressiva auf.

9.16 Pflegerische Begleitung während der medikamentösen Therapie

- Auf regelmäßige Stuhlausscheidung achten und ggf. obstipationsprophylaktische Maßnahmen durchführen
- Miktionskontrolle durchführen und ggf. Vorlagen anbieten
- Auf Beschwerden wie Mundtrockenheit achten, Schleimhäute inspizieren und ggf. vermehrt Getränke, zuckerfreie Kaugummis oder saure Bonbons anbieten
- Auf Ernährungsverhalten achten und ggf. durch Beratung, kalorienreduzierte Ernährung und Motivation zu mehr Bewegung einer Gewichtszunahme entgegenwirken
- Aus Sehstörungen achten, bei akuten Sehstörungen und Schmerzen sofort ein ärztliches Konsil einfordern
- Auf feinmotorische Fähigkeiten achten, bei bestehendem Tremor angemessene Beschäftigungen suchen, die bewältigt werden können und motivieren

9.17 Pflegerische Interventionen im Rahmen der Behandlung einer Depression

Die pflegerische Begleitung von Menschen mit depressiven Störungen nimmt einen nicht zu unterschätzenden Stellenwert in der psychiatrischen Behandlung ein. Pflegefachpersonen sind täglich die zeitlich am längsten präsente Berufsgruppe und nehmen nach Peplaus Interaktionstheorie unterschiedliche Rollen im Lauf der Pflegebeziehung (→ LK 193) ein. So können sie **unterstützende Funktionen** ausüben und zu einer Ressource werden oder als **Ersatzpersonen, Beratende und Lehrende** fungieren. Meist haben es Pflegefachpersonen im psychiatrischen Kontext – abhängig von der Altersgruppe und der Schwere der Erkrankung – mit körperlich aktiven bzw. kräftigen und uneingeschränkten Menschen zu tun. Häufig müssen sich Auszubildende und Pflegefachpersonen, die bisher nur im klinischen Kontext gearbeitet haben, neu orientieren, um ihre Aufgaben außerhalb der Unterstützung der körperlichen Funktionseinbußen zu finden und zu verstehen. Die psychiatrische Pflege stellt einen weniger mit haptischen Tätigkeiten verbundenen Bereich dar, fordert aber dafür einen umso **wacheren und achtsameren Umgang** sowohl mit den eigenen als auch den fremden geistigen und psychischen Fähigkeiten.

Beschreiben Sie pflegerische Interventionen im Rahmen der Behandlung von Menschen mit Depressionen.

9.17 Pflegerische Interventionen im Rahmen der Behandlung einer Depression

- Gesunde Balance zwischen aktivierenden Phasen und Vermeidung einer möglichen Überforderung finden. Dies ist herausfordernd, da Pflegeempfänger nicht unmündig gemacht werden dürfen, andererseits aber auch nicht mit der übertragenen Verantwortung überfordert werden dürfen.
- Eine Tagesstruktur erarbeiten und auf deren Einhaltung achten.
- Dosiertes Maß an Zuwendung und Trost geben.
- Keine Floskeln wie „Das wird schon wieder!“ verwenden.
- Aktiv zuhören und Akzeptanz der Gefühle vermitteln, Regeln der Gesprächsführung beachten.
- Über den Zusammenhang zwischen den empfundenen Gefühlen und der Depression informieren.
- Nicht voreilig fertige Lösungen anbieten, sondern diese gemeinsam erarbeiten, falls dies möglich erscheint.
- In der akuten Phase ggf. pflegerische Hilfestellung bei Selbstversorgung, Körperpflege und Ernährung.
- Verhalten und Äußerungen beobachten.
- Entlastung und Rückzugsmöglichkeiten schaffen.
- So bald wie möglich mit aktivierenden Maßnahmen beginnen.
- Zu Aktivitäten ermutigen und begleiten.
- Im weiteren Verlauf Training der Alltagsaktivitäten fördern und dazu motivieren sowie begleiten, z. B. Einkaufstraining, Tischdienst, Bettenmachen oder Beteiligung an Koch- und Backgruppen.
- Zur Förderung der Konzentration Gesellschafts- und Ratespiele, Lesen und Kreuzworträtsel anbieten.
- Enge Rücksprachen im therapeutischen Team.
- Dokumentation.
- Regelmäßige Selbstreflexion und -beobachtung, um bei Überforderung andere Pflegefachpersonen übernehmen zu lassen.

9.18 Aufmerksamkeits- und Gedächtnisstörungen

Aufmerksamkeits-, Konzentrations- und Gedächtnisstörungen können viele organische und psychische Ursachen haben. So können Hirntraumata und degenerative Hirnerkrankungen, Intoxikationen, aber auch Ermüdungszustände und schwere psychische Störungen der Grund für eine **beeinträchtigte Erinnerungs- und Merkfunktion** sein. Betroffene haben eine **veränderte Auffassungsgabe** und können **Wahrgenommenes nicht richtig einordnen.** Ebenso können sie aufgrund der fehlenden Konzentration ihre Aufmerksamkeit nicht über längere Zeit aufrechterhalten und lassen sich leicht ablenken. Die Merkfähigkeit ist deutlich herabgesetzt oder gänzlich aufgehoben. Gedächtnisstörungen können bei schweren Depressionen auftreten.

1. Geben Sie mögliche Pflegeprobleme bei auftretenden Aufmerksamkeits- und Gedächtnisstörungen wieder.

2. Nennen Sie mögliche pflegerische Vorgehensweisen im Umgang mit Betroffenen.

9.18 Aufmerksamkeits- und Gedächtnisstörungen

Zu 1.

- Die eigene Sicherheit durch Fehldeutungen des Wahrgenommenen nicht gewährleisten können
- Störungen der sozialen Interaktion und Rückzug durch Fehlinterpretationen der Interaktionspartner
- Reduzierte Selbstpflege aufgrund mangelnder Fähigkeit, sich über einen längeren Zeitraum bestimmten Aufgaben zu widmen
- Fahrlässigkeit und fehlerhaftes Ausführen von Handlungen durch erhöhte Ablenkbarkeit

Zu 2.

- Erstes Ausmaß der Störungen durch Gespräche und Fragen einschätzen
- Eine ruhige und sichere Gesprächsatmosphäre schaffen
- Dabei offen kommunizieren, um welche Maßnahme es sich handelt
- Beispiel: Spielerisch durch Aufforderung, fortlaufend von einer Zahl den Betrag 7 abzuziehen oder den gestrigen Tag, die vergangene Woche oder lang zurückliegende Ereignisse zu beschreiben
- Zum Ende hin leichtere Aufgaben einbauen, um ein positives Gefühl zu vermitteln
- Weitergabe der Informationen an die behandelnde Ärztin und das therapeutische Team zur weiteren genaueren Erfassung
- Stimmungsschwankungen und Reaktionen im Alltag dokumentieren
- An vergessene Handlungen erinnern, z. B. essen und trinken oder sich pflegen
- Motivieren, Alltagshandlungen zu vollziehen, kleine Ziele setzen und zeitlichen Rahmen abstecken
- Beschäftigungsangebote sorgfältig wählen und absprechen, da Unaufmerksamkeit, z. B. beim Kochen, Verletzungsgefahr birgt
- Ablenkungen und Störungen durch andere oder Reize von außen minimieren
- Kleine Aktivitäten einbauen

9.19 Angst und Lerntheorien

Grundsätzlich ist Angst ein Gefühl, das evolutionär bedingt den Menschen in **Alarmbereitschaft** versetzt, um ihn vor Gefahren zu schützen. Der Körper reagiert mit beschleunigter Atmung und Pulsfrequenz sowie einer erhöhten Muskelspannung und ist so zum Kampf oder zur Flucht bereit. Die Bewertung, was als bedrohlich wahrgenommen wird, erfolgt **individuell.** Von den meisten Menschen werden Ängste, z. B. die Angst vor physischer und psychischer Gewalt, als verständlich und nachvollziehbar angesehen. Um pathologische Ausmaße von Angst besser zu verstehen, sind Grundlagen des **klassischen und operanten Konditionierens** hilfreich.

Ordnen Sie dem klassischen und operanten Konditionieren die jeweils passenden Kriterien zu und erläutern Sie diese.

Pawlow, positive Verstärkung, Reizen, Bestrafung, Skinner, negative Verstärkung, Hundeexperiment, Reaktion

Klassisches Konditionieren	Operantes Konditionieren
• Iwan Petrowitsch ________ (1849–1936) • ______________, in dem gezeigt wurde, dass sich körperliche Reaktionen (des autonomen Nervensystems) an bestimmte Reize koppeln und sich in bestimmten Situationen auslösen lassen • Bei erneuter Konfrontation mit den ______ tritt jedes Mal die _________ ein • Bereits beim Gedanken an bedrohliche Situationen setzt die Angst ein, obwohl keine reale Situation da ist	• Burrhus Frederic ______ (1904–1990) • Lerntheorie mit der Grundannahme, dass Verhalten durch positive oder negative Verstärkung beeinflusst und gesteuert werden kann • Durch ____________________ wie Lob oder Zuwendung kommt es zur Wiederholung erwünschten Verhaltens • Bei negativen Konsequenzen wie __________ wird das Verhalten seltener gezeigt • Durch ______________________, z. B. durch Wegnahme von unangenehmen Reizen oder der Flucht aus einer angstbesetzten Situation, wird das Verhalten verstärkt und häufiger gezeigt, dazu gehört z. B. Vermeidungsverhalten

Tab. 9.6a Verhaltensorientierte Lerntheorien

Podoreski: LK Prüfung Pflegefachperson Tag 1 – schriftlich. 1. Aufl.

9.19 Angst und Lerntheorien

Klassisches Konditionieren	Operantes Konditionieren
• Iwan Petrowitsch **Pawlow** (1849–1936) • **Hundeexperiment**, in dem gezeigt wurde, dass sich körperliche Reaktionen (des autonomen Nervensystems) an bestimmte Reize koppeln und sich in bestimmten Situationen auslösen lassen • Bei erneuter Konfrontation mit den **Reizen** tritt jedes Mal die **Reaktion** ein • Bereits beim Gedanken an bedrohliche Situationen setzt die Angst ein, obwohl keine reale Situation da ist	• Burrhus Frederic **Skinner** (1904–1990) • Lerntheorie mit der Grundannahme, dass Verhalten durch positive oder negative Verstärkung beeinflusst und gesteuert werden kann • Durch **positive Verstärkung** wie Lob und Zuwendung kommt es zur Wiederholung erwünschten Verhaltens • Bei negativen Konsequenzen wie **Bestrafung** wird das Verhalten seltener gezeigt • Durch **negative Verstärkung**, z. B. durch Wegnahme von unangenehmen Reizen oder der Flucht aus einer angstbesetzten Situation, wird das Verhalten verstärkt und häufiger gezeigt, dazu gehört z. B. Vermeidungsverhalten

Tab. 9.6b Verhaltensorientierte Lerntheorien

9.20 Pflegerische Umgangsweisen bei einfacher Angststörung

Eine Angststörung bezeichnet das **übermäßige** und **nicht nachvollziehbare Ausmaß von Angst,** welches das Leben der Betroffenen stark beeinträchtigt und sie darunter leiden lässt. So drückt sich Angst in den **Gedanken,** auf **körperlicher Ebene** durch Symptome und auf **Verhaltensebene** aus. Inwieweit ein Mensch prädisponiert ist, eine Angststörung zu entwickeln, hängt von verschiedenen Faktoren, z. B. der genetischen Veranlagung, Umweltfaktoren, der Erziehung und Lebensgeschichte, der Lernbiografie und der Erfahrung, ab.

Geben Sie Hinweise zum Umgang mit Pflegeempfängern, die unter einer Angststörung leiden.

9.20 Pflegerische Umgangsweisen bei einfacher Angststörung

- Einfühlsamer und verständnisvoller Umgang
- Eine sinnvolle Tagesstruktur gestalten
- Zur Freizeitgestaltung motivieren
- Ressourcen berücksichtigen
- Aufgaben übertragen und in Aktivität einbeziehen
- Eigeninitiative fördern
- Eigenverantwortung lobend bestärken
- Gespräche ermöglichen

9.21 Förderung gesunder Schlafhygiene

Ein gesunder Schlaf wirkt sich **positiv auf Stoffwechselprozesse** sowie die **Entspannung** und **Regeneration** von Körper und Geist aus. Ob der Schlaf erholsam war, hängt davon ab, ob der Mensch die typischen Tiefschlaf- und Traumphasen im Schlaf durchläuft, und nicht unbedingt davon, wie lange er schläft. Allerdings gibt es in der Literatur je nach Alter oder Entwicklungsphasen Empfehlungen zur Schlafdauer. **Schlafstörungen** können sich wiederum sehr negativ auf das körperliche Befinden und die emotionale Stabilität auswirken. Von **Insomnia** spricht man, wenn Schlafqualität und -dauer über eine längere Zeit gestört sind. So kann es zu Ein- oder Durchschlafstörungen oder zu frühmorgendlichem Erwachen kommen. Schlafstörungen können vielerlei Ursachen haben, z. B. spätes Abendessen, koffeinhaltige Getränke, Nutzung digitaler Medien, tagsüber verlängerte Schlafphasen, Gedankenkreisen, Sorgen und Unruhe. Schlafstörungen können auch ein Symptom für psychische Erkrankungen sein. Eine gute Schlafhygiene und -rituale wirken sich positiv auf den Schlaf aus.

1. Nennen Sie mögliche Behandlungsstrategien von Schlafstörungen.

2. Fassen Sie pflegerische Maßnahmen zur Förderung einer gesunden Schlafhygiene zusammen.

9.21 Förderung gesunder Schlafhygiene

Zu 1.

- Führen eines Schlaftagebuchs
- Analyse von schlafstörenden Faktoren
- Kognitive Verhaltenstherapie
- Evtl. als kurzfristige Lösung medikamentöse Unterstützung mit Benzodiazepinen oder sedierenden Antidepressiva
- Achtsamkeitsübungen und Meditation

Zu 2.

- Aufklärung darüber, dass …
  - ein erholsamer Schlaf unabhängig von der Dauer ist und gelegentliches Aufwachen keinen pathologischen Zusammenhang haben muss,
  - die Angst vor Schlaflosigkeit und der selbst gesetzte Druck, möglichst viel zu schlafen, zum Teufelskreis mit weiteren Einschlafstörungen führen können.
- Auf den Tagesrhythmus und ausreichend Bewegung achten.
- Abendprogramm gestalten, z. B. Lesen, Gesellschaftsspiele spielen, um ein zu frühes Zubettgehen zu vermeiden, Aktivitäten frühzeitig beenden.
- Für leichte Abendmahlzeiten sorgen.
- Betroffenen anhalten, immer zur gleichen Zeit ins Bett zu gehen.
- Einschlafrituale etablieren, z. B. Beruhigungstees, Entspannungsbäder, Einsatz ätherischer Öle, Entspannungsmusik oder -techniken, ASE.
- Ggf. auf Baldrian oder Melatonin zurückgreifen.
- Geringe Mengen Alkohol, z. B. 0,3 l Bier, können schlaffördernd wirken (auf Kontraindikationen achten!).
- Bei Durchschlafstörungen und nächtlichem Erwachen verhindern, dass der Betroffene grübelt und lange schlaflos liegen bleibt, und ihn stattdessen anhalten, kurz aufzustehen, ggf. einen Tee zu trinken, ein Gespräch zu führen oder zu lesen, bis die Müdigkeit wieder einsetzt.
- Auf Raumtemperatur und Lichtverhältnisse achten, Vorlieben berücksichtigen.
- Die Beschäftigung mit Smartphone und digitalen Medien frühzeitig beenden lassen und ggf. Geräte nicht im Zimmer aufbewahren.

9.22 Phänomen der Hoffnungslosigkeit

Silvia Käppeli beschreibt **Hoffnung** u.a. als eine tragende Emotion des Menschen mit der Funktion, ein **Urvertrauen in das eigene Leben und die Zukunft** zu haben. Entsprechend kann Hoffnungslosigkeit dieses Urvertrauen nehmen und die Bewältigung einer belastenden Situation stark eingrenzen oder unmöglich machen, da der eigene Antrieb und positive Gefühle, die im Rahmen von Hoffnung aufkommen, nicht abgerufen werden können. Hoffnungslosigkeit kann ein **Symptom der Depression** sein und ursprünglich oder in deren Verlauf aufkommen. So werden z.B. unkontrollierbarer Schmerz, andauernder Stress oder die Trennung von Angehörigen, Isolation, schlechte körperliche Verfassung und Verlust des Glaubens an Werte als mögliche Ursachen der Hoffnungslosigkeit genannt. Fälschlicherweise wird angenommen, dass in unkontrollierbar erscheinenden, ausweglosen Situationen, z.B. im Zusammenhang mit lebensbedrohlichen Erkrankungen, durch Hoffnung die Wahrheit verdrängt wird. Dies ist keineswegs der Fall. Wird Hoffnung als Energie bringende und Selbstvertrauen fördernde Emotion und Ressource erlebt, können Pflegefachpersonen auch in negativ besetzten Situationen Hoffnung und Trost geben.

Führen Sie pflegerische Möglichkeiten zur Förderung hoffnungsvoller Gefühle beim Pflegeempfänger auf.

9.22 Phänomen der Hoffnungslosigkeit

- Selbstreflexion und Analyse der eigenen Haltung und Werte zum Thema
- Hoffnungsfördernde Umgebung gestalten (z. B. durch achtsame Interaktion)
- Bedeutungsvolles im Leben der Pflegeempfänger erkennen und in die Pflege integrieren
- Pflegeempfänger in Entscheidungen mit einbeziehen
- Vertrauen in die eigenen Fähigkeiten stärken (dadurch Selbstwertgefühl stärken)
- Beziehungen zu anderen Menschen unterstützen, z. B. durch Kontaktaufnahme
- Spirituelle Bedürfnisse erfassen und pflegerisch berücksichtigen
- Helfen, Ziele zu setzen, motivieren und ermutigen, diese zu erreichen
- Alternativen zur Bewältigung geben, z. B. können durch Einsatz von Hilfsmitteln evtl. wieder positive Erlebnisse geschaffen werden (bei Gehbehinderung durch Rollstuhl Mobilität erfahren und Kontakte wieder pflegen können)
- Zuteilung einer pflegerischen Bezugsperson
- Vertrauensvolle (professionelle) Beziehung fördern, aufmerksam zuhören
- Respekt und Wertschätzung
- Ablenkung, Humor

9.23 Regelmäßiger Alkoholkonsum und seine Folgen

Alkoholische Getränke sind in der westlichen Welt leicht zu erwerben und werden als Genussmittel zum Essen gereicht oder beim Feiern in Gesellschaft ausgeschenkt. Studienergebnisse legen nahe, dass ein Konsum von weniger als 100 g Alkohol pro Woche einem gesunden Erwachsenen nicht oder nur kaum schadet (IQWiG 2023). Allerdings kommt es eben auf diese Faktoren an. Alkohol kann **bei übermäßigem und schnellem Konsum lebensgefährlich** sein und schlimmstenfalls zu Bewusstlosigkeit, Arrhythmien und zum Tod führen. Der **anhaltende dauerhafte Konsum** von zu viel Alkohol führt zur **Abhängigkeit** sowie zu **alkoholbedingten Erkrankungen** von Leber, Pankreas, Magen, Herz, Nerven und Gehirn. Männer sind vielfach gefährdeter als Frauen, eine Alkoholkrankheit zu entwickeln. Eine **Alkoholkrankheit** oder alkoholbedingte Störung entwickelt sich, wenn der Alkoholkonsum weiterbesteht, obwohl er Probleme und Gefahren sowie Beeinträchtigungen im Leben mit sich bringt. Bei Menschen, die an Depressionen leiden und zum Alkohol greifen, können sich die depressiven Symptome deutlich verschlimmern, da vor allem mit nachlassender berauschender und beruhigender Wirkung die Realität nicht ertragen wird und es zu starken Gefühlen der Scham, Schuld und Reue kommen kann. In diesen Phasen ist die Suizidgefahr besonders groß.

1. Geben Sie mögliche Folgen des regelmäßigen Alkoholkonsums für die Betroffenen an.

2. Beschreiben Sie das Vorgehen bei einer akuten Alkoholvergiftung.

9.23 Regelmäßiger Alkoholkonsum und seine Folgen

Zu 1.

- Änderungen im Verhalten hin zu leichter Reizbarkeit und Aggressivität
- Verlust von Beziehungen, Trennung, Scheidung
- Schwierigkeiten am Arbeitsplatz bis zum Arbeitsplatzverlust
- Schulische Probleme, erhöhte Fehlzeiten
- Gefahr für sich und andere, z. B. durch Trunkenheit am Steuer
- Körperliche Verletzungen durch Leichtsinnigkeit, Stürze oder Schlägereien
- Sozialer Rückzug

Zu 2.

- Dauerhafte Beobachtung während der Ausnüchterung im überwachten Bereich, z. B. in der Notaufnahme
- I. v. Flüssigkeitssubstitution evtl. mit Zusätzen von Magnesium und Multivitaminpräparaten
- Positionierung in Seitenlage zur Aspirationsprophylaxe bei Erbrechen
- Beobachtung der Atmung und Vitalwerte wie Puls und Blutdruck
- Ggf. Unterstützung bei der Ausscheidung
- Bei Atemstillstand Intubation und Beatmung sowie intensivmedizinische Betreuung

9.24 Suizidgefahr

Der Begriff Suizid (lateinisch: *sui caedere*) bedeutet wörtlich „sich töten". Spricht man also von Suizidgedanken und -versuchen, ist die Rede von **Selbsttötungsgedanken** und **-versuchen.** Insbesondere im psychiatrischen Kontext sind Pflegefachpersonen mit diesen Themen konfrontiert. Der Umgang damit erfordert eine **ausgeprägte Selbstreflexion** und **Auseinandersetzung mit eigenen Werten, Ängsten und Einstellungen.** Eine offene und wertschätzende Haltung im Team ermöglicht es, das Thema zu enttabuisieren, über eigene Unsicherheiten zu sprechen und sinnvolle Lösungsansätze im Umgang mit Betroffenen zu finden. Teamsupervisionen können die Mitarbeitenden ebenfalls unterstützen.

Zählen Sie Warnsignale auf, die bei einem Menschen, dem es nicht gut geht, auf Suizidgedanken hinweisen könnten.

9.24 Suizidgefahr

- Äußerliche Veränderungen, z. B. Kleidungsstil
- Sozialer Rückzug
- Große Hoffnungslosigkeit
- Vernachlässigung der Körperpflege oder Ernährung
- Veränderungen wichtiger Gewohnheiten
- Äußerungen oder Andeutungen von Suizidgedanken
- Krisen mit Auswirkungen auf Stimmung, Schlaf und Verhalten
- Risikoreiches Verhalten
- Mitunter auch ruhiges, gefestigtes Verhalten
- Verabschiedungen, Geschenke, Briefe oder Aufsetzen eines Testaments

9.25 Suizidprophylaxe

Zur professionellen Handlungskompetenz gehören die **Bearbeitung der eigenen Erfahrungen und Einstellungen** zum Thema Tod und Selbsttötung. Vor allem Dingen ist mit Mythen in diesem Zusammenhang aufzuräumen. So stimmt es nicht, dass Menschen, die Suizidgedanken äußern, nur Aufmerksamkeit wollen oder dass man diese Menschen nicht auf ihre Gedanken ansprechen darf. Ganz im Gegenteil: Andeutungen sind immer ernst zu nehmen. Zu einem professionellen Umgang gehört, ein **Gespräch** zu initiieren, das achtsam geführt wird und in dem klar angesprochen wird, wie man den Menschen erlebt und dass man sich Sorgen macht. **Aktives Zuhören** und **Nachfragen** verhelfen zu wichtigen Informationen, wie man helfen kann.

Beschreiben Sie Ihr Vorgehen, wenn Sie Warnsignale für Suizidalität bemerken und eine solche vermuten.

9.25 Suizidprophylaxe

- Zum Gespräch bitten, Raum und Ruhe für das Gespräch schaffen. Falls der Betroffene nicht mit einem selbst sprechen möchte, gemeinsam herausfinden, wer ein geeigneter Gesprächspartner sein kann.
- Nach dem Befinden fragen.
- Eigenen Eindruck, Ängste und Sorgen schildern: „Ich habe den Eindruck, dass es Ihnen nicht gut geht, und ich mache mir Sorgen, dass Sie sich etwas antun wollen."
- Konkrete und klare Aussagen zu den Beobachtungen treffen: „Ich habe gesehen, dass Sie einen Abschiedsbrief geschrieben haben, und glaube, Sie wollen sich das Leben nehmen."
- Offene Fragen stellen: „Worüber denken Sie nach? Was geht Ihnen durch den Kopf? Haben Sie jemanden von Ihren Gedanken, nicht mehr leben zu wollen, erzählt? Haben Sie schon einmal darüber nachgedacht oder versucht, sich selbst was anzutun?"
- Person nicht allein lassen und mögliche Suizidmittel entfernen (z. B. spitze Gegenstände, Glas, Medikamente, Mullbinden etc.).
- Aktiv zuhören, ernst nehmen und Hilfsbereitschaft signalisieren: „Das muss sehr belastend sein. Es tut mir leid, dass es Ihnen so geht. Kann ich etwas für Sie tun?"
- Geduldig sein und gemeinsam überlegen, was die Person selbst tun kann.
- Offen kommunizieren, dass im Team darüber gesprochen und die Therapie intensiviert wird.

9.26 Diversity-sensible Pflege

Ein gesellschaftlich immer noch kontrovers diskutiertes Thema ist die **Definition von Geschlechtlichkeit** bzw. die Anerkennung von anderen **Geschlechtsidentitäten** und dem **Ausleben der eigenen Sexualität.** Teilweise werden in manchen Ländern Homosexualität oder das offene Ausleben geschlechtlicher Neigungen unter schwere Strafen gestellt. Vor allem scheint eine Öffnung und Annahme der LGBTIQ-Gemeinschaft als Vielfalt der Kultur und Gesellschaft von verschiedenen Faktoren und der Ausbildung eigener Werte und Fähigkeiten zum Perspektivenwechsel abhängig zu sein. Grundsätzlich stehen Pflegefachpersonen in einem Spannungsfeld zwischen eigenen Werten und Vorstellungen, der fortschrittlichen Gendermedizin, die durch die spezifische dichotome Aufteilung in zwei Geschlechter die spezifischen Eigenheiten von Krankheitsursachen und Therapien aufdeckt und vorantreibt, und einer auf die individuellen Bedürfnisse und Lebensweise angepassten Pflege. Aus pflegefachlicher Sicht muss an dieser Stelle die ethische Verpflichtung einer **professionellen und vorurteilsfreien Gleichbehandlung** unabhängig von Geschlecht oder Geschlechtsidentität hervorgehoben werden. Gleichzeitig muss durch die aktive Beschäftigung mit der Vielfalt menschlicher Ausdrucks- und Lebensweisen die **individuelle Lebensweltgestaltung** innerhalb der professionellen Pflege ergänzt werden.

1. Benennen Sie beeinflussende Faktoren, die Werte und Vorurteile gegenüber Homosexualität formen.

2. Geben Sie Empfehlungen für eine Diversity-sensible Pflege.

9.26 Diversity-sensible Pflege

Zu 1.

- Gesellschaftliche und politische Diskussionen und Entscheidungen
- Gesetze und Strafen (gleichgeschlechtliche Ehe, Bestrafung von homosexuellen Handlungen)
- Religiöse Urteile gegenüber homosexuellen Menschen
- Kategorisierung von bestimmten sexuellen Neigungen und Geschlechtsidentitäten als Krankheiten oder Störungen
- Erziehung und unmittelbares Umfeld
- Bildung und Wissen zu diesen Themen
- Mediale Vermarktung von positiven oder negativen Bildern
- …

Zu 2.

- Teilnahme an Fort- und Weiterbildungen, um das Wissen im Team zu erweitern
- Selbstreflexion
- Biografiearbeit durchführen und Lebensweltansätze verstehen
- Individuelle Bedarfe erfassen
- Auf diskriminierende Verhaltensweisen anderer achten und diese unterbinden
- Im Team Themen wie Sexualität und den Umgang damit enttabuisieren
- Teambesprechungen und Supervisionen
- Auf Gefahren der Re-Traumatisierung achten, z. B. durch medizinische und pflegerische Handlungen und Äußerungen
- Schutz der Privatsphäre
- Übernahme genutzter Begriffe und Bezeichnungen
- Ggf. Wissen zur Wund- und Narbenpflege und hormoneller Behandlung sowie hormonell bedingten Langzeitwirkungen
- Qualitätszirkel bilden und Leitbilder sowie Strukturen der Einrichtung überarbeiten

9.27 Entzündliche Darmerkrankungen

Morbus Crohn gehört zu den chronisch entzündlichen Darmerkrankungen unklarer Genese. Dabei sind alle Schichten der Darmwand vor allem im **Kolon** oder **terminalen Ileum** betroffen. Die Erkrankung verläuft schubweise und geht mit Diarrhö, Bauchschmerzen bis hin zu Fieber im akuten Schub einher. Nährstoffe werden nicht mehr richtig aufgenommen, und die Betroffenen verlieren an Gewicht, auch aufgrund einer verminderten Nahrungsaufnahme zur Schmerzvermeidung. Stenosen, Fisteln oder Abszesse können als Komplikationen durch die Entzündungen entstehen. Die Behandlung im akuten Schub besteht vorwiegend aus ballaststoffarmer oder -freier Ernährung und Gabe von Glukokortikoiden und ggf. Antibiotika bei vorhandenen Fisteln sowie Elektrolyt- und Flüssigkeitssubstitution.

Differenzieren Sie die chronisch entzündlichen Erkrankungen Morbus Crohn und Colitis ulcerosa anhand der genannten Kriterien.

Kriterien	Morbus Crohn	Colitis ulcerosa
Lokalisation		
Symptome		
Diagnostik		
Komplikationen		
Therapie		

Tab. 9.7a Chronisch entzündliche Darmerkrankungen

9.27 Entzündliche Darmerkrankungen

Kriterien	Morbus Crohn	Colitis ulcerosa
Lokalisation	• Meist abschnittsweise beginnend im Dünndarm: terminales Ileum und Kolon • Selten gesamter Gastrointestinaltrakt	• Beginnend im Rektum über den gesamten Dickdarm • Selten bis ins Ileum
Symptome	• 3–6 × tgl. teilweise schleimige Diarrhö (selten blutig) • Darmkrämpfe, Schmerzen im Unterbauch • Schubweise	• Bis zu 30 × tgl. blutige, schleimige Diarrhö • Darmkrämpfe, Bauchschmerzen • Temperaturerhöhung • Chronisch-rezidivierend
Diagnostik	• Anamnese und körperliche Untersuchung • Großes Blutbild und Entzündungsparameter • Stuhluntersuchungen • Ileokoloskopie mit Biopsie • Ggf. Sonografie • Ösophagogastroduodenoskopie • MRT	
Komplikationen	• Stenosen, Fisteln, Abszesse • Malabsorptionssyndrom • Erhöhtes Kolonkarzinomrisiko	• Ulzerationen, Blutungen • Abszesse • Toxisches Megakolon • Stark erhöhtes Kolonkarzinomrisiko
Therapie	• Medikamentöse Therapie mit Glukokortikosteroiden, ggf. Antibiotika • Ernährungsanpassung • Bei Komplikationen operative Verfahren	

Tab. 9.7b Chronisch entzündliche Darmerkrankungen

9.28 Anatomische Grundlagen der Darmabschnitte

Das Ileum (Leerdarm) schließt an das Jejunum (Krummdarm) an, gehört zum letzten Dünndarmabschnitt und liegt intraperitoneal. **Jejunum und Ileum** bilden mit 3–6 m den **längsten Darmabschnitt.** Eine Besonderheit des Dünndarms ist der **oberflächenvergößernde Aufbau.** Durch Schleimhautfalten *(Kerckringfalten)*, Ein- und Ausstülpungen (*Krypten* und *Zotten*) und dicht beieinanderstehende Zellfortsätze der Enterozyten *(Mikrovilli)* besitzt der Darm eine Schleimhautoberfläche von ca. 200 m^2. Dabei nimmt der Dünndarm einige wichtige Funktionen wahr. Neben der Nährstoffaufnahme über die Darmlymphe bildet er selbst Dünndarmsäfte für die **Verdauung** und als Schutzschicht und ist für die **Epithelregeneration** und **Immunabwehr** wichtig.

1. Beschriften Sie die Abbildung.

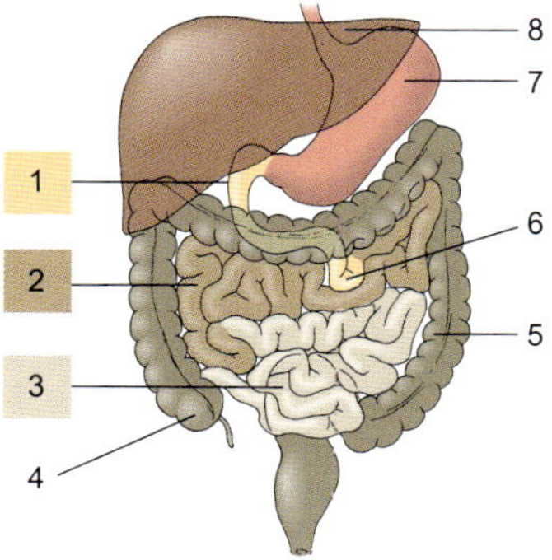

Abb. 9.3 Verdauungstrakt mit Darmabschnitten [L190]

2. Benennen Sie die vier Wandschichten der Schleimhäute im Verdauungstrakt.

9.28 Anatomische Grundlagen der Darmabschnitte

Zu 1.

1 Duodenum (Zwölffingerdarm)
2 Jejunum (Leerdarm)
3 Ileum (Krummdarm)
4 Blinddarm *(Caecum)*
5 Kolon (Grimmdarm)
6 Flexura duodenojejunalis
7 Magen
8 Leber

Zu 2.

- Mukosa
- Submukosa
- Muskularis
- Serosa

9.29 Pflege von Menschen mit Morbus Crohn

Morbus Crohn kann bereits im Kindes- und Jugendalter auftreten und ist eine **chronische Erkrankung.** Da keine Heilung erzielt werden kann, müssen die Betroffenen lernen, auf Dauer damit umzugehen. Komplikationen wie Stenosen, Ileus, Blutungen oder Abszesse und Fisteln müssen operativ behandelt werden. Extraintestinale Manifestationen wie Hauterscheinungen oder Gelenkentzündungen können zusätzlich belastend wirken. Durch die häufigen Durchfälle und die einhergehenden Schamgefühle kann es z. B. auch zu Problemen in der Partnerschaft oder im Arbeitsumfeld kommen. Die **psychische Begleitung** der Betroffenen durch die Pflegefachperson ist besonders wichtig, um die **Auseinandersetzung mit der Erkrankung** zu unterstützen und **Bewältigungsstrategien** zu entwickeln.

1. Zählen Sie pflegerische Beobachtungskriterien bei Menschen mit Morbus Crohn auf.

2. Fassen Sie die pflegerischen Maßnahmen bei der Behandlung von Menschen mit Morbus Crohn zusammen.

9.29 Pflege von Menschen mit Morbus Crohn

Zu 1.

- Vitalzeichenkontrolle
- Gewichtskontrolle und Erfassung des Ernährungszustands (auf Mangelerscheinungen achten, z. B. Ödeme bei Eiweißmangel)
- Hautbeobachtung
- Schmerzerfassung
- Stuhlausscheidung auf Häufigkeit, Menge, Beimengungen, Geruch, Farbe
- Analregion auf Abszesse und Fisteln
- Verträglichkeit der Ernährung

Zu 2.

- Anleitung der Pflegeempfänger zur Beobachtung und Dokumentation
- Maßnahmen zur Steigerung des Wohlbefindens treffen, z. B. weiches Toilettenpapier, Einmalwaschlappen oder feuchtes Toilettenpapier bereitlegen, ggf. bevorzugten WC-Duft mitbringen lassen
- Auf vollwertige und nährstoffreiche Ernährung mit Obst, Gemüse und Omega-3-Fettsäuren achten
  - Bei Fettstühlen MCT-(mittelkettige Triglyzeride)-reiche Kost, z. B. mit Kokosöl, Rapsöl, Butter, Margarine
  - Bei Einnahme von Kortisonpräparaten kalziumreiche Kost
  - Evtl. zusätzliche Einnahme von Multivitamin- und Mineralstoffpräparaten
- Im Schub ballaststofffreie oder niedermolekulare Lösungen mit vorgespaltenen Nährstoffen
- Im Anschluss langsamer Kostaufbau
  - Tee und Brühe
  - Zwieback, Haferschleim
  - Weißbrot, Kompott, Kartoffeln, Fleisch und leicht verdauliches Gemüse, z. B. Karotten, Pastinaken, Zucchini
- Bei Schmerzen bauchdeckenentlastende Positionierung mit Knierolle, feuchtwarme Wickel, rhythmische Einreibungen mit z. B. Kümmel-Anis-Öl
- Beratung zur Ernährung und ggf. Nikotinentwöhnung

9.30 Entlassungsvorbereitung

Um Überforderungen durch eine frühzeitige oder unvorbereitete Entlassung zu vermeiden, muss ein gutes **Entlassungsmanagement** erfolgen. Ziel ist es, sowohl die Pflegeempfänger auf die **weiterführende Einrichtung** oder die Ankunft **zu Hause vorzubereiten** als auch mögliche Bedarfe und Risiken frühzeitig einzuschätzen und durch gewissenhafte Planung die **Versorgungskontinuität aufrechtzuerhalten.** Insbesondere kann es im psychiatrischen Versorgungskontext zu Behandlungsabbrüchen oder frühzeitigen Entlassungen kommen. Sprechen keine juristischen oder forensischen Gründe gegen die Entlassung, muss gemeinsam nach Lösungen für eine angemessene Entlassungsvorbereitung und -begleitung gesucht werden. Ungenügend geplante und vorbereitete Entlassungen führen häufig zu Wiedereinweisungen (Drehtüreffekt). Schlimmstenfalls können sich gerade psychiatrisch erkrankte Personen durch die Überforderungen des Alltagslebens, z. B. plötzliche Verpflichtungen und Forderungen durch Arbeitgeber oder Vermieter, hilflos fühlen und in Not geraten und mit Kurzschlussreaktionen wie selbstgefährdenden Handlungen reagieren.

1. Nennen Sie das Ziel des pflegerischen Entlassungsmanagements.

2. Führen Sie Besonderheiten im Rahmen der Entlassungsvorbereitung in der psychiatrischen Versorgung auf.

9.30 Entlassungsvorbereitung

Zu 1.

Ziel des pflegerischen Entlassungsmanagements nach dem DNQP-Expertenstandard „Entlassungsmanagement in der Pflege" ist es, dass jeder Pflegeempfänger „[…] mit erwartbaren poststationären Versorgungsproblemen und einem daraus resultierenden Pflege- und Unterstützungsbedarf ein individuelles Entlassungsmanagement zur Sicherung einer kontinuierlichen bedarfsgerechten Versorgung erhält" (DNQP 2019, S. 35).

Zu 2.

- Bereits während des Aufenthalts Einüben von Fähigkeiten und Fertigkeiten, um den Alltag nach der Entlassung möglichst selbstständig zu bewältigen.
- Langfristige Planung und Klärung, was die Person nach der Entlassung erwartet.
- Je nach Zustand und Belastbarkeit finden bereits während der Behandlung Belastungserprobungen statt, und die Pflegeempfänger werden zunächst für Stunden nach Hause entlassen. Die Belastungserprobungen werden im nächsten Schritt auf Tage und später ggf. auf Übernachtungen erweitert.
- Tagesstruktur, Aktivitäten, soziale und familiäre Kontakte sowie mögliche Grenzen und Überforderungen werden vorab besprochen und danach nochmals gemeinsam reflektiert.
- Die Entlassungsvorbereitung, die Belastungserprobung und die letztliche Festsetzung von Terminen werden durch die Pflegefachpersonen eng begleitet und die Verhaltensweisen intensiv beobachtet.

10.1 Ersteinschätzung der Gesamtsituation

Geben Sie eine zusammenfassende Ersteinschätzung der aktuellen Situation von Herrn Mobius ab.

10.1 Ersteinschätzung der Gesamtsituation

Bezug auf → LK 183

Mögliche Ersteinschätzung der aktuellen Gesamtsituation:

- Herr Mobius ist in Begleitung der Eltern nach Einweisung durch den Hausarzt in die Klinik gekommen. Die Mutter scheint eine Vertrauensperson zu sein und macht sich große Sorgen.
- Er hat eine kürzliche Trennung hinter sich und scheiterte an mehreren Ausbildungen.
- Zudem scheint er vor Abschlussprüfungen zu stehen, die ihm zusätzlich Stress und Sorge bereiten können.
- Er hat seit Jahren die chronische Darmerkrankung Morbus Crohn, und in diesem Zusammenhang scheint die Mutter seine deutliche Gewichtsabnahme zu sehen.
- Er zeigt mehrere Symptome einer Depression, äußert zudem, unter Ängsten und Schlafstörungen zu leiden.
- Anscheinend versucht er seine Situation und Stimmung durch Alkoholkonsum zu verändern.

10.2 Einschätzung der Aufnahmesituation und Adhärenz

Ordnen Sie die Einweisungssituation der möglichen psychiatrischen Aufnahmeformen zu und positionieren Sie sich zu den Auswirkungen auf die Adhärenz von Herrn Mobius.

10.2 Einschätzung der Aufnahmesituation und Adhärenz

Bezug auf → LK 184, → LK 189

Mögliche Antwort:

- Da Herr Mobius mit seiner Mutter zum Arzt gegangen ist und die Einweisung in die Klinik akzeptiert zu haben scheint, handelt es sich um eine freiwillige Aufnahme.
- Dies deutet darauf hin, dass er seine Schwierigkeiten oder die Erkrankung erkannt hat und zu dem Schluss gekommen ist, dass er fremde Hilfe in Anspruch nehmen muss, um aus seiner festgefahrenen Situation herauszukommen.
- Die Adhärenz, aktiv an seinem Behandlungsplan mitzuwirken, dürfte entsprechend hoch sein.
- Die Adhärenz kann noch gefördert werden, wenn Herr Mobius über mehr Wissen zu seiner Erkrankung verfügt und so die Zusammenhänge versteht und ein Ziel vor Augen hat.
- Allerdings könnte es in dem Fall, dass Herr Mobius beim Hausarzt suizidale Gedanken geäußert hat, zu einer Notaufnahme gekommen sein, bei welcher er zu seinem Schutz von den Eltern begleitet werden musste.

10.3 Angehörigenbetreuung

Herrn Mobius' Mutter wendet sich verzweifelt an Sie und fragt: „Wie geht es denn jetzt weiter mit meinem Sohn? Ach, was machen wir jetzt nur? Das ist so schlimm, dass wir ihn herbringen mussten. Meine Nachbarn haben schon geschaut, was los ist. Und mein Mann versteht die Welt nicht mehr. Wie konnte es nur so weit kommen, dass es ihm so schlecht geht?"

Schildern Sie Ihr Vorgehen im Umgang mit der besorgten Mutter.

10.3 Angehörigenbetreuung

Bezug auf → LK 188

Mögliches Vorgehen:

- Ich nehme mir Zeit für ein Gespräch und gehe auf die Fragen ein.
- Ich erkläre der Mutter einfühlsam unser pflegerisches und therapeutisches Konzept und mache sie darauf aufmerksam, dass ihrem Sohn professionelle Hilfe zuteilwird.
- Ich gehe auf die Sorgen der Mutter zum Thema Stigmatisierung ein und versuche, ihr ein anderes professionelles und enttabuisiertes Bild zu vermitteln von dem, was eine psychische Erkrankung bedeutet und was in der Klinik geschieht.
- Ich gebe ihr bei Bedarf weiteres Infomaterial, Broschüren oder Kontaktdaten zu Angehörigengruppen, um mehr Sicherheit durch Wissen und Austausch zu schaffen.
- Ich versuche, auf die Themen Scham und Schuld einzugehen und der Mutter sachlich aufzuzeigen, dass sie nichts weiter tun hätte können und sie bereits durch ihre Anwesenheit und Begleitung eine große Unterstützung für ihren Sohn und das therapeutische Team ist.
- Ich mache ihr das Angebot, auch mit ihrem Mann ein Gespräch zu führen.
- Falls die Mutter konkrete Informationen über ihren Sohn haben möchte, hole ich mir Herrn Mobius' Einverständnis, bevor ich Informationen zu seiner Behandlung, seinem Befinden oder dem weiteren Therapieverlauf preisgebe.

10.4 Gefahren erkennen und intervenieren

Schätzen Sie die Aussagen von Herrn Mobius bei Ihrem Erstkontakt mit ihm ein. Nehmen Sie Stellung zu Ihrem Umgang damit.

10.4 Gefahren erkennen und intervenieren

Bezug auf → LK 187, → LK 206, → LK 208, → LK 209

Mögliche Antwort:

- Einerseits öffnet sich Herr Mobius mit seinen Aussagen direkt einer fremden Person, was darauf schließen lässt, dass er mitteilungsbedürftig und offen ist. Dies kann wiederum eine gute Gesprächsbasis sein.
- Andererseits sind Körperhaltung, Stimmung und der Inhalt seiner Äußerungen besorgniserregend und können darauf schließen lassen, dass er seine Situation als ausweglos sieht und keine Hoffnung hat.
- Dadurch, dass er den Wunsch „zu verschwinden" äußert, könnte man von negativen oder suizidalen Gedanken ausgehen.
- An dieser Stelle ist es wichtig, sich die Zeit zu nehmen, eine ruhige Gesprächsatmosphäre zu schaffen und zuzulassen, dass Herr Mobius erst mal berichtet. Wichtig ist dabei zu hinterfragen, was ihm Sorge bereitet und was er mit seinen Aussagen meint, sowie ihm zu zeigen, dass man großes Interesse hat, ihm zuzuhören und zu helfen.
- Gleichzeitig sollte das Gespräch kurz gehalten werden, um Herrn Mobius nicht zu überfordern.
- Die Vorgehensweise, dass z. B. der Arzt beim Gespräch hinzugezogen wird, um konkrete Behandlungsstrategien und Hilfen mit ihm zu entwickeln, ist transparent zu machen.

10.5 Motivierend einwirken

Herr Mobius soll neben einer Psychotherapie medikamentös mit Antidepressiva behandelt werden. Er äußert dazu: „Das Zeug hat mir mein Hausarzt auch schon verschrieben, und ich habe es nach 5 Tagen abgesetzt. Es macht mich ganz dösig und schlapp und alles noch schlimmer."

Geben Sie Herrn Mobius das nötige Wissen zu Antidepressiva und motivieren Sie ihn zur Einnahme. Beschreiben Sie Ihr Vorgehen.

10.5 Motivierend einwirken

Bezug auf → LK 198–200

Mögliches Vorgehen:

- Ich gehe auf seine Äußerungen ein, vermeide Floskeln und bagatellisiere nicht.
- Ich signalisiere ihm Verständnis für seine Beobachtungen, die er in der ersten Zeit nach der Medikamenteneinnahme gemacht hat.
- Ich erkläre ihm die Wirkung und den Zusammenhang zwischen dem Wirkeintritt und den bis dahin aufkommenden unerwünschten Wirkungen und gebe ihm durch klare Angaben und Aussagen eine Aussicht auf die Verbesserung durch die Medikamente als wertvolle Ergänzung zu seiner Therapie.
- Ich kläre ihn auf, dass Antidepressiva nicht süchtig machen, aber ein abruptes Absetzen die Krankheitssymptome verschlimmern und das Rezidivrisiko erhöhen kann.
- Ich ergründe mit ihm gemeinsam seine Interessen und suche nach weiteren begleitenden Therapiemöglichkeiten, die die medikamentöse Therapie ergänzen.

10.6 Handlungen reflektieren und Bedeutung beimessen

Der Auszubildende Ivan ist bereits seit einer Woche in seinem psychiatrischen Pflichteinsatz. Heute ist er Ihnen zugeteilt. Als Sie sich gemeinsam zum Rundgang aufmachen, berichtet Ivan: „Ich habe das Gefühl, ich mache gar nichts und bin euch keine Hilfe. Ich habe schon ein schlechtes Gewissen, weil ich nur Tischtennis spiele und beim Tischdecken helfe und nur ein bisschen mit den Pflegeempfängern rede."

Positionieren Sie sich zum Umgang mit Ivans Aussage.

10.6 Handlungen reflektieren und Bedeutung beimessen

Bezug auf → LK 185, → LK 189, → LK 201

Möglicher Umgang:

- Ich nehme Ivan ernst, da wahrscheinlich bei seinen bisherigen Einsätzen der Fokus auf körperlichen Tätigkeiten und pflegeintensiveren Handlungen lag und diese Situation, in der die Pflegeempfänger körperlich fit sind, neu für ihn ist.
- Ich erkläre ihm die Ziele und die Bedeutung psychiatrischer Behandlung und Pflege.
- Ich gehe professionell auf die einzelnen Tätigkeiten, die er benannt hat, ein und erkläre ihm deren Bedeutung:
  - Das gemeinsame Spiel kann den Pflegeempfängern helfen, sich abzulenken und auf andere Gedanken zu kommen. Außerdem kann es die Konzentration und die Aufmerksamkeit fördern, sie positiv in ihrer Bewegung unterstützen und sie auch ermüden, sodass sie besser schlafen können. Zudem hat das Spiel immer auch eine soziale Komponente und kann zum Austausch führen. Ebenso ist es Teil der Tagesstruktur.
  - Das gemeinsame Tischdecken ist mehr als nur die bloße Handlung. Die Pflegeempfänger werden angehalten, Verantwortung zu übernehmen, Entscheidungen zu treffen und alltägliche Dinge (wieder) zu bewältigen. Sie kommen in Kontakt, erleben direkt das zufriedenstellende Ergebnis und können Erfolgserlebnisse sammeln.
  - Eine der wichtigsten Maßnahmen zum vertrauensvollen Beziehungsaufbau ist die Gesprächsführung. Was als banales Alltagsgespräch erscheint, ist auf professioneller Ebene ein wichtiges Instrument der Beobachtung, z. B. des Sozialverhaltens, der Äußerungen und der Fortschritte.
- Ich gebe Ivan Raum für Fragen und die Möglichkeit, konkret an gezielten Interventionen des therapeutischen Teams teilzunehmen, um mehr darüber zu erfahren.

10.7 Auflösen kritischer Teamsituationen I – Schlafhygiene fördern

Sie haben Nachtdienst mit einer Kollegin von der Zeitarbeitsfirma. Diese hat bisher nur Erfahrungen in der Langzeitpflege alter Menschen. Sie beobachten, dass Herr Mobius Ihre Kollegin im Stützpunkt anspricht, weil er nicht schlafen kann. Diese entgegnet ihm: „Legen Sie sich doch einfach wieder hin, dann werden Sie schon wieder einschlafen. Wenn Sie hier rumlaufen, wird es auch nicht besser."

Geben Sie an, wie Sie in dieser Situation vorgehen.

10.7 Auflösen kritischer Teamsituationen I – Schlafhygiene fördern

Bezug auf → LK 204

Mögliche Vorgehensweise:

- Ich biete der Kollegin an zu übernehmen und begleite Herrn Mobius bei seinem Spaziergang.
- Ich höre mir seine Sorgen an und versuche zu ergründen, warum er Schlafstörungen hat.
- Ich ergründe seine bisherigen Rituale und Schlafgewohnheiten und mache ihm Angebote.
- Falls er aufgrund von Darmbeschwerden oder Bauchschmerzen nicht schlafen kann, wende ich schmerzlindernde und bauchdeckenentlastende Maßnahmen an.
- Ich gebe ihm den Hinweis, sich z. B. etwas zu lesen zu nehmen und sich wieder hinzulegen, wenn er müde wird.
- Der Kollegin erkläre ich den Zusammenhang zwischen der Grunderkrankung und den möglichen Schlafstörungen und gebe ihr Hinweise zum Umgang damit. Ein Wegschicken des Pflegeempfängers ist hier kontraproduktiv, da dies ohne Gespräche und Angebote Grübeln, Sorgen und Ängste fördern könnte. Außerdem lassen sich aus dem nächtlichem Verhalten Rückschlüsse für eine Anpassung der Tagesstruktur ziehen.

10.8 Auflösen kritischer Teamsituationen II – Diversity-sensible Pflege fördern

Im Team wird darüber diskutiert, ob nicht auch Herrn Mobius' Trennung vom Partner und seine Homosexualität zu Problemen im Familien- und Freundeskreis oder am Arbeitsplatz geführt haben könnte.

Positionieren Sie sich zu dieser Teamdiskussion. Stellen Sie dar, wie das korrekte Vorgehen aussieht und welche Informationen für eine Diversity-sensible Pflege nötig sind.

10.8 Auflösen kritischer Teamsituationen II – Diversity-sensible Pflege fördern

Bezug auf → LK 194, → LK 209

Mögliche Antwort:

- Die Teamdiskussion beruht auf Interpretationen und Annahmen ohne ausreichendes Wissen.
- Um zu erfahren, ob die Themen Homosexualität und Trennung des Partners stressauslösende Ereignisse waren oder die jetzige Situation beeinflussen, muss Herr Mobius konkret dazu befragt werden.
- Hier könnte die gemeinsame Biografiearbeit ein möglicher Ansatz sein, um seine Erziehung, Erlebnisse im Freundeskreis oder am Arbeitsplatz zu ergründen.
- Gleichzeitig könnte dies zum Entdecken bereits vorhandener Bewältigungsstrategien führen.
- Auf das Verhalten der einzelnen Teammitglieder ist zu achten und diese sind auf unangebrachte Kommentare hinzuweisen.
- Bei Bedarf kann in Absprache mit der Stationsleitung eine Teamfortbildung zu diesem Thema organisiert werden.

10.9 Zusammenhänge erkennen und erklären können

Der Auszubildende Ivan ist unsicher, als Herr Mobius ihn anspricht und schildert, dass er verstärkt zittere, sein Mund trocken sei und er verschwommen sehe. Er wendet sich an Sie mit den Worten: „Ich glaube, Herr Mobius steigert sich da in was rein, oder?“

Erklären Sie Ivan die möglichen Zusammenhänge.

10.9 Zusammenhänge erkennen und erklären können

Bezug auf → LK 199

Mögliche Erklärung:

- Es kann tatsächlich sein, dass Herr Mobius diese Symptome aufweist, denn diese Erscheinungen können Nebenwirkungen der Antidepressiva sein und müssen ernst genommen werden.
- Herrn Mobius' Wahrnehmung darf nicht heruntergespielt werden, da es zum einen zu einer akuten Verschlechterung der Nebenwirkungen kommen kann (z. B. akute Sehstörungen und Schmerzen können Anzeichen für ein Glaukom sein und erfordern ein sofortiges ärztliches Konsil), zum anderen könnte sich Herr Mobius nicht mehr ernst genommen fühlen, sich zurückziehen und so seinen Therapieerfolg gefährden.
- Die Symptome sind zu dokumentieren und Angebote zur Linderung zu machen, z. B. Bonbons oder Kaugummis gegen die Mundtrockenheit oder Beschäftigungen, die trotz Tremor bewältigt werden können.

10.10 Angemessene Maßnahmen bei Auftreten von Symptomen der Nebenerkrankung wählen und einleiten

Herr Mobius klagt zunehmend über Unterbauchschmerzen und nächtliche Durchfälle.

Geben Sie Ihr weiteres Vorgehen an.

10.10 Angemessene Maßnahmen bei Auftreten von Symptomen der Nebenerkrankung wählen und einleiten

Bezug auf → LK 212

Mögliches Vorgehen:

- Herrn Mobius zu Symptomen und bisherigem Umgang befragen und in Entscheidungen mit einbeziehen (z. B. Kostumstellung)
- Herrn Mobius bitten, sich beim nächsten Toilettengang zu melden, um den Stuhl auf Konsistenz und Beimengungen beobachten zu können
- Schmerzen erfassen und dokumentieren sowie weiterhin beobachten
- Bauchdeckenentlastende Positionierung mit Knierolle oder feuchtwarme Wickel anbieten
- Leichte, eher ballaststoffarme Kost anbieten
- Auf ausreichende Flüssigkeitszufuhr achten
- Vitalzeichen kontrollieren und Herrn Mobius anhalten, sich bei weiteren Beschwerden zu melden
- Arzt hinzuziehen und über die Symptome informieren
- Dokumentation der Symptome und Maßnahmen

Podoreski: LK Prüfung Pflegefachperson Tag 1 – schriftlich. 1. Aufl.

Reflexion des Lernstands

Aufgabe Füllen Sie die Kompetenzkarte aus! Überlegen Sie zu den einzelnen Fragen, wie es Ihnen beim Lernen mit den Lernkarten ergangen ist und bestimmen Sie so Ihren momentanen Lernstand. Setzen Sie sich neue Ziele und lernen Sie wiederholt mit den entsprechenden Karten oder dem ganzen Set. Viel Erfolg!

	Es fällt mir leicht	Ich habe noch Schwierigkeiten	Es fällt mir sehr schwer
Wie gut konnte ich die Handlungssituation erfassen und analysieren? (Analyse)			
Wie gut konnte ich Schwerpunkte setzen? (Einschätzung und Bewertung)			
Wie gut konnte ich die Wissensfragen zu den unterschiedlichen Themen ohne Hilfe beantworten? (Kenntnisse)			
Wie gut konnte ich mein Wissen anwenden? (Einschätzung und Entscheidungsfindung)			
Befinden sich Ihre Kreuze schon überwiegend in der **grünen Spalte**? Prima, dann sind Sie auf dem richtigen Weg! Sind noch einige Kreuze in der **gelben Spalte**? Dann wiederholen Sie die Themen und Inhalte. Schauen Sie dazu noch mal in Ihre Lernmaterialien und Bücher. Sie müssen noch ein Kreuz in der **roten Spalte** machen? Nicht den Kopf hängen lassen! Holen Sie sich Unterstützung bei anderen Auszubildenden oder Ihren Lehrkräften. Recherchieren, lesen und lernen Sie gemeinsam und vertieft.			

Tab. 10.1 Meine Kompetenzen

Reflexion des Lernstands

Sich eigene (Lern-)Ziele zu setzen und diese nach und nach zu erreichen kann sehr hilfreich sein, um sich zu strukturieren und neu zu motivieren. Achten Sie aber darauf, dass Ihre Ziele nicht zu hoch gesteckt sind und die Zeit, die Sie sich zur Zielerreichung geben, realistisch bemessen ist. Mit ein wenig Übung gelingt das immer besser. Legen Sie los!

Das will ich erreichen	Bis zum	Erreicht am

Tab. 10.2 Meine Ziele